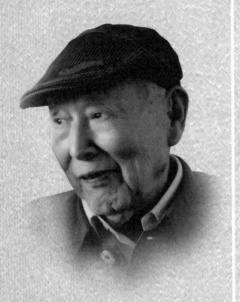

当代中医妇科大家亲笔真传系列

编著◇刘云鹏

刘云鹏 妇科治验

刘 颖◇整理

中国健康传媒集团
中国医药科技出版社

内 容 提 要

　　本书是全国名老中医刘云鹏多年临床治验之汇集。由刘老亲自核定，整理成册，可窥其生平学术思想之一斑。本书分医论、医案、常用验方三部分，其辨证、立法、处方均突出刘老之所长，具有极高的学术价值。全书言语流畅，条理清晰，可作为中医妇科的辅助教材，适用于广大妇产科临床医务工作者参阅，具有很高的实用价值。

图书在版编目（CIP）数据

　　刘云鹏妇科治验／刘云鹏著. —北京：中国医药科技出版社，2017.1
　（当代中医妇科大家亲笔真传系列）
　ISBN 978 - 7 - 5067 - 8658 - 4

　　Ⅰ. ①刘…　Ⅱ. ①刘… 　Ⅲ. ①中医妇科学—中医临床—经验—中国—现代　Ⅳ. ①R271.1

　　中国版本图书馆 CIP 数据核字（2016）第 195192 号

美术编辑　陈君杞
版式设计　麦和文化

出版　**中国健康传媒集团** | **中国医药科技出版社**
地址　北京市海淀区文慧园北路甲 22 号
邮编　100082
电话　发行：010 - 62227427　邮购：010 - 62236938
网址　www. cmstp. com
规格　710 × 1000mm $^1/_{16}$
印张　14 $^1/_4$
字数　208 千字
版次　2017 年 1 月第 1 版
印次　2023 年 3 月第 4 次印刷
印刷　三河市百盛印装有限公司
经销　全国各地新华书店
书号　ISBN 978 - 7 - 5067 - 8658 - 4
定价　32. 00 元

再版前言

先祖父刘云鹏，1910 年农历九月，生于湖北长阳，为中医世家第五代传人，幼承庭训，游历四方，博采众长。20 岁随父悬壶沙市，40 岁时即被誉为荆州八大名医之一。1956 年创办沙市中医医院（现荆州中医医院），任首任院长；1958 年创办沙市中医学校（现湖北省中医药高等专科学校），兼任校长。曾任湖北省中医学会妇科分会副主任委员。是国家中医药管理局指定的第一批、第四批名老中医学术思想继承指导老师，并于 2007 年被中华中医药学会授予"中医妇科知名专家"，获湖北省中医大师荣誉称号。

先祖父早年擅长伤寒、温病，因 20 世纪 50 年代荆州轻纺工业崛起，大量女工因患妇科疾病，遂潜心研究中医妇科。临床屡起沉疴。《妇科治验》为先祖父 1980 年以 70 岁高龄率弟子们所著。该书刊行后深受广大读者和同仁青睐。其所载的方剂，如加减黄土汤、调经一号、调经二号、子宫肌瘤非经期方、经期方等，至今仍广泛应用于临床。所制定的调肝十一法，崩漏九法十一方等，对临床仍有很强的指导作用。先祖父中医学理论博大精深，自成体系。学界公认先祖父之刘氏妇科是国内八大中医妇科学术流派之一。近十余年来，我将刘氏妇科治疗不孕症的经验，应用于试管婴儿工作过程中的中医调理，取得了不少成绩，有了进一步创新，在此基础上，编写出版了《试管婴儿中医干预实录》一书，全书24.7万字，由中国医药科技出版社出版发行。让刘氏妇科这株大树又增添了新的枝叶。

欣闻中国医药科技出版社欲再版《妇科治验》一书，又恰逢先祖父刘云鹏仙逝三周年，感慨万千，特著此文以作纪念。

刘　颖
2016 年 9 月

编写说明

　　刘云鹏是湖北省著名老中医之一。几十年的临床经验，使他在广大群众中享有较高的信誉。刘老幼承家学，深受其父著名老中医刘哲人先生的熏陶。在临证中，刘老锐意创新，不落前人窠臼，对各家学说兼收并蓄，不抱门户之见。他对伤寒和后世时方都能潜心研究，探微索隐，洞察其组方规律，从中悟出新意，运用于临床。

　　从 20 世纪 50 年代起，刘老着意研究妇科，于经孕诸疾，造诣尤深，屡抒己见，多有发挥。刘老不轻用补法，常谓"祛邪即所以扶正"。故刘老处方，多以清灵见长。曾尝治一带下病，多医均以脾虚气陷，处方完带、六君之辈不效。至刘老诊视，断其仍系湿热留恋，以黄芩滑石汤，寥寥数味，连服数剂竟愈。至于妇科其他疾患，刘老如认定气血不足，乃放手使用大补气血之剂，他用"安奠二天汤"加减治疗习惯性流产，更是有口皆碑。

　　刘老临证，特别注意望、闻、问、切四诊，力求做到辨证准确，曾治一血崩患者，2 个月来，出血淫淫不绝，西医诊为"子宫内膜增殖症"。曾服黑蒲黄散、归脾汤等药不效，刘老接诊，据其舌、脉、症状，认定系"脾虚阴伤，冲任不固"，师仲景黄土汤意，以姜炭易附子，赤石脂易灶心土，加白芍、黄柏，不数剂而安。其辨证之精确，用药之谨严，于此可见。

　　新中国成立后，在党的中医政策鼓舞下，刘老干劲倍增，虽担任行政职务，但始终不脱离临床实践，诊余之暇，常常总结疑难，披览文献资料，每有会意，则一一笔录。惜因历史原因，许多资料都已丢失，现据尚存资料，加上近年来的临床治验，由刘老核定，整理成册，其间未免挂一漏十，然一鳞半爪，亦可窥刘老生平学术思想之一斑。

本书分医论、医案、常用验方三部分。其辨证、立法、处方均突出刘老之所长，对于疗效不确的疾病或病例，我们一概不录，以免贻误读者。

本书由胡时彬、温生福、宫建英三同志协助整理，由于水平所限，不足之处，在所难免，亟盼读者批评、指正。

沙市市中医院刘云鹏老中医学术经验继承小组
1981 年 10 月

目　录

第一章 医　　论

一、妇科常用调肝法

妇科临床见证，总以肝病居多，其所以如此，是因为肝藏血而冲为血海，主疏泄而性喜条达。肝脏功能正常，则气顺血和，经孕产乳无恙，若肝脏功能失常，则气血失调，变症百出。因此，妇科疾病多责之于肝。

《灵枢·五音五味》云："妇人之生，有余于气，不足于血，以其数脱血也"。妇女经、孕、产、乳期间，易使机体处于血常不足，气偏有余的状态，尤其在经、产之时，血液易于耗失，更易形成这种特殊状况。冲为血海，十二经之血皆注于冲脉，而冲脉又隶属于肝。肝主藏血，有调节血量的作用。妇女以血为本，若血虚肝脏功能失常，则常变生妇科诸疾，故妇科疾病治肝很为重要。肝主疏泄，性喜条达，有疏通发泄的功能。肝脏功能正常，则气血流畅，机转协调，若肝失疏泄，气血失调，亦常衍生妇科疾患。

妇女经受数千年封建压迫，情志抑郁，多愁善感，特别是中年患者，所处人事环境复杂，情志拂逆为多，故临床气滞最为常见。因此，治疗妇科疾病，当以疏肝为先。赵氏《医贯》亦有以逍遥散治木郁而诸郁皆愈的说法，我用调肝法治疗妇科疾病常收良效，现将常用调肝法分为 11 类，叙述如下。

（一）疏肝开郁法

妇女肝气郁结在临床上所表现的经前症状，常见的有两种类型，一是以胸乳胀痛为主，或兼腰腹胀痛者；一是以腰腹胀痛为主者。属胸乳胀痛者，用自拟调经一号方加减；若属腰腹胀痛者，用自拟调经二号方加减。所拟二方，均以疏肝开郁行气为主，少佐活血药味，以助血液之流通。

病例一 刘某，女，35岁，已婚，沙市市食品厂工人。

[初诊] 1978年7月26日。

[病史] 患者于17岁月经初潮，已往经来正常。近几年来，月经后期而至，常在40天左右来潮。经前半月开始胸乳胀痛，腰胀痛，经期周身疼痛，经量极少，仅一日或半天即净。末次月经6月20日，半天结束。现月经36天未潮，近半月来，胸乳胀痛，腰胀痛，自觉口苦，纳食稍差。

[查体] 脉搏84次/分。舌色红，舌苔薄黄，脉沉弦软。

[辨证论治] 证属肝气郁结，气行不畅。治宜疏肝开郁，理气调经。

[方药] 调经一号方加减。

柴胡9g，当归15g，白芍9g，甘草3g，郁金9g，香附9g，牛膝9g，乌药9g，益母草15g，川楝子15g，川芎9g，瓜蒌15g。4剂。

1年后随访，患者诉服药后，胸乳腰腹胀痛减轻，月经于7月27日来潮。此次经来较前增多，2天结束。8月份时，于经前1周胸乳略有胀痛，抄上方继服4剂，胸乳即不胀，月经按时（8月27日）来潮，经来量中等，以后每月月经来潮时，胸乳均不感胀痛，经行顺畅。

病例二 万某某，女，34岁，已婚，沙市市袜厂工人。

[初诊] 1978年6月2日。

[病史] 患者最近几年每经前1周开始腰及小腹胀痛，有时全身发胀，经来腰腹胀痛消失。末次月经4月28日，至今未潮。1周前即感腰痛，小腹胀。

[查体] 脉搏74次/分。舌色红，舌苔薄黄，脉沉弦少力。

[辨证论治] 证属肝郁气滞。治宜疏肝开郁。

[方药] 调经二号方加减。

乌药9g，木香9g，香附12g，槟榔12g，甘草3g，川芎9g，当归9g，牛膝9g，蒲黄9g，五灵脂9g，益母草15g。3剂。

1年后随访，患者诉服药后腰及小腹胀痛消失，2天后月经来潮，色红，经量一般，腰腹不痛，以后月经来潮时，腰腹已不胀痛。

（二）疏肝散结法

妇女肝气郁结所致的乳房肿块，其临床表现为乳房胀痛，乳房内一侧或两侧有一至多个大小不等的肿块。其形如梅李、鸡卵，或呈结节状，质硬，界限清楚，不与周围组织粘连，推之可移，其消长与喜怒等情志变化有关。《素问·至真要大论篇》云："结者散之"。故治法宜疏肝开郁，化痰散结。方用自拟疏肝散结汤加减。

病例 庄某某，女，54 岁，已婚，家住沙市市便河东路。

[初诊] 1978 年 7 月 12 日。

[病史] 患者绝经 5 年，自述经前胸乳胀痛已 28 年，近感浑身胀痛，以胸乳为甚，同时发现左乳房下方处有一红枣大的包块，质不硬。舌色暗红，舌苔黄，脉沉弦软。

[辅助检查] 在本市某医院作穿刺检查，诊断为"脂肪瘤可能性大"。

[辨证论治] 证属肝郁气滞，结痰成块。治宜疏肝开郁，化痰散结。

[方药] 疏肝散结汤加减。

柴胡 9g，当归 9g，白芍 9g，甘草 3g，青皮 9g，陈皮 9g，海藻 15g，瓜蒌 15g，穿山甲珠 9g，昆布 15g，金银花 15g，连翘 15g，郁金 9g，香附 12g。5 剂。

10 个月后随访，患者称服上药 14 剂，现乳房包块消失，饮食增加。

（三）疏肝扶脾法

妇女肝郁脾虚，临床常表现为胸乳腰腹胀痛，食少，便溏，头晕肢软，或月经后期，或经闭，或不孕等。治宜开其郁而补其虚，方用逍遥散加减。

病例 罗某某，女，29 岁，已婚，沙市市拉丝厂干部。

[初诊] 1978 年 6 月 21 日。

[病史] 患者月经一般先期量少。于去年 8 月和今年 4 月曾先后自然流产 2 胎。末次月经 6 月 1 日，经来量少，7 天结束，8 天后白带增多，昨天白带减少，现感胸部和乳房作胀，尾骶部怕冷，睡眠多梦，纳食差，有时恶心欲呕。

[查体] 脉搏 70 次／分。舌色淡红，舌苔薄黄，脉沉弦软。

[辨证论治] 证属肝郁脾虚，月经失调。治宜疏肝扶脾，理气调经。

[方药] 逍遥散加味。

柴胡 9g，当归 9g，白芍 9g，白术 9g，茯苓 9g，甘草 3g，香附 12g，郁金 9g，牛膝 9g，乌药 9g，半夏 9g，陈皮 9g，益母草 15g。4 剂。

二诊：6 月 28 日。

患者服上方 4 剂后，胸部、乳房胀痛消失，小腹胀痛减轻，本次月经 6 月 26 日来潮，经来量少，但较前增多，今天未净，现感腰胀，尾骶部仍有冷感。脉搏 68 次/分。舌色淡暗，舌苔黄，脉沉弦软。继续以调和气血为治。生化汤加减，用药如下。

川芎 9g，当归 24g，桃仁 9g，甘草 3g，香附 12g，益母草 15g，牛膝 9g，乌药 9g，补骨脂 9g，姜炭 3g。4 剂。

随访：患者服药 4 剂后，月经结束。以后每次经前胸乳均不感胀痛，月经基本正常。于 11 月份又孕，次年如期顺产一男，体重 5.5kg。

（四）清肝和胃法

肝火犯胃常见于妊娠恶阻症，临床以胸闷、呕吐酸苦水、脉弦滑、舌色红、舌苔黄为主要特征。治宜清肝和胃，常用左金丸合温胆汤加味。

病例 王某某，女，27 岁，已婚，沙市市东风印染厂工人。

[初诊] 1978 年 10 月 11 日。

[病史] 患者末次月经 8 月 11 日，现停经 60 天，10 余天前开始恶心呕吐，在本市某医院诊为"早孕""妊娠呕吐"。服中西药效果不显，近来胸胁满闷，呕苦吐酸日益加重，水入即吐，不能进食，口干口苦，大便干结，小便黄。

[查体] 脉搏 112 次/分。舌色红，舌苔黄腻，脉沉滑数。

[实验室检查] 小便酮体试验（＋）。

[辨证论治] 证属肝火犯胃，胃气上逆。治宜清肝和胃，降逆止呕。

[方药] 左金丸合温胆汤加减。

黄连 6g，吴茱萸 3g，半夏 9g，陈皮 9g，茯苓 9g，甘草 3g，枳实 6g，竹茹 9g，苏叶 9g，乌贼骨 9g。4 剂。

半年后随访，患者称服药后呕恶渐平，饮食渐增，口已不苦，大便爽。查小便酮体试验（－），后妊娠正常。

（五）疏肝清火法

肝郁化火，迫血妄行，常致月经先期量多，常伴有经前胸乳胀痛，脉弦数，舌色红，舌苔黄等症。火邪伤阴则兼见口干，五心烦热，治宜疏肝清火凉血。兼有阴伤者，则应佐以养阴之味，代表方剂为清经汤。

病例 陈某某，女，43 岁，已婚，沙市市饮食公司职工。

[初诊] 1978 年 10 月 11 日。

[病史] 患者以往月经正常。最近 2 年来月经先期，一般提前 10 天左右，经来量多。末次月经 9 月 17 日，本次月经 10 月 8 日，经前胸乳胀痛，经行即减，经来量多，色红有块，伴有腰痛，口干，手心发热。

[查体] 脉搏 86 次/分。舌色红，舌苔黄，脉沉弦软滑。

[辨证论治] 证属肝郁化火，迫血妄行。治宜疏肝泻火，凉血养阴。

[方药] 清经汤加减。

柴胡 9g，黄柏 9g，茯苓 9g，生地 9g，丹皮 9g，白芍 9g，地骨皮 12g，续断 9g，川牛膝 9g，乌药 9g，金毛狗脊 12g。4 剂。

随访：患者服药后，月经量逐渐减少，5 天结束，以后每月月经基本正常，最多只提前 2 天，经量减少，经来顺畅，3 天左右即净。

（六）养血疏肝法

妇女肝血不足，又兼情志所伤，临床常表现为月经后期，经来量少色淡，或婚久不孕。脉多较弱，舌色淡红，舌苔薄。其治宜养血疏肝为法，方用益母胜金丹加减。

病例 吴某某，女，30 岁，已婚，江陵县机械厂工人。

[初诊] 1977 年 1 月 20 日。

[病史] 患者结婚 6 年未孕，月经周期基本正常，经量较少，色淡如粉红色，3～4 天结束。常感心悸、失眠，白带较多如水样，纳食不香，经前小腹略胀。末次月经 1976 年 12 月底。

[查体] 脉搏 70 次/分。舌色淡红，舌苔薄白，脉沉弦少力。

[妇科检查] 子宫略小于正常。

[辨证论治] 证属血虚肝郁，胞脉失养。治宜养血疏肝，调经种子。

[方药] 益母胜金丹加减。

当归 9g，白芍 9g，川芎 9g，熟地 9g，香附 12g，丹参 15g，白术 9g，茺蔚子 9g，益母草 12g，党参 15g。3 剂。

二诊：1月28日。

患者服药后，心悸、失眠较前好转，白带减少，月经于27日来潮，经量较前增多。脉搏74次/分。舌色淡红，舌苔薄，脉沉软滑。守上方加减如下。

当归9g，白芍9g，川芎9g，熟地9g，香附12g，白术9g，丹参15g，茺蔚子9g，益母草12g，党参15g，菟丝子9g，枸杞子9g。5剂。

妇科内用药3粒，月经结束的当天分3次服。

三诊：2月1日。

患者服药后，月经于1月30日结束。30日按医嘱服完妇科内用药，现一般情况好。脉舌同上。仍守上方进5剂。

随访：患者经以上治疗后，不久即受孕，妊娠期间，未发现异常。

（七）调补肝肾法

妇女肝肾亏损，冲任不固，可见月经过多、崩漏等症。临床常伴有腰痛、头昏、耳鸣、心慌、失眠。精不足者，补之以味。常用调补肝肾方，以补肾精，养肝血，固冲任。

病例 钟某某，女，15岁，未婚，沙市市胜利街二小学生。

[初诊] 1979年3月12日。

[病史] 患者14岁月经初潮，月经一直错乱，一般10天左右行经一次；经期常为10~13天，本次月经2月6日来潮，至今34天未净，量多，色红。感口干，头昏，小腹及腰有时隐痛，心慌，纳差。

[查体] 脉搏100次/分。舌色红，舌苔黄，脉弦虚数。

[辨证论治] 证属肝肾阴虚，冲任不固。治宜调补肝肾，养血固冲。

[方药] 调补肝肾方加减。

熟地30g，地黄炭9g，白芍15g，枸杞30g，酸枣仁12g，黄连5g，党参15g，山药30g。5剂。

二诊：3月19日。

患者服上药后，阴道不再出血。现感头昏，口干，腰痛，心慌，睡眠多梦，夜晚五心发热，纳食少。脉搏90次/分。舌色红，舌苔黄腻，脉弦数。继用前方，加养阴、清热、凉血之品。

熟地30g，地黄炭9g，枸杞30g，酸枣仁9g，黄连3g，白芍15g，续断

9g，女贞子 15g，旱莲草 15g，党参 9g，茯苓 9g。3 剂。

随访：患者服药后，月经正常。平时略感腰痛，头昏，嘱服六味地黄丸，以巩固疗效。

（八）养血清肝解毒法

妇女素体血虚，又加郁怒伤肝，肝经湿热内炽，下乘脾土，临床常见赤白带交替而下，气味极腥臭，多为晚期子宫颈癌或子宫体癌。此种疾病以老年妇女为多，治宜"清肝火而扶脾气"，再加解毒药味。方用清肝止淋汤加减。此病目前虽无特效，若按本法治之，可冀缓解症状，延长生命。

病例 魏某某，女，63 岁，已婚，家住沙市市中山路。

[初诊] 1979 年 1 月 7 日。

[病史] 患者绝经 15 年，1977 年 1 月份阴道出血，开始量不多，至 9 月份出血量增多，在武汉市确诊为"宫颈癌"。来我院服加味"清肝止淋汤"后阴道出血减少，腹坠胀减轻，纳食增加。血止后，白带多，解大便时阴道仍出血，但量不多，口干欲饮，小便频数。

[查体] 脉搏 70 次/分。舌色淡红略暗，舌苔薄黄，右脉沉弦软，左脉沉弦。

[辨证论治] 证属肝血不足，湿热毒邪下注。治宜养血清肝，解毒止带。

[方药] 清肝止淋汤加减。

当归 30g，白芍 30g，熟地 15g，黄柏 9g，女贞子 15g，阿胶（兑）12g，牛膝 6g，香附 6g，丹皮 9g，旱莲草 15g，小黑豆 30g，沙参 30g，白花蛇舌草 30g，甘草 3g，大枣 9g。5 剂。

二诊：1 月 24 日。

患者服上方共 15 剂，大便时阴道已不出血，近日觉小腹膨胀，纳食后尤甚，面部微肿，白带仍多，大便 3 日一次，干结。舌色淡红，舌苔黄，脉沉弦软。继续清肝活血，解毒止带，佐以理气消肿。仍予上方加减如下。

当归 9g，白芍 18g，香附 9g，丹皮 12g，牛膝 9g，黄柏 9g，小黑豆 30g，甘草 3g，木香 6g，槟榔 15g，陈皮 9g，五加皮 9g，大腹皮 9g，茯苓皮 9g。3 剂。

三诊：2 月 5 日。

患者 1 个月来阴道未出血，但白带仍多，小腹胀，现感口干，喜冷饮，恶心呕吐，面部仍肿，纳食无味。脉搏 70 次/分。舌色淡红，舌苔薄黄，舌边有齿印，脉沉弦软。证属脾虚湿肿，胃失和降。治宜健脾和胃，利水消肿。予六君子汤合五皮饮加减，拟方如下。

党参 12g，白术 9g，茯苓皮 15g，陈皮 9g，半夏 9g，甘草 3g，大腹皮 9g，生姜皮 9g，桑白皮 9g，砂仁 3g，沙参 30g，山药 30g，女贞子 12g，旱莲草 12g，白花蛇舌草 30g。5 剂。

1 年后随访，患者诉服上方后症状减轻，停药后病状加重，乃于症状加重时，又服上方。

（九）泻肝利湿法

妇女带下疾病有因肝郁化火，湿热内郁，肝火与湿热互结而发生者，临床以带下色黄，质稠黏，有气味，口苦咽干，或胁下痛，发热，或外阴瘙痒为主要特征。治法宜泻肝火而清利湿热。方用龙胆泻肝汤，取其一派清凉之品，泻利肝经湿热。

病例 陈某某，女，32 岁，已婚，公安县北闸公社北闸五队社员。

[初诊] 1978 年 10 月 30 日。

[病史] 患者白带多已 4 年，色黄质稠，量多，伴外阴瘙痒。小便短黄，大便干结，感烦躁，口苦。

[查体] 脉搏 72 次/分。舌色红暗，舌苔黄，脉沉弦。

[辨证论治] 证属肝经湿热下注。治宜清泻肝经湿热。

[方药] 龙胆泻肝汤加减。

龙胆草 6g，炒栀子 9g，黄芩 9g，柴胡 9g，生地 9g，车前子 12g，木通 6g，滑石 12g，当归 12g，赤芍 9g，白鲜皮 9g，黄柏 9g。共 4 剂。

·随访：1979 年 1 月，患者因其他疾病来我院就诊时称，自服上药后，白带减少，大便通利，外阴瘙痒减轻，继续按上方服 4 剂，诸症悉解。

（十）疏肝活血法

妇女以血用事，血赖气以运行，气行通畅则无病，气滞则血瘀。若肝气郁结，气机受阻，则血行不流利，日久瘀阻经络，不通而痛。临床常表现为少腹一侧或两侧疼痛拒按，或腰腹胀痛，或经期疼痛加重，或经行后期，脉沉弦，舌色红暗或见瘀斑。治宜疏肝活血为法，用四逆散合失笑散加减。开郁散结，活血化瘀，以开之发之。

病例 王某某，女，39 岁，已婚，沙市市铸造厂干部。

[初诊] 1978 年 11 月 10 日。

[病史] 患者以往月经周期正常，但经来量多，色暗红有血块，经期腰及小腹略有胀痛。近来经常小腹胀痛，白带多。末次月经 10 月 27 日，行经 4 天，血量多，色暗红，有血块，现月经已净 11 天。仍感小腹胀痛，腰痛，白带多，色黄，牙龈易出血。

[查体] 脉搏 62 次/分。舌色红，舌苔黄，脉沉弦少力。

[辨证论治] 证属肝气郁结，气滞血瘀。治宜疏肝行气，活血镇痛。

[方药] 四逆散合失笑散加减。

柴胡 9g，枳壳 9g，白芍 15g，甘草 3g，蒲黄 9g，五灵脂 9g，黄柏 9g，牛膝 9g，丹参 15g，败酱草 15g，乳香 12g，没药 12g，鱼腥草 15g。4 剂。

二诊：11 月 17 日。

患者服上方后，小腹痛明显好转，牙龈出血减少，有时仍感小腹隐隐作痛，腰痛，白带仍多。脉搏 72 次/分。舌色红，舌苔黄，脉沉弦少力。肝气渐疏，瘀血得活，故小腹胀痛减轻，但病邪未净。治宜继续疏肝理气，活血化瘀，辅以清热止带。守前方加味。

柴胡 9g，枳壳 9g，白芍 15g，甘草 3g，蒲黄 9g，五灵脂 9g，黄柏 9g，牛膝 9g，丹参 15g，败酱草 15g，乳香 12g，没药 12g，鱼腥草 15g，续断 9g，桑寄生 15g。3 剂。

随访：患者服药后小腹胀痛治愈，白带减少，感大便干结，嘱其服"麻仁丸"以通调大便。

（十一）温肝通络法

平素肝经血虚，又感寒邪，常发为月经后期，痛经。其临床表现以手足厥寒，小腹寒痛，或周身疼痛，脉沉细，舌色淡，舌苔薄白为主要特征，肝有寒邪，即宜温肝，治宜温肝通络为法。方用当归四逆汤加减。若寒凝血瘀之证，郁久化热，此时寒邪未去，热象又现，其症阴阳错杂，寒热混淆，临床在一派寒凝血瘀证中，又见口干喜饮，大便秘结，或带下黄绿色等热证。可于温肝通络法中佐以清热之味，如黄连、黄柏等，此乃辛温苦寒之复法。

病例一 刘某某，女，19岁，未婚，湖北省汽车电机厂工人。

[初诊] 1978年11月15日。

[病史] 患者于13岁月经初潮，常后期而至。4年前因经期涉水发生小腹疼痛，以后每月经来小腹必痛，且畏寒，痛剧时辗转呼号。末次月经昨天来潮，量多色红，经行即感小腹寒痛，冷汗出，下阴坠，腰痛不能转侧。

[查体] 脉搏102次/分。舌色暗红，舌苔灰色，脉沉弦软。

[辨证论治] 证属寒凝血瘀。治宜温肝通络为法。

[方药] 当归四逆汤加味。

酒当归15g，桂枝6g，白芍18g，甘草3g，大枣9g，细辛3g，木通6g，续断15g，牛膝9g，乌药9g，吴茱萸9g，益母草15g。3剂。

二诊：11月17日。

患者服药后，腰腹疼痛明显好转，身冷畏寒减轻，经量减少。用力后仍感外阴下坠。脉搏88次/分。舌色暗红，舌苔灰黄，脉沉弦滑。证属寒邪渐散，瘀血未能尽通。治宜活血祛瘀，辅以温养。予生化汤合四物汤化裁，拟方如下。

酒当归24g，川芎9g，桃仁9g，姜炭6g，炙甘草3g，炒白芍9g，熟地9g，牛膝9g，益母草12g。3剂。

半年后随访，患者称服以上二方后，经来畅通，经期已不畏寒，腰腹已不疼痛，周期正常。

病例二 李某某，女，39岁，已婚，沙市市棉织厂干部。

[初诊] 1979年3月3日。

[病史] 患者于1978年12月8日因陈旧性宫外孕在本市某医院手术，术中发现盆腔内组织粘连，术后阴道出血淋漓不尽，持续25天，至1979年1月2日方止。但小腹疼痛，呈阵发性加剧，痛剧时伴尿频，腰痛，白带多、色白，平时盗汗，门诊以"盆腔炎"收入住院。入院后住院医师用四逆散加活血化瘀药，共服9剂，效果不佳，患者诉昨晚腹痛剧，继而月经来潮，伴腰痛如折，小腹坠痛，左肩如冷水浇浸疼痛。

［查体］脉搏 72 次/分。舌色紫暗，有瘀点，舌苔灰色，脉沉细。

［妇科检查］外阴为已婚经产型。阴道通畅光滑。子宫颈光滑，横裂。子宫后位常大，活动受限。右侧附件阴性，左侧附件增厚，压痛（＋＋）。

［辨证论治］证属寒凝肝脉，瘀血疼痛。治宜温肝散寒，祛瘀镇痛。

［方药］当归四逆汤合生化汤加减。

酒当归 24g，川芎 9g，桃仁 9g，姜炭 6g，炙甘草 6g，桂枝 6g，细辛 3g，木通 6g，炒白芍 18g，大枣 9g，蒲黄 9g，五灵脂 9g，川牛膝 9g。3 剂。

二诊：3 月 6 日。

患者服药后，月经量明显减少，色淡红略暗。仍感腰痛，有时心慌。脉搏 76 次/分。舌色暗，舌苔薄，脉沉弱。守上方加丹参 15g，以助其养血之力。3 剂。

三诊：3 月 10 日。

患者月经已净 2 天，现阴道有黄绿色水液流出，伴口干，时感右下腹挛急疼痛。脉搏 82 次/分。舌色暗，舌苔灰色，脉沉弦软。此乃寒凝血瘀，日久化热，寒热错杂之厥阴肝病，治当温经祛瘀止痛，佐以清热。予当归四逆汤加减，拟方如下。

酒当归 15g，桂枝 6g，炒白芍 18g，细辛 3g，炙甘草 6g，木通 9g，吴茱萸 9g，酒黄连 6g，生姜 9g，大枣 9g，酒黄柏 9g，败酱草 15g。4 剂。

四诊：3 月 14 日。

患者服药后仍感右下腹疼痛，口干喜饮，舌色紫暗，舌苔灰白，脉沉弦软。守上方去黄柏。3 剂。

另予灌肠方：红藤 30g，败酱草 15g，金银花 30g，丹参 15g，紫花地丁 15g，延胡索 9g，三棱 9g，莪术 9g，蒲公英 15g。3 剂。每日 1 剂，浓煎至 100ml，保留灌肠。

五诊：3 月 17 日。

患者现仍感腰腹疼痛，阵发性胃脘部隐痛，纳食少。脉搏 72 次/分。舌色暗，瘀斑渐退，舌体胖，舌苔灰白色，脉沉弦软。继续温经化瘀，少佐清热止痛之品。

当归 15g，桂枝 6g，白芍 18g，细辛 3g，甘草 6g，木通 9g，吴茱萸 9g，黄连 6g，生姜 9g，大枣 9g，败酱草 15g，乳香 12g，没药 12g。3 剂。

六诊：3 月 20 日。

患者腹痛略有好转，白带减少。脉搏 68 次/分。舌色淡暗，有齿印，脉沉弦软。守上方去黄连。4 剂。

七诊：3 月 24 日。

患者右下腹仍感坠痛，大便后尤甚，白带减少，左肩似凉水浇浸一样的十年宿疾现已好转。脉搏 72 次/分。舌色淡暗，有齿印，脉沉弦细。守 3 月 17 日方，桂枝加至 9g。4 剂。

八诊：3 月 28 日。

患者白带较前明显减少，腹部疼痛减轻。妇科检查示外阴经产型，宫颈光滑，脓性白带量中等，宫体偏右，水平位，正常大小，附件正常。脉舌同上。继守上方加减如下。停止灌肠。

九诊：4 月 10 日。

患者经以上治疗后，症状基本消失，月经于 4 月 1 日来潮，3 天即净，经来较畅。脉搏 72 次/分。舌色淡略暗，边有齿印，脉沉弦软。守上方 5 剂。带药出院。

【体会】

妇科疾病，由肝病所致者，临床上最为多见，特别是月经疾患，往往由肝郁所引起，故欲求调经，必当行气，而欲求行气，则必须以疏肝为先。因此，疏肝开郁是常用之法，尤其是治疗中年妇女疾患，以调肝为诸法之首。

临床凡肝气郁结而致病者，应以疏肝开郁为治。肝气得疏，气机条达，其病自愈。例如，经前诸症，临床表现为经前胸乳胀痛和腰腹胀痛二类，虽为二类，但其病理机转一致，只是病变部位不同。表现在胸乳胀痛者，用调经一号方为治；表现在腰腹胀痛则用调经二号方加减。二方均以疏肝开郁为主，活血调经为辅，气顺血和则经行顺畅。

肝脏功能失常所致的妇科疾病，由肝气郁结而引起者，病多属实。一般治法如上。若因肝血不足而致病者，则多属虚。血虚者宜养血调肝，血虚肝寒者，又宜养血温肝。如病例中患者吴某某，婚久不孕，查其病因，非肝气郁结，而为肝血之虚，胞脉失养所致，治宜养血调肝，用益母胜金丹出入加减 13 剂而孕育正常。又如病例中肝经虚寒的患者李某某，初诊用当归四逆汤合生化汤加味，主治血虚血瘀，寒入经络，三诊时由于血瘀日久化热，证见口干喜饮，阴道有黄绿色水液流出，此时虽兼热象，然辛温通络，仍为治疗原则，证见寒热错杂，药即寒温并进，故于当归四逆汤中加黄连、黄柏、败酱草等以清热，为虚实并调之法。六诊时白带减少，热象渐去，故去黄连。以后数诊均以当归四逆汤为主方，辛温通瘀大法不变。

我在临床所见，妇科肝病实者居多，虚者为少。属实者多因气郁致病，属虚者往往由血虚所引起。临床辨证，审其为寒为热，常用调肝11法，能收到较好的效果。

二、妇科常用治脾法

中医学认为脾脏能化生水谷精微，温煦肌肤，滋养脏腑，是人体赖以生存的后天之本。脾与胃相表里，胃为五脏六腑之海，而脾为胃行其津液。二者相互协调，共同完成其生理功能。因此，通常言脾，多包含有胃在内。

脾主运化，在正常的生理状况下，脾的运化功能包括运化水谷精微和运化水湿两个方面。饮食进入胃中，经过胃气的腐熟消磨，再由脾脏运化输布，使水谷精微上送于心肺，散布滋养全身，并在肺的协同作用下，将多余的水分外散于皮毛，下输于膀胱，排出体外。正如《素问·经脉别论篇》所云："饮入于胃，游溢精气，上输于脾。脾气散精，上归于肺，通调水道，下输膀胱。水精四布，五经并行"。脾的运化功能正常，则营养的吸收转送和水液代谢就能正常地循环往复。若脾胃虚弱，不能受纳或纳而不化，或不能运化水湿，则脾虚诸疾将在各个方面表现出来。

脾主统血，使血液循常道而行，不致溢于脉外。脾气健旺，才能统摄血液，维持血液的正常运行。若脾虚失其统摄之权，血液就会由脉络外溢，出现各种出血疾患。

老年妇女疾患，因于脾虚者为多，故有老年治脾的说法。《素问·上古天真论篇》云："五七，阳明脉衰，面始焦，发始堕。六七，三阳脉衰于上，面皆焦，发始白。"即是指妇女中年以后，脏腑功能逐渐减弱，后天之脾亦随之而虚，脾虚则运化和统摄失权，常常变生脾虚诸疾，是以老年妇科疾患，多从脾论治，这是指治疗妇科疾病的一般规律。亦有中青年患者，或因先天不足，或因后天失调，或因罹病日久而导致脾虚演变成妇科病者，临床上也不鲜见。因此，脾胃虚弱者应有舌脉症状为据，不可仅凭年龄用事，只有辨证施治，药随病转，方为万全之计。现就临床常用治脾诸法，举例分述如下。

（一）补脾止带法

脾虚所致带下疾病，临床以带下色白或淡黄，无臭味，如涕如唾，面色㿠白，食少便溏，肢软乏力，脉软缓或沉弱，舌色淡，舌苔薄白为特点，其治宜补脾除湿止带。代表方剂为完带汤。

病例 刘某某，女，37 岁，已婚，沙市市制管厂工人。

[初诊] 1978 年 12 月 20 日。

[病史] 患者月经正常。近来白带量特多，质如清水，伴腰酸痛，小腹胀，身畏冷，纳食尚可，大便正常，小便频，色黄。舌色淡，舌苔灰色，脉沉软。

[辨证论治] 证属脾虚带下，兼有郁热。治宜补脾止带，兼清膀胱湿热。

[方药] 完带汤加减。

陈皮 9g，白芍 12g，党参 12g，苍术 9g，白术 30g，荆芥 6g，山药 30g，柴胡 6g，甘草 3g，车前子 9g，木通 9g，竹叶 9g。5 剂。

二诊：12 月 25 日。

患者服上方后，白带量大减，腰痛明显减轻，但每天午后仍觉腰痛，小便频数。舌色淡红，舌苔薄白，脉沉软。继进前方 4 剂。

半年后随访，患者诉服药后又抄服上方 4 剂，白带治愈，再未复发。

（二）燥湿和胃，升清降浊法

带下疾患由于痰湿内阻，脾胃失调，清阳不升，浊阴不降所致者，临床常见带下色白或黄，胸闷阻，恶心欲呕，纳差，小腹或下阴坠胀。脉软滑，舌色淡红，舌苔白腻。此类患者，可用二术二陈汤加减以升清降浊，燥湿止带。

病例 定某某，女，28 岁，已婚，沙市市印染厂工人。

[初诊] 1979 年 3 月 9 日。

[病史] 患者于今年 1 月行人工流产术。术后病带下，色白，量多，感恶

心欲吐，纳差，小腹及下阴坠，腰及小腹两侧疼痛，二便尚可。

［查体］脉搏 72 次/分。舌色红，舌苔薄黄，脉沉弦软。

［辨证论治］证属痰湿内阻，升降失司，肝脾失调。治宜燥湿和胃，升清降浊，调理肝脾为法。

［方药］二术二陈汤加减。

苍术 9g，白术 9g，半夏 9g，陈皮 9g，茯苓 9g，甘草 3g，升麻 6g，柴胡 6g，香附 12g，五灵脂 9g，牛膝 9g，槟榔 12g。4 剂。

随访：患者服药后，白带治愈，未再复发。

（三）健脾和胃法

脾胃虚弱所致的妊娠呕吐症，临床表现为妊娠以后，恶心呕吐，甚至终日呕吐不止，不进饮食，常伴脘腹胀闷，倦怠乏力，脉虚，舌色淡。其治宜健脾和胃，降逆止呕为法。方用六君子汤加减。

病例 赵某某，女，26 岁，已婚，沙市市染料厂工人。

［初诊］1979 年 6 月 4 日。

［病史］患者于去年结婚，婚后曾自然流产一胎。平素心慌，乏力，口干，大便稍结。末次月经 3 月 21 日，现已孕 2 个月余。近来头昏，胸闷阻，呕吐甚，或呕吐食物或呕吐酸苦水。

［查体］脉搏 120 次/分。舌色红暗，舌苔灰黄，舌边有齿印，右脉沉弦滑数，左脉沉细软。

［辨证论治］证属脾虚湿阻，日久化火伤阴。治宜健脾和胃，佐以清热益阴。

［方药］六君子汤加减。

党参 9g，白术 9g，茯苓 9g，甘草 3g，半夏 9g，陈皮 9g，麦冬 9g，竹茹 9g，苏梗 9g，黄连 6g，石斛 12g。2 剂。

伏龙肝汤频服。

二诊：6 月 6 日。

患者服上方后，呕吐较前略减，仍觉口干，头昏，睡眠差。脉搏 110 次/分。舌色红暗，脉沉软数。守前方加减如下。

党参 9g，白术 9g，茯苓 9g，甘草 3g，半夏 9g，陈皮 9g，麦冬 9g，竹茹

9g，苏梗9g，黄连6g，石斛12g，黄精9g。4剂。

继服伏龙肝汤。

三诊：6月11日。

患者服上药后，呕吐较前大减，现已能纳食，仍有时头昏，心慌，喜冷饮。脉搏108次/分。舌色红略暗，脉沉软数。证属脾胃之气渐强，冲逆之气渐平。治宜继续健脾和胃，清热养阴以恢复脾之运化功能。守上方4剂。

1年后随访，患者诉经以上治疗后，妊娠呕吐治愈，孕产正常。

（四）健脾利水法

脾虚所致的水肿疾患，因脾虚不能运化水湿，水湿停聚，浸渍于四肢肌肉，故面目、四肢浮肿。因湿性重浊，故每以下肢肿为甚，常见于经前、经期或妊娠期间，临床多伴小便不利，纳食差，肢软无力。脉沉或软滑，舌色淡红，舌苔薄。治宜健脾行气，利水消肿为法。代表方剂为五皮饮。

病例 刘某某，女，27岁，已婚，江陵县机械厂工人。

[初诊] 1979年3月19日。

[病史] 患者于14岁月经初潮，每30天行经一次，色量一般。末次月经1978年6月27日，现已孕8个月余。近来颜面、下肢肿甚，腰痛，每日上午头昏，平素血压正常，近几天血压偏高（150/96mmHg），查小便未发现异常。

[查体] 脉搏88次/分。舌色红，舌苔黄，脉沉弦滑。

[辨证论治] 证属脾虚水湿停聚。治宜健脾利水消肿。

[方药] 五皮饮加减。

陈皮9g，茯苓皮15g，大腹皮9g，桑白皮12g，生姜皮9g，续断9g，桑寄生15g。3剂。

二诊：3月24日。

患者服上方后，颜面、下肢浮肿均日渐消退，头昏亦较前减轻，现血压基本正常（110/80mmHg），但有时仍偏高。舌色红，舌苔黄，脉沉弦略滑。守上方5剂。

三诊：4月1日。

患者服上方5剂后，颜面下肢浮肿基本消失，但每日下午或站立过久后，下肢仍有轻度浮肿，血压已正常，纳食、二便尚可。舌正苔薄，脉沉弦略滑。

继守上方5剂。

半年后随访，患者诉服药后只感有时下午足跗轻度浮肿，足月顺产一婴，现母子健康。

（五）益气养血法

脾虚气血失其生化之源，常导致月经后期，月经过少，甚至月经停闭，临床多伴有心慌气短，肢软乏力，脉虚舌淡等症。治法宜补脾益气养血。常用八珍汤加减，若症兼虚寒者，则用十全大补汤加减，可冀收效。

病例 朱某某，女，25岁，未婚，沙市市服装厂工人。

[初诊] 1978年6月30日。

[病史] 患者于14岁月经初潮，每25天左右行经一次。6年前月经量开始逐渐减少，经色亦渐变淡，身体日渐消瘦，有时面肿，经前烦躁，小腹痛甚，以前白带多，现量一般。末次月经6月13日，2天结束。

[查体] 脉搏70次/分。舌色淡红，舌苔黄色，脉沉弦。

[辨证论治] 证属气血两虚，治宜益气养血为法。

[方药] 八珍汤加减。

党参9g，白术9g，茯苓9g，甘草3g，当归12g，川芎9g，白芍9g，熟地9g，香附12g，牛膝9g，益母草15g。5剂。

二诊：7月14日。

患者服上方后，精神好转，症状减轻。末次月经7月6日，3天结束，经量较前增多，经色亦较前为红。舌色淡红，舌苔薄，脉弦缓。守上方5剂。

三诊：8月11日。

患者以前每次月经提前7天，经前腹痛，经服以上方药后，月经只提前3天，经前腹痛亦大减，经量亦较前明显增多，纳食增加。末次月经8月3日，3天结束。舌色淡红，舌苔少，脉沉弦软。守上方去牛膝，5剂。

半年后随访，患者诉经治疗后，现月经基本正常。

（六）健脾养心法

脾虚血少，心失血养而见心悸、失眠者，是心脾两虚的征象。此类患者，由于脾虚血少，临床既可表现为月经后期、月经过少、闭经，由于脾虚不能统血，又可表现为月经过多或崩漏下血不止。治宜健脾养心，益气补血为法。代表方剂为归脾汤。

病例 李某某，女，35 岁，已婚，沙市市塑料五厂工人。

[初诊] 1978 年 6 月 21 日。

[病史] 患者于 15 岁月经初潮，平素月经先期，常 22～26 天一潮，每次行经 10 天左右，量特多，色暗红，末次月经 6 月 18 日，现经量多，伴头昏、心慌、纳差、寐不安神，精神欠佳。舌色正，舌苔黄，脉弦软。

[辨证论治] 证属心脾两虚，冲任不固。治宜健脾养心，固摄冲任。

[方药] 归脾汤加减。

白术 9g，党参 15g，黄芪 18g，当归 9g，甘草 3g，茯神 9g，远志 6g，首乌藤 30g，牡蛎 30g，龙骨 15g，陈皮 9g，炒栀子 9g，丹皮 9g。4 剂。

1 年后随访，患者服上方 4 剂后月经即净，头昏心慌减轻，睡眠好转，后又抄服上方 4 剂，经来正常。

（七）益气升阳法

脾气虚弱，中气下陷的患者，孕后多见胎动、胎坠，如血随气陷，则常见月经先期，月经过多，以及崩漏等症，如平素气虚，无力抬举子宫，亦可见子宫脱垂之症。以上诸症，临床均以小腹或下阴坠胀为其主要特征。脉常虚大无力，舌色淡，舌苔薄白，舌边有齿印，治以益气升阳为法。脾气健，清阳升，下陷之症自愈。方用补中益气汤加减。

病例 李某某，女，48 岁，已婚，沙市市纺织器材二厂工人。

[初诊] 1978 年 8 月 21 日。

[病史] 患者于 14 岁月经初潮，每二十六七天行经一次，经量多，色暗。末次月经 8 月 7 日，至今已 14 天仍未净，现经量特多，色暗红，感小腹坠胀略痛，肢体麻木，有时心慌，纳食及二便尚可。

[查体] 脉搏 94 次/分。舌色暗红，舌苔薄，舌边有齿印，脉沉弦软。

[辨证论治] 证属脾虚气陷，兼有瘀热，治宜益气升阳，清热化瘀。

[方药] 补中益气汤加味。

党参 9g，甘草 3g，白术 9g，当归 9g，陈皮 9g，黄芪 24g，升麻 9g，柴胡

9g，蒲黄炭 9g，茜草 9g，炒贯仲 12g，紫草根 15g。3 剂。

二诊：8 月 25 日。

患者服上方后，月经于昨天结束，小腹下坠明显好转，现仍感头昏，四肢乏力，腰痛，白带多。脉搏 84 次/分。舌色淡红，舌苔薄黄，舌边有齿印，脉沉弦软。继守上方加减，巩固疗效。

党参 9g，甘草 3g，白术 9g，当归 9g，陈皮 9g，黄芪 18g，升麻 9g，柴胡9g，紫草根 15g，白芍 18g，黄柏 9g。3 剂。

随访：患者诉经以上治疗后，阴道出血止，行经数次，经期较前缩短，已绝经。

（八）健脾坚阴法

阴道下血属脾虚阴伤者，临床常见口干，喜冷饮，纳差，脉数，舌色红而干，其治以健脾坚阴，止血固冲为法。脾健阴复，冲任得固，则阴道下血自止。代表方剂为加减黄土汤。

病例 何某某，女，48 岁，已婚，沙市市便河路水果店营业员。

[初诊] 1978 年 7 月 5 日。

[病史] 患者以前月经正常，每月一至，每次行经 3~4 天，色红，量中等，上次月经半月以前净，此次月经 7 月 2 日来潮，现经量特多，色暗有块，感头昏，心慌，纳差，口干喜冷。

[查体] 脉搏 78 次/分。舌色淡略暗，舌苔黄色，脉沉。

[辨证论治] 证属脾虚阴伤，冲任不固，治宜健脾坚阴，固涩冲任。

[方药] 加减黄土汤化裁。

黄芩 9g，白术 9g，阿胶（兑）9g，姜炭 6g，熟地 9g，赤石脂 30g，甘草3g，白芍 15g，茯神 9g，棕榈炭 9g，地榆炭 9g。4 剂。

二诊：7 月 10 日。

患者服上方后，月经于昨天结束。现感小腹隐痛，头昏，心慌，四肢乏力，纳差。脉搏 78 次/分。舌色淡红，舌苔黄，脉沉弦。证属冲任渐固，脾肾虚弱未复，治宜健脾补肾善后。予六君子汤加减，拟方如下。

党参 15g，白术 9g，茯苓 9g，甘草 3g，半夏 9g，陈皮 9g，枸杞 12g，姜炭 6g，砂仁 6g，熟地 12g，白芍 12g，菊花 9g。4 剂。

半年后随访，患者诉经以上治疗后，头昏、心慌渐好，纳食增加，经行正常。

（九）补气固脱法

气虚统摄失权，血随气脱，冲任不固，常发大崩下血不止。临床常见两目昏暗或眩晕，脉虚大无力，舌色淡。治宜大补脾气，摄血固脱为法。常用固本止崩汤加减。

病例 张某某，女，50岁，已婚，沙市市食品公司味蛋车间工人。

[初诊] 1979年3月19日。

[病史] 患者以前每月行经1次，经期4天，色红量中等。近2个月月经周期紊乱，2月份行经2次，上次月经2月17日，行经20天。本次月经3月17日，现经量特多，色暗红，伴头晕、心慌、气短、肢软乏力。

[查体] 脉搏76次/分。舌色淡，舌苔黄色，舌边有齿印，脉弦软。

[辨证论治] 证属气虚血脱，冲任不固。治宜大补气血，固涩冲任。

[方药] 固本止崩汤加减。

白术30g，地黄炭9g，党参15g，黄芪18g，姜炭6g，棕榈炭9g，赤石脂30g。4剂。

二诊：3月23日。

患者服上方后，经量大减，但仍未结束。心慌较前减轻，现仍头晕，肢软乏力，纳食差。脉搏70次/分。舌色淡，舌苔薄，舌边有齿印，脉弦软。守上方加熟地30g。3剂。

三诊：4月6日。

患者服上方后，经量续减，但仍未结束。脉舌同上。守3月19日方加阿胶12g，甘草3g。2剂。

四诊：4月9日。

患者服上方2剂后，阴道出血于4月7日结束。心慌减轻，纳食稍增，现感头晕，面肿，下肢乏力。脉搏70次/分。舌色淡，舌苔薄白，脉沉弦软。证属脾肾两虚。治宜补脾益肾善后。予五味异功散加减，拟方如下。

党参15g，白术9g，茯苓15g，甘草3g，陈皮9g，枸杞12g，菊花9g，黄芪18g，姜炭6g，地黄炭9g，赤石脂30g。4剂。

半年后随访，患者诉服药后阴道出血即净。后 2 个月行经基本正常，唯经量较少，现已数月未潮，自称已绝经。

【体会】

妇女以血为本，以气为用，气血是经、孕、产、乳的物质基础，全赖后天之脾以化生。若脾脏功能失常，或运化无力，或统摄失权，则变生妇科诸疾。因此，治疗妇科疾病，治脾也是重要的一环。因脾脏疾患在临床多为虚象，很少实证，故应以扶脾补虚为要。

补脾以益气为主，党参、黄芪、白术、甘草等为益气要药，因此，治脾皆以参、芪、术、草为君，待气旺脾健，其病自可痊愈。脾虚固然以益气为法，但因临床症状表现形式各有不同，其治即需在益气的基础上有所侧重。或加除湿止带之味，或兼和胃降逆之品，或以升清降浊为治，或以益气升阳为法，或偏于利水消肿，或侧重益气固脱，或气血并调，或养血宁心，兼阴伤者需养阴，兼有火者应泻火。总之，应灵活机变，随证遣方用药。

三、妇科常用补肾法

《素问·六节藏象论篇》云："肾者主蛰，封藏之本，精之处也。"指出肾脏的主要生理功能是藏精，精是人体生命的基本物质，其含义有两个方面。一是指先天之精，如《灵枢·经脉》谓"人始生，先成精"，此精禀受于父母。是人体赖以生存的根本。一是指后天之精，此精来源于其他脏腑。《素问·上古天真论篇》云："肾者主水，受五脏六腑之精而藏之。"先天之精主要依赖后天之脾的不断滋养。由此可见，肾精是先天之精与后天之精的有机结合。

肾为先天之本，是肌体活动的原动力。肾脏的盛衰，关系到人体各脏的生理活动及病理变化。如《素问·上古天真论篇》云："女子七岁，肾气盛，齿更发长。二七而天癸至，任脉通，太冲脉盛，月事以时下，故有子。……七七，任脉虚，太冲脉衰少，天癸竭，地道不通，故形坏而无子也。"由此可见，肾精足，肾气盛，则经、孕、产、乳正常，若先天之肾不足，肾精虚，肾气弱，则常衍成或崩或闭，或堕胎或不育等妇科疾病。女子青春时期，正当肾气旺盛之年，肾脏功能正常，方能激发和推动其他脏腑的功能活动，以维持机体的正常发育。此时若罹患妇科疾病，其因多系肾之不足，故少年女子的妇科疾病，其治主重在肾。但中年或老年亦有因肾虚而致病者，其治仍以补肾为法，不可胶柱鼓瑟。

治疗妇科疾病，一般是青春时期主重在肾，中年时期主重在肝，老年时期主重在脾，这是妇科疾病在生理病理方面三个不同阶段发病的一般规律。有其常，必有其变。常是一般规律，变是特殊情况，故临床既需注意常规治疗，更需观察其病理变化，要机动灵活，才能效若桴鼓。

现将妇科常用补肾法简述如下。

（一）养血补肾法

妇女肾虚血少所致的闭经证，临床或见从未行经，或行经后又经闭不行，或行经后经量逐渐减少以至经闭，以腰痛、头昏耳鸣、下肢酸软、脉沉弱、舌色淡红、舌苔薄为其特征，治以养血补肾为法，方用四二五合方以补肾养血，使肾气充，肾精足，俾经水有源，月经自潮。

病例 杨某，女，23岁，未婚，沙市市土产公司职工。

[初诊] 1977年4月20日。

[病史] 患者月经初潮尚属正常，后月经渐渐后期以至闭经，每用"黄体酮"月经方潮，经多方医治，屡服中西药仍不能正常行经，特来我处求治。现经闭5个月未行，感腰痛，头昏，耳鸣，腰以下酸软乏力，睡眠多梦。

[查体] 脉搏68次/分。舌色淡红，舌苔薄，脉沉细。

[辨证论治] 证属肾虚血少经闭。治宜补肾养血调经为法。

[方药] 四二五合方加减。

当归9g，川芎9g，白芍15g，地黄9g，仙茅9g，淫羊藿9g，牛膝9g，菟丝子9g，枸杞子15g，覆盆子9g，车前子15g，五味子9g，补骨脂9g，杜仲12g。5剂。

二诊：4月25日。

患者服药后腰痛、头昏略减，精神较前好，月经仍未潮，其他无特殊变化。舌色淡红，舌苔薄，脉沉细较前有力。守前方5剂。

2年后随访，患者诉服上方5剂月经即来潮，后继续服药30余剂，月经按时而潮，现经行正常。

（二）调补肝肾法

崩漏疾患，发于少女者多为肝肾阴虚，冲任不固所致。临床以阴道下血量多、腰痛、口干、头昏、心慌、脉急数、舌色红少津、舌苔薄黄为其特征。治宜大补肝肾之阴以涵上亢之阳，使阴平阳秘，冲任得固，则血崩自止。方用调补肝肾方加减。

病例 钟某，女，15 岁，未婚，家住沙市市胜利街 185 号。

[初诊] 1978 年 1 月 10 日。

[病史] 患者初潮即经期延长，每经行 10~30 天方止，经净数日又复行，经来量多如注。现行经已 34 天仍未净，量多，色红。感腰痛，口干，头昏，心慌，纳差，小腹时有隐痛。

[查体] 脉搏 100 次/分。舌色红，舌苔黄，脉弦数。

[辨证论治] 证属肝肾阴虚，冲任不固。治宜调补肝肾，固涩冲任。

[方药] 调补肝肾方加减。

熟地 30g，地黄炭 9g，白芍 15g，酸枣仁 9g，枸杞 30g，党参 15g，山药 15g，牡蛎 18g，赤石脂 30g。2 剂。嘱 1 日内服完。

二诊：1 月 11 日。

患者服上方后阴道出血明显减少，头昏心慌亦减。脉搏 90 次/分。舌色红，舌苔薄黄，脉弦数。守上方 3 剂，嘱 2 日内服完。

三诊：1 月 13 日。

患者服上方后阴道不再出血，口干减轻，头昏心慌续减，纳食增加。脉搏 78 次/分。舌色淡红，舌苔薄黄，脉较前缓和。继服上方 5 剂。六味地黄丸 3 瓶。

1 年后随访，患者经以上治疗后经期缩短，经量较前减少，周期渐正常。现月经正常。

（三）健脾补肾法

习惯性流产，大都因先天之肾气不足，后天之生化失职所致，先后二天既亏则无力系胞养胎，故每易堕胎。临床以腰痛、腹坠、纳差、肢软、舌色淡红为主要特征，治宜补脾滋肾为法。方用安奠二天汤加减以补肾益精，健脾益气。使二天得补，脾肾健旺，胎自不坠。

病例 颜某某，女，35岁，已婚，沙市市橡胶厂干部。

[初诊] 1979年6月12日。

[病史] 患者曾连续流产3胎，每胎均在孕3～4个月间自然流产，末次月经4月2日，现停经2个月余，患者恐又流产，要求入院治疗。门诊以"习惯性流产"收住院。现感腰痛，小腹坠痛，白带多，纳食少，肢软无力。

[查体] 脉搏102次/分。舌色淡，舌边有齿印，舌苔薄白，脉沉弱。

[实验室检查] 尿妊娠试验阳性。

[辨证论治] 证属脾肾两虚，胎动不安。治宜健脾补肾安胎。

[方药] 安奠二天汤加减。

党参30g，白术30g，扁豆9g，山药18g，甘草6g，熟地30g，山茱萸9g，杜仲12g，枸杞12g，续断9g，白芍18g，升麻9g，柴胡9g。2剂。

二诊：6月14日。

患者服上方后，小腹坠痛，腰痛略有减轻，白带较前减少。仍纳差，乏力，活动后感心慌。脉搏100次/分。舌色淡红，舌边有齿印，舌苔薄白，脉沉弱。守前方5剂。

三诊：6月19日。

患者服药后，腰痛、小腹坠痛续减，精神较前好转，纳食增加。脉搏90次/分。舌色淡红，舌边有齿印，舌苔薄，脉沉弱较前有力。仍守上方5剂。

四诊：6月24日。

患者服药后一般情况尚好，但有时仍感腰痛，小腹已不下坠。脉搏84次/分。舌色淡红，舌边有齿印，舌苔薄，脉沉。仍守上方加减如下。

党参30g，白术30g，扁豆9g，山药18g，甘草6g，熟地30g，山茱萸9g，杜仲12g，枸杞15g，续断9g，桑寄生15g，补骨脂9g。5剂。

五诊：7月23日。

住院医师按上方嘱患者连续服药30剂，现腰已不痛，小腹亦不坠痛，仅有时纳食稍差。脉搏80次/分。舌色淡红，舌苔薄，脉沉弦略滑。续予安奠二天汤加减，用药如下。

党参30g，白术30g，扁豆9g，山药18g，甘草6g，熟地30g，山茱萸9g，杜仲 12g，枸杞 15g，砂仁 6g，陈皮 9g。5 剂。

六诊：8 月 15 日。

患者服药后，一般情况尚好，纳食增加，精神渐好。脉搏 80 次/分。舌色淡红，舌苔薄，脉沉弦滑。超声波探查示可见胎心胎动。提示胎儿存活。守上方 5 剂，带药出院。

1 年后随访，患者出院后，继续服安奠二天汤加减 30 余剂，足月顺产一男，母子健康。

（四）温肾暖脾法

脾肾阳虚，胞宫冰寒的不孕患者，临床以小腹及四肢冰冷、畏寒喜暖、腰膝酸痛、白带多、大便溏薄、小便清长为其主要特征。治宜温脾暖肾为法，代表方剂为温胞饮。

病例 刘某某，女，30 岁，已婚，沔阳县沙河公社社员。

[初诊] 1974 年 2 月 4 日。

[病史] 患者婚后 8 年未孕。20 岁月经初潮，经期 3~5 天，量少，色暗，周期延后，每 30~45 天行经一次。平素小腹冷痛，四肢不温，畏寒喜暖，腰膝酸软，大便溏薄，小便清长，白带多，质如清水。舌色淡嫩，舌苔薄白，脉沉迟。

[妇科检查] 外阴发育较差，阴毛稀少。子宫偏小，如核桃大。

[辅助检查] 年前在省某院病理检查为"子宫内膜腺体分泌不足"。输卵管造影通畅。

[辨证论治] 证属肾阳虚衰，不能温煦脾阳。治宜温补脾肾两阳。

[方药] 温胞饮加减。

党参 12g，白术 30g，杜仲 9g，山药 9g，芡实 9g，肉桂 6g，附片 6g，补骨脂 9g，菟丝子 9g，巴戟天 30g，金樱子 15g，乌贼骨 9g。10 剂。

妇科内用药 3 粒，嘱月经结束当天分 3 次服。

随访：患者诉服上方 10 剂后，经行时诸症悉减，经净后服妇科内用药 3 粒，旋即受孕，胎孕正常，足月顺产一男。

（五）温肾通络法

妇女不孕或子宫偏小，多属肾阳偏虚，肾气虚寒所致。以任主胞胎，胞脉系于肾，肾阳足则能温煦胞宫，而孕育正常，肾阳虚则胞宫寒冷，任脉不通，难于受孕。我科得一民间流传验方，功能温肾通络，理气种子，临床颇有效验。方由上沉香、白蔻仁、川乌片、北细辛、粉甘草各3g组成。在月经净后当天服1剂，3个月为1个疗程，为了方便患者服用，后将此方药味共为细末，1剂药量分做成3粒蜜丸约30g，于月经净后当天分3次服完，或配合其他调经种子方药应用，现已成常规。

病例 苗某某，女，38岁，已婚，沙市市工农兵学校教师。

[初诊] 1973年8月5日。

[病史] 患者婚后8年未孕，月经于15岁初潮，每40～50天行经一次，经量少，色淡。形体日渐消瘦，面色萎黄，头晕，精神欠佳，经期及经后小腹及腰阵阵作痛。舌色淡嫩，舌苔薄，脉细。

[妇科检查] 子宫略小。其他均在正常范围，附件略有压痛。

[辨证论治] 证属肾阳偏虚，肾气虚寒，任脉不通。治宜温肾通络为法。

[方药]"种子丸"3粒。嘱其在月经结束当天分3次服。

随访：患者服上方后，当月即受孕，足月顺产一女孩。产后未采取任何避孕措施，但一直又不能受孕，后又服"种子丸"3粒，月经即对月来潮，血量增多，于经净后再服"种子丸"3粒，隔月受孕，足月顺产一女。

【体会】

治疗肾脏疾病，总是采取补法。因肾为先天之本，肾阴肾阳是维持机体及其他脏腑之阴阳的本源。各脏腑之阴，赖肾阴以滋养，各脏腑之阳，靠肾阳以温煦。肾脏功能的盛衰，关系到其他脏器之盛衰，故治法以补为主。本篇所举病例，均是从补着手。补法有补阴补阳的区别，肾阳虚则温化无力，而出现一派虚寒现象，阳不足者温之以气，常用药如附片、肉桂等以温肾助阳。肾阴虚则水不制火，而出现肾阳偏盛现象，阴不足者，补之以味，常用药如熟地、龟甲胶等以滋肾养阴。或补阴或补阳，目的在于使其阴阳平衡，即是阴平阳秘的道理。

由于肾阴肾阳共处于肾脏之中，彼此互相依存，互相制约，共同完成肾脏的生理功能。如果阴虚日久，则常累及肾阳；阳虚日久，则常累及肾阴，是以肾病日久失治，往往有阴阳俱虚的复杂现象，此时又宜阴阳双补。故补肾法既要明确肾阴虚、肾阳虚之不同，又必须考虑其阴阳的相互关系。如患者杨某肾虚血少的闭经，胞宫血少则无血可下而闭经，养阴补血是一个方面，然无阳则阴无从化生，故用四物汤补血调血，同时以仙茅、淫羊藿及五子衍宗丸等益肾助阳，使阳生阴长，则经血按时来潮。

各脏腑之阴阳，赖肾脏之阴阳以滋养和温煦，是以肾脏发生的阴虚、阳虚病变，必然影响其他脏腑。反之，如各脏腑罹病，日久病深，又多累及肾脏之阴阳，故临床常有久病治肾的说法。妇科诸疾，多发于肝、脾、肾三脏，肝主藏血，若肾阴虚，水不涵木，肝阳偏亢，肝火迫血妄行则多发崩漏之疾，此时即宜大补肝肾之阴。如崩漏患者钟某，即是肝肾阴虚之证，由于阴虚而火偏盛，迫血妄行而发生崩漏，愈崩漏则阴愈虚，而冲任不固，阴病累及于阳，脾脏亦受影响，故大剂养阴之中，又加入党参、山药以补脾，加牡蛎、赤石脂以固涩冲任，此即善补阴者于阴中求阳之意。

脾主统血，脾气主升，主运化，脾的生理功能在于脾阳之推动，肾阳不足的患者，往往影响脾阳，脾为后天之本，运化水谷之精微，又可资助肾阳之不足。故善补阳者，常脾肾同治，如患者刘某某婚后 8 年未孕，四肢不温，畏寒喜暖，大便溏薄，小便清长，均属脾肾阳虚现象。冰寒之地，不生草木，欲求孕育，非补脾肾两阳不可。温胞饮双补脾肾两阳，阳生阴化，故药仅 10 剂而孕。

习惯性流产的患者，大都脾肾同治，以任主胞胎，胞脉系于肾，肾气足，则胞胎自固，肾气弱，则胎易下堕，补肾自是正法。但肾为先天，脾为后天，先天之气，有赖于脾气之资养。且临床上习惯性流产患者，总是中气不足，气虚下陷，症状亦属脾虚，常用安奠二天汤。如患者颜某某连续流产 3 胎，就诊时腰痛，小腹坠痛，肢软纳差，脉弱舌淡，均属脾肾两虚现象。方用安奠二天汤，重用党参、熟地，大补脾肾之阴阳。根据症状加升麻、柴胡升脾气以治其坠胀，续断补肾治腰痛，预防阴道出血，再加白芍和营，缓解挛急以止小腹痛，后依法出入加减 40 剂而孕育正常。

肾为先天之本，与其他脏腑关系密切，肾脏罹病，往往累及其他各脏。因此，治疗肾脏疾病应考虑其所涉及的脏腑，一般说来，肾病崩漏、闭经，多属阴虚，发病往往涉及于肝；不孕和习惯性流产，多属阳虚，发病往往涉及于脾。故欲补肾阳，则必须脾肾同治，欲养肾阴，则应肝肾并调，若阴阳俱虚者，又应阴阳双补，于阳中求阴，阴中求阳，这是治肾的基本法则。

四、活血化瘀法在妇科临床中的运用

妇女以血为主，血是经、孕、产、乳的物质基础。血液旺盛，运行流畅，则能维持妇女正常的生理活动。若血行不畅，瘀结于内，则变生妇科诸疾，而以经期、产后尤为多见。因此活血化瘀法之运用在妇科占有重要地位。

妇科瘀血的成因，临床以气滞、寒凝、出血等三类较为常见。瘀血由气滞所致者，因气是推进血液流通的动力，气为血帅，血随气行，气行则血行，气止则血止，气行不畅，血行受阻，则瘀血之证形成。由于寒凝所致者，以寒性收引，寒邪侵入人体，脉络蜷缩，气血流行不畅，因而血凝于内，也常形成瘀血之证。还有由于出血而致瘀血者，妇女经血或产后恶露，本属离经之血，应当尽下，方可去旧生新，若旧血不去，或去而不尽，滞留体内，堵塞脉络，亦是产生瘀血的原因。

瘀血之证，涉及范围较广，临床表现虽然错综复杂，但因其病理机转一致，故必有共同的临床特征，归纳起来，以疼痛、瘀斑、癥块及脉舌的变化为主。这些特征，临床不必悉具，但疼痛是主要症状。通则不痛，痛则不通，故疼痛是瘀血的主要特征。

我于临证之中，每遇妇科瘀血为患者，常以祛瘀为先，并审因论治，随证加减，如此而治，往往收效。现就祛瘀各法简述如下。

（一）行气活血法

气滞多属肝郁，肝气不疏，则气行不畅，日久瘀血阻络，为胀为痛。临床表现为经前胸胁或腰腹胀痛，烦躁易怒，月经量少，经行疼痛，或月经后期、闭经。脉沉弦，舌色暗红或有瘀斑等。治疗应以疏肝理气，活血化瘀为法。胸乳胀痛为主者用调经一号方加减。腰腹胀痛为主者，用调经二号方加减。结合临床不同表现，随症选加牛膝、益母草、桃仁、红花、泽兰、鸡血藤、丹参、丹皮、蒲黄、五灵脂等活血化瘀之品。

病例 李某某，女，30 岁，已婚，沙市市毛巾总厂工人。

[初诊] 1979 年 3 月 9 日。

[病史] 患者于 1972 年因子痫伴大出血，半月不省人事，产后 2 年经闭不行。经中西医治疗，行经期每隔 4、6、7 个月不等，经前全身胀痛，少腹尤甚，并感畏寒。末次月经 1 月 2 日，行经 4 天，量少。现感头昏，心慌，胸乳胀，腰胀痛，小腹痛，纳食差。舌色红，舌苔黄腻，脉沉弦软。

[辨证论治] 证属肝郁脾虚，气滞血瘀。治宜疏肝扶脾，行气活血。

[方药] 调经一号方加减。

柴胡 9g，当归 9g，白芍 12g，白术 9g，茯苓 9g，甘草 3g，郁金 9g，香附 12g，川芎 9g，川牛膝 9g，枳壳 9g，乌药 9g，益母草 12g，柏子仁 15g，黄芪 12g。4 剂。

二诊：3 月 16 日。

患者服上方后，月经仍未来潮，但胸乳胀较前减轻。仍感腰胀痛，小腹痛，白带多，头昏，心慌。脉搏 72 次/分。舌色红，舌苔薄黄，脉沉弦软。继用前方加减如下。

柴胡 9g，当归 9g，白芍 9g，白术 9g，茯苓 9g，甘草 3g，香附 12g，郁金 9g，川芎 9g，乌药 9g，川牛膝 9g，五灵脂 9g，益母草 12g，柏子仁 15g。4 剂。

三诊：3 月 23 日。

患者服药后胸乳胀续减，腰胀痛亦减轻。但小腹仍胀，白带多，头昏，心慌，月经仍未来潮。脉搏 80 次/分。舌色红，舌苔黄，脉沉弦软。继宗前法，佐以滋养肝肾。

柴胡 9g，当归 9g，白芍 9g，白术 9g，茯苓 9g，甘草 3g，益母草 12g，泽兰 9g，鸡血藤 12g，川芎 9g，香附 12g，柏子仁 15g。5 剂。

杞菊地黄丸 4 瓶，每日 2 次，每次服 9～12g。

四诊：4 月 4 日。

患者服上药后，月经于 3 月 30 日来潮，但仅行点滴，平素少腹两侧如针刺疼痛。脉搏 82 次/分。舌色淡略暗，舌苔黄，脉沉软。证属气郁日久，血瘀血虚。治宜行气养血，化瘀止痛。予益母胜金丹加减，拟方如下。

当归 24g，川芎 9g，白芍 18g，熟地 9g，益母草 15g，茺蔚子 9g，丹参

15g，香附 12g，五灵脂 12g，延胡索 9g，乳香 9g，没药 9g，柏子仁 15g。4 剂。

五诊：4 月 20 日。

患者服上方后，身胀消失，腰痛减半，两侧少腹疼痛亦减三成，纳食可，二便正常，患者称服上药后，有时欲呕。脉搏 90 次/分。舌色淡暗，舌苔薄，脉沉软。

守上方去乳香、没药，加败酱草 15g。共 5 剂。

六诊：4 月 25 日。

患者服上方后，腰胀痛、小腹痛较前略减，感头昏、四肢软。脉搏 70 次/分。舌色红，舌苔黄，脉沉弦软。证属正气渐复，气滞血瘀未解。治宜继续疏肝行气活血。予调经二号方加减，用药如下。

乌药 9g，木香 9g，制香附 12g，槟榔 12g，甘草 3g，川牛膝 9g，川芎 9g，酒当归 9g，益母草 12g。4 剂。

七诊：6 月 18 日。

患者服上方后，腰胀痛、小腹痛基本治愈，5 月 30 日行经半天，血量较前显著增多。现感小腹痛，白带较前增多。脉搏 72 次/分。舌色红，舌苔黄，脉沉弦软。继续疏肝行气活血为治。予四逆散加减，用药如下。

柴胡 9g，枳壳 9g，白芍 15g，甘草 3g，蒲黄 9g，五灵脂 9g，黄柏 9g，乳香 12g，没药 12g。4 剂。

八诊：8 月 15 日。

患者服前方后，小腹胀痛大减，因而未继续就诊，于 8 月 7 日行经，半天结束，经量较前增多。现仍感头昏，心慌，胸乳胀，小腹疼痛，纳食差，口干喜饮。脉搏 76 次/分。舌色红，舌苔黄，脉沉弦。继以疏肝扶脾，行气活血为治。予调经一号方加减，用药如下。

柴胡 9g，当归 9g，白芍 15g，白术 9g，茯苓 9g，甘草 3g，香附 12g，郁金 9g，枳壳 9g，蒲黄 9g，五灵脂 9g，丹参 15g。4 剂。

九诊：9 月 7 日。

患者服 8 月 15 日方后，此次月经来潮，胸乳腰部不痛，唯小腹隐痛。上次月经 8 月 7 日。本次月经 9 月 2 日，至今未净。本次月经应月而潮，经量较前明显增多，现纳食一般，口干欲饮，二便自调。脉搏 72 次/分。舌色红，舌苔黄，脉沉弦软。经期以养血活血为治。予益母胜金丹合生化汤加减，用药如下。

川芎 9g，当归 24g，白芍 9g，熟地 9g，桃仁 9g，红花 9g，益母草 12g，丹参 15g，甘草 3g，丹皮 9g。3 剂。

1 年后随访，患者诉前后共诊 9 次，服药 30 余剂，1 年来月经按月来潮，经量较前增多。

（二）温经散寒，活血通络法

寒凝血瘀为患，临床表现常见月经后期，月经量少，甚或月经停闭，常见下腹疼痛，痛有定处，喜暖喜按，得热则减等。大抵有寒凝血瘀者，多属阳虚血少体质，治疗以温通为主。脾肾阳虚者，用当归建中汤、右归饮等温脾暖肾，再加活血通络之品。肝经血虚感寒者，平日用当归四逆汤温经散寒，以治其本，疼痛或行经期间，则应加重活血祛瘀之品，兼治其标。

病例 黄某某，女，16 岁，未婚，江北农场江北中学学生。

[初诊] 1979 年 1 月 16 日。

[病史] 患者于 12 岁月经初潮，每 30～60 天行经一次，每次行经 6 天，量少，色暗。因冬季早操跑步感寒，于去年 1 月份开始，每次经前经期腰腹疼痛，痛甚时颜面青紫，冷汗淋漓，末次月经 1978 年 12 月 9 日，至今未潮。现觉四肢冷。

[查体] 脉搏 70 次/分，节律不齐。舌正，舌苔薄黄，脉沉弦软。

[辨证论治] 证属血虚血瘀，外感寒邪。治宜养血活血，温经散寒为法。

[方药] 当归四逆汤合四物汤加减。

当归 15g，桂枝 6g，白芍 24g，甘草 3g，大枣 9g，细辛 3g，木通 6g，生姜 9g，川芎 9g，地黄 9g，桃仁 9g，益母草 15g。3 剂。

二诊：7 月 20 日。

患者服上方 3 剂后行经 2 次，经前、经期腹部不痛，畏冷等症状亦缓解，因路途较远，未能及时复诊。末次月经 4 月 24 日，行经 6 天，量少，色正，至今未潮，有时觉心慌。脉沉软，有结代。舌色红稍暗，舌苔薄。证属寒邪渐去，血虚未复。继宜补血活血，辅以温通为治。予益母胜金丹加减，用药如下。

当归 9g，川芎 9g，白芍 9g，熟地 15g，益母草 15g，茺蔚子 9g，丹参 15g，香附 12g，白术 9g，牛膝 9g，砂仁 6g，郁金 3g，肉桂 3g。5 剂。

三诊：7 月 27 日。

患者服上药后，月经至今未潮。觉胸乳胀，午后潮热，纳食差，心慌。舌色暗红，舌苔薄黄，脉沉软，偶有结代。证属血虚肝郁化火。治宜疏肝开郁，活血调经，佐以清解郁火。予八味逍遥散加减，用药如下。

丹皮 9g，炒栀子 9g，柴胡 9g，当归 9g，川芎 9g，白芍 9g，白术 9g，茯苓 9g，甘草 3g，丹参 15g，香附 12g，益母草 15g。4 剂。

四诊：8 月 17 日。

患者服药后，月经即潮，色淡，18 天结束，现神疲乏力，纳食、睡眠欠佳，时有惊悸气短。脉搏 70 次/分。舌色淡，舌苔薄，舌边有齿印，脉沉软。证属气血两虚，心失血养。治宜补益气血，养心宁神。予人参养荣汤加减，用药如下。

党参 15g，白术 9g，茯苓 9g，炙甘草 9g，熟地 24g，当归 9g，白芍 9g，黄芪 18g，五味子 9g，远志 6g，陈皮 9g，大枣 9g，肉桂 3g。4 剂。

五诊：8 月 22 日。

患者服药后，惊悸较前好转，纳食略增，仍感夜眠多梦。脉搏 72 次/分。舌色淡暗，舌苔薄，脉沉软。守上方 4 剂。

六诊：8 月 27 日。

患者服完上方后，月经即潮，今已第 5 天，仍未净。纳食较前稍增，睡眠仍差。舌色淡略暗，舌苔薄，脉沉软。继续养血活血为治。予益母胜金丹加减，用药如下。

当归 15g，川芎 9g，熟地 9g，白芍 9g，丹参 15g，益母草 15g，茺蔚子 9g，香附 12g，白术 9g，砂仁 9g，首乌藤 15g。3 剂。

1 年后随访，患者诉服 8 月 27 日方后，月经即净，后连续服"人参养荣汤"数剂，现月经按时来潮，唯经量尚少，经来不再为疼痛所苦。

（三）活血止血法

瘀血内停，血液不能循行常道，每见阴道下血，淋漓不止，腰腹疼痛，血下痛缓，血止痛剧，固定不移，痛而拒按，其治以活血祛瘀止血为法，虽有虚象，仍以去瘀为主，去瘀以生新，活血以止血。

病例 周某某，女，46 岁，已婚，潜江县浩口公社社员。

[初诊] 1978 年 10 月 3 日。

[病史] 患者 15 岁月经初潮，以前每月按时行经，经期 7 天。近年来月经先期，经期延长，经量多，色暗。本次月经 9 月上旬来潮，开始经行量多，至今已近 1 个月，仍淋漓不尽。伴小腹痛，四肢麻木，头昏心慌，饥饿后胃脘部疼痛。因经血未净，未行妇科检查。

[查体] 脉搏 80 次/分。舌色淡，舌苔薄，脉沉弦。

[辨证论治] 证属瘀血阻滞胞脉，血不归经。治宜祛瘀止血。

[方药] 生化汤加减。

炮姜 6g，当归 24g，甘草 3g，川芎 9g，桃仁 9g，益母草 15g，香附 9g，赤芍 9g，红花 9g，续断 9g，蒲黄炭 9g，五灵脂 9g，茜草 9g，鸡血藤 12g。2 剂。

二诊：11 月 3 日。

患者服上方后，腹痛较前大减，四肢麻木亦较前减轻，阴道出血基本停止。仍觉头昏、心慌、腰痛。舌色暗，舌苔薄，脉沉弦软。妇科检查示外阴经产型。阴道光滑，有血痂少许。宫颈肥大，呈乳头状糜烂。子宫后倾常大，附件正常。守前方 4 剂。

三诊：11 月 10 日。

患者阴道出血已止 1 周，现仍觉腰及小腹微痛，胃脘部隐痛不适，饮食尚可。舌色暗，舌苔薄，脉沉弦略滑。辨证仍属瘀血阻络。治宜继续活血化瘀，佐以行气为法。予丹参饮合失笑散加减，用药如下。

丹参 12g，砂仁 9g，檀香 9g，蒲黄炭 9g，五灵脂 9g，香附 9g，乌药 9g，续断 9g。3 剂。

随访：半年后因胃病来诊，称服上药后，半年来月经正常。

【体会】

瘀血一证，为妇科常见病，祛瘀之法，为妇科常用法。瘀血为患，成因不一，治亦各异。

因气滞而致血瘀者，则应行气活血，气行则血活，血活则瘀自去。如患者李某某病因肝郁气滞而致血瘀。其治以疏肝开郁、行气活血为法。因患者瘤病日久，气血俱虚，且见肝肾阴伤，病情较为复杂。在治疗过程中，随病机的变化，先辅以益气扶脾，后佐以滋养肝肾和补血调经。前后9诊，方剂虽有变更，加减各自不同，但始终以行气活血祛瘀为主，故收效较好。

寒凝血瘀，治以温通祛瘀为主，寒得温化，血自流通。如患者黄某某，因感寒致病，寒邪入里，血虚血瘀，故经行后期经来腰腹剧痛，用温经散寒、养血祛瘀法，6诊而收全功。

出血血瘀之症，由于离经之血瘀阻于内，恶血不去，血不能循行常道，临床必见阴道下血不止，症见腰腹疼痛，治疗宜以祛瘀为主，瘀去则血止。如患者周某某，因瘀血滞留胞脉。阴道下血月余不净，腹痛，四肢麻木，并见胃脘疼痛，治以生化汤加减，活血祛瘀生新。用方6剂，瘀去而阴道出血即止，但仍感腰腹及胃脘疼痛。三诊时乃以丹参饮合失笑散加减，继续活血化瘀，兼治其胃痛宿疾，仅服药3剂，瘀血得活，胃痛亦安。

妇科瘀血诸疾，全实者少，夹虚者多，特别是久崩久漏和产后诸症，往往虚中有实，实中有虚。故临症应虚中求实，实中顾虚，权衡轻重缓急，或先补后攻，或先攻后补，或攻补兼施。并结合症状脉舌，属寒者当用温药，偏热者当配清剂，夹虚者加入补品，全实者则用攻泻之法。方可收到满意效果。

五、经期、产后宜用"生化汤"

产后疾病，言其为虚者颇多，总谓产后阴血骤下，百脉俱虚，此时应大补气血为主，虽有杂证，从缓治之。临床产后失血过多，确属正虚，然产后元气既亏，胞络受损，血液运行不畅，难免瘀血停留。且瘀浊败物，易阻胞中，乃成产后诸疾。其病理特点，为虚中有瘀，故治疗原则，不能专用补法，更不能拘于产后无热之论，净用温热之剂以养血补气。临床所见，专用补法，非徒无益于产后之虚，反致瘀血更难消除。是以治当祛瘀为先，在消瘀中行补，寓补于祛邪之中。因产后瘀血当消，而新血又当生，专用补法则瘀血更滞，专用消剂则新血难生，祛瘀生新才是治疗产后病的大法。

清代妇科大师傅青主，治产后病多以生化汤为主，取其祛瘀生新之性，其方行中有补，能生能化，因药性功用而立名，此方原出于钱氏世传，傅青

主去熟地而增童便、黄酒，重新斟酌药物分量，重用当归为君，取其辛香走
窜、甘温而润之长，既能活血祛瘀，又可生化新血。川芎辛温行血中之气，
入活血队中能行血散瘀，入补血剂内使补而不滞，配入本方重在活血逐瘀；
桃仁苦平，能逐瘀镇痛，三味合用，以通为主，取其活血行气，祛瘀生新，
使以甘草调和诸药，缓急补中。黑姜入伍，尤寓深意，人多畏大辛大热，不
敢贸然使用，其实干姜炮黑，则辛热之性大减，况所用不多，仅 3~6g，则辛
热之性更小，有止血之功而无凝滞之弊。且产后血去阴伤，虚热者多，实热
者少，炮姜之用，正合热因热用之理。方中更增黄酒助血液之流通，童便引
败血以下行。我每于方中加香附以调气，气行则血行，入益母草以活血，血
活则瘀去。全方直入血分，有通有补，以通为主；有生有化，以化为要；用
于经期、产后诸疾，最为相宜。

产后以生化汤为主方，取其去瘀生新，其辨证以瘀为主。瘀血症状，主
要表现为疼痛拒按，血下痛减，如此反复发作，直至瘀血去尽而后已。我认
为产后恶露为瘀浊败物，而正常经血既已离经，亦应视为瘀浊败物，其病机
是一致的，均属瘀血为患，均当消而去之。故产后腹痛和经期小腹痛，均用
生化汤治之。因此，每逢妇女经期为病，无论有无他症，一见疼痛，即以祛
瘀活血为先，再随证加减，务使经行通畅，血液运行正常，以达到祛瘀生新
的目的。我科推而广之，于小产或刮宫之后，运用生化汤善后，已成常规。

病例一 熊某某，女，31 岁，已婚，沙市市造纸厂工人。

[初诊] 1978 年 4 月 13 日。

[病史] 患者因"先兆流产"伴发热，于今年 1 月 8 日自然流产，当天刮
宫，3 天后又清宫，此后恶露如咖啡色，至今淋漓不断。并述于 2 月 28 日、3
月 28 日如行经样，阴道出血增多 2 次。现腰痛，小腹隐痛，阴道出血量少，
色暗红。

[查体] 脉搏 72 次/分。舌色淡略暗，舌苔灰略黄，脉沉弦软。

[辨证论治] 证属瘀血阻滞胞宫。治宜活血祛瘀。

[方药] 生化汤加减。

酒当归 24g，川芎 9g，桃仁 9g，炮姜 6g，甘草 3g，续断 12g，益母草
15g，制香附 12g，赤芍 9g，丹参 15g，炒杜仲 9g，蒲黄炭 9g，茜草 9g，花蕊
石 15g。3 剂。

二诊：4月16日。

患者服上方后，阴道出血已减七八成，现仅白带中有少许血丝，偶于阴道中流出点滴黄水。仍觉腰胀，小腹胀，有时胸乳胀，纳食、二便正常。舌色淡暗，舌苔灰色，脉沉弦软。守上方加乌药9g。4剂。

三诊：4月21日。

患者服药后，腰腹胀痛减轻，但恶露仍未净，量少色暗，余症同前。舌色淡暗，舌苔灰色，脉沉弦软。仍宗前法加减如下。

炮姜6g，酒当归24g，甘草3g，川芎9g，桃仁9g，益母草15g，制香附12g，赤芍9g，丹参15g，续断12g，炒杜仲9g，蒲黄炭9g，五灵脂9g。3剂。

1年后随访，患者诉服上药后又抄服上方3剂，从阴道内排出一暗红色血块，恶露遂止。后经行正常。

病例二 李某某，女，31岁，已婚，家住沙市市邵家巷11号。

[初诊] 1979年7月20日。

[病史] 患者于15岁月经初潮，每25天左右行经一次，经量特多，经期约14天左右，前7天量多，后7天经色淡红如水。每于经前7天开始小腹痛。本次月经7月18日来潮，现经量特多，色红。感小腹痛，口干喜冷，烦躁易怒。

[查体] 脉搏80次/分。舌色红，舌苔黄，脉弦。

[辨证论治] 证属血热挟瘀。治宜清热养阴，佐以化瘀。

[方药] 清经汤加减。

炒白芍9g，地骨皮9g，炒青蒿9g，茯苓9g，地黄炭9g，黄柏9g，丹皮9g，紫草根15g，丹参12g，枳壳9g，蒲黄炭9g，续断9g。3剂。

二诊：8月13日。

患者服上方3剂后，经量减少，但未能来继续治疗，仍持续10余日方净，本次月经8月11日，提前1周来潮，经量较多，伴腰腹胀痛。本次经潮时口干喜冷，烦躁易怒等疾病均未发作。脉沉弦，74次/分。舌色红，舌苔灰黄。证属热渐清，阴得养，瘀血未去。治宜活血化瘀，佐以清热。予生化汤加减，用药如下。

炮姜6g，当归9g，甘草3g，川芎9g，桃仁9g，蒲黄炭9g，五灵脂9g，益母草12g，续断9g，炒栀子9g，丹皮9g。2剂。

三诊：8月15日。

患者服上方后，经量明显减少，小腹疼痛减轻。脉搏74次/分。舌色红，舌苔黄，脉沉弦。守上方2剂。

四诊：9月10日。

患者服上方后，腹痛渐止，经行7天即结束。上次月经8月11日，本次月经9月8日，仅提前3天来潮。现腰痛，小腹痛，经量一般，二便尚可。脉搏74次/分。舌色红，舌苔薄，脉弦软。上法已收显效，继宜活血化瘀为治。予生化汤加减，用药如下。

丹皮9g，酒当归24g，甘草3g，川芎9g，桃仁9g，益母草15g，丹参18g，蒲黄炭9g，续断12g，贯仲炭15g，炒栀子9g，炒白芍18g。4剂。

半年后随访，患者诉经以上治疗后，月经不再先期而潮，经量正常，经前腰腹亦不疼痛。

病例三 刘某某，女，28岁，已婚，沙市市棉纺织印染厂工人。

[初诊] 1978年5月10日。

[病史] 患者于4月16日足月顺产一婴，产后阴道出血淋漓不断，量少色暗，至今未尽，并感小腹及腰疼痛。

[查体] 脉搏78次/分。舌色淡红略暗，舌苔薄黄，脉沉弦软。

[辨证论治] 证属瘀血阻滞胞脉。治宜活血祛瘀生新。

[方药] 生化汤加减。

川芎9g，酒当归24g，桃仁9g，姜炭6g，甘草3g，蒲黄9g，五灵脂9g，川牛膝9g，续断9g，制香附12g，益母草15g。2剂。

二诊：5月12日。

患者服药后，阴道出血减少，腰腹疼痛减轻。脉搏76次/分。舌色淡红，舌苔薄黄，脉沉弦软。守上方2剂。

1年后随访，患者诉经以上治疗后，阴道不再出血，腰腹亦不疼痛，以后月经正常。

病例四 王某某，女，29岁，已婚，家住沙市市洪门路6号。

[初诊] 1979年11月6日。

[病史] 患者孕2个月，因无生育指标，于10月28日在我院门诊行刮宫术，术后门诊予生化汤加减3剂。现药已服完，阴道时有少许出血，色暗红，小腹略感疼痛。白带多，心慌，纳差。

［查体］脉搏72次/分。舌色淡，舌苔薄白，舌边有齿印，脉沉弦软。

［辨证论治］证属瘀血未尽，兼见脾虚。继宜活血祛瘀，健脾益气。

［方药］生化汤加减。

川芎9g，酒当归24g，桃仁9g，姜炭6g，甘草3g，党参15g，白术9g，益母草15g，丹参15g。3剂。

二诊：11月9日。

患者服药后阴道出血即净。腰腹已不疼痛，心慌减轻，纳食略增，白带减少。脉搏76次/分。舌色淡红，舌苔薄，舌边有齿印。脉沉弦软，较前有力。守上方加砂仁9g。3剂。

半年后随访，患者诉服上方后，阴道不再出血，腰腹疼痛已止，心慌渐好，纳食增加，白带基本正常。现月经正常。

【体会】

经期、产后瘀血证极多，其治应以祛瘀为法。即使兼虚者，亦莫忘祛瘀，当寓补于攻之中，瘀血去，新血生，正气乃复。故此间用生化汤最为合适。生化汤之用，应灵活变通，随证加减，勿拘泥于原方，而失其变化之妙。如患者熊某某因自然流产刮宫、清宫，术后阴道出血淋漓不断，已达3个月有余。感腰痛，小腹隐痛，证属血瘀之中兼见血虚、肾虚之象。治宜祛瘀之中佐以扶正为法，乃于生化汤加赤芍、丹参等以活血养血，续断、杜仲炭等以补肾治腰痛，并用香附、蒲黄炭、茜草等以调气活血止血，祛邪与扶正并举，服药数剂，恶露遂止。再如李某某，月经先期而潮，经行半月方止。症见经来量多，口干喜冷，烦躁易怒，小腹疼痛，系血热挟瘀之症，初诊投清经汤加减以清热活血化瘀。3剂后，血热渐清，但瘀血未活，二诊时即以生化汤为主，以活血祛瘀，仍加入炒栀子、丹皮等以清热凉血，前后四诊，活血祛瘀宗旨不变，收到了效果。如患者刘某某，产后恶露不尽，仍属瘀血为患，故用生化汤加减。仅服药4剂，药到病除。再如患者王某某，刮宫术后，阴道出血不止，并见心慌，纳差，白带多等脾虚气弱症状，故于生化汤中加入党参、白术以扶脾益气。使瘀血得去，虚有所补，服药6剂而安。

生化汤除旧生新，虚实兼顾，寓补于攻之中，为经期、产后诸疾之良方。我于临床之中，凡遇经期、产后及刮宫术后瘀血为患者，以生化汤为主方随症加减，每获良效。

第二章 医 案

一、月经先期

正常月经一月一至，按时来潮，若不足 1 个月，或 10 余日，或 20 天左右一至，称为"月经先期"，亦有称"月经过频"，或"频发月经"的。若素来月经周期正常，偶尔提前一次，又无其他症状的，不在此题的讨论范围之中。一般认为，月经周期提前 7 天以上的为"月经先期"，临床中我们看到月经提前三五天，无其他不适感觉的是正常现象。若提前 5 天以上，往往就伴有头晕、口干等症状，加之月经先期的患者多兼有经期延长，临床常见有行经期延至七八天的。如此看来，此类患者 1 个月中几乎有一半的时间为月经病所扰。因此，我们认为，月经先期应从提前 5 天以上算起，后来偶见我省名医蒋玉伯先生论述"月经先期"，也从提前 5 天以上算起，我们的看法是一致的。

病例一 刘某某，女，26 岁，已婚，江陵第一机械厂工人。

[初诊] 1976 年 8 月 13 日。

[病史] 患者月经周期自初潮以来一直比较正常。去年夏天因月经来潮时冒暑热参加劳动，此后每次行经均提前 7 天左右，经来量多，色红，经期小腹及腰疼痛。上次月经 7 月 20 日来潮，5 天结束，本次月经 8 月 12 日来潮，经量多，色暗红，有血块。本次月经来潮前感烦躁易怒。现感头晕、口干，恶心欲吐，大便干结。

[查体] 脉搏 70 次/分。舌色红，舌苔黄色，脉弦软滑。

[辨证论治] 证属冲任血热，肝胃不和。治宜清热凉血，平肝和胃。

[方药] 清经汤加减。

柴胡9g，黄柏9g，茯苓9g，丹皮9g，地骨皮9g，白芍12g，地黄炭12g，半夏9g，陈皮9g，黄芩9g。4剂。

随访：患者诉服完上方3剂月经就结束了。下次月经过期未来，经检查确诊为妊娠，于1977年5月19日足月顺产一婴。以后月经周期正常，未再发生月经先期的情况。

按语：由于妇女生理上的特殊性，因此要做好妇女的"四期"保健工作。妇女经、孕、产、乳期正气常现不足，此时外邪容易乘虚而入。受病以后，又较一般时期为重，难以恢复。本例患者行经期间未注意"四期"保护，冒暑热参加体力劳动，暑热之邪乘虚侵入血分，迫使血液妄行，因而导致月经先期来潮。热邪上犯心肝两经，故烦躁易怒。热邪犯胃，胃失和降，则见恶心欲吐，火性上行，故有头晕，火热之邪灼伤津液，故见口干，大便干结，舌色红，舌苔黄色等症状。治疗应以清热凉血，平肝和胃为法。拟清经汤加减。方中黄芩、黄柏、丹皮苦寒泻火，地骨皮、丹皮合用养阴清热凉血，白芍养血敛阴，地黄炭养血止血，半夏、陈皮、茯苓和胃降逆止呕。本方去青蒿加柴胡，是取其疏散热邪的作用，且柴胡、黄芩、半夏合用更具有清热降逆之功。全方清热而兼顾阴液，是治疗冲任血热月经先期的有效方剂，服药3剂，热邪得以清解，阴液有所滋养，故孕育和月经正常。

病例二 李某某，女，14岁，未婚，沙市市解放路小学学生。

[**初诊**] 1977年2月26日。

[**病史**] 患者13岁月经初潮，1年来经行正常。最近3个月月经提前来潮，每半月即行经一次。经来量多，色鲜红，6～10天方净。本次月经于2月16日来潮，前3天量多，色红，以后淋漓不断，至今未净。现感口干，喜冷饮，心慌气短。舌色红，舌苔黄略干，脉弦滑数。

[**辨证论治**] 证属冲任血热，热伤气阴之候。治宜清热凉血，养阴益气。

[**方药**] 清经汤加减。

生地15g，白芍9g，当归9g，炒青蒿9g，茯苓9g，酒黄柏9g，酒黄芩9g，党参9g，玄参15g，麦冬15g，丹皮9g，地骨皮15g。3剂。

二诊：3月4日。

患者服上方2剂后，阴道出血即止。3月1日门诊医生照抄上方3剂予服。如按原来半月一行经，则月经当至，但现在已经17天未见先期来潮，亦无其他症状。脉搏 88 次/分。舌色淡红，舌苔黄色，脉弦滑。药已收效，继续按上法清热凉血益气。守上方去黄柏（缺药）。3 剂。

随访：患者诉服上方 9 剂后，月经周期由 15 天延至 30 天，经期缩短为三四天，经量中等，口干喜冷饮等症状消失。

按语：本例患者月经按时来潮，行经一年后因感受热邪，热入血分迫血妄行，导致月经先期。其经量多，色红，脉弦滑数，舌色红，都是血热之候。热邪灼伤气阴，又见口干喜冷饮及气短心慌。由于女子青春时期机体处于发育阶段，常见肝肾之阴液不足，故热邪最易乘虚侵袭。《傅青主女科·经水先期》篇云："火不可任其有余，而水断不可使之不足。"故用清热养阴法，使热得以清，阴有所养，"阴平阳秘"，则月经按期来潮。选用清经汤清火而滋水。方中黄柏、黄芩清热泻火，丹皮、骨皮清热凉血，当归、白芍养血柔肝，玄参、生地、麦冬养阴，党参、茯苓益气。全方清热凉血，养阴益气，清中有补，补而不滞。方药对症，3 剂后阴道出血即止。为巩固疗效，二诊时按原方续服 3 剂，停药后月经正常，收到了预期的效果。

病例三 黄某某，女，43 岁，已婚，江汉石油学院教师。

[初诊] 1979 年 8 月 24 日。

[病史] 患者平时月经正常。近 4 年来月经先期而至，每次提前 7 天左右，经前 3 天胸乳胀，头晕，经来量多，经期长，约 10 余天方结束。上次月经 7 月 14 日，末次月经 8 月 7 日来潮，9 天结束。现感头晕、口干，口苦喜饮，腹部胀痛，按压后呃逆、嗳气，纳食差，尾骶部酸痛怕冷。

[查体] 脉搏 66 次/分。舌色红，舌苔黄色，脉沉弦软。

[辨证论治] 证属肝郁化火，肝胃不和，兼夹肾阳不足的血热先期。治宜疏肝和胃，清热凉血，兼补肾阳。

[方药] 丹栀逍遥散合平胃散加减。

丹皮 9g，炒栀子 9g，柴胡 9g，当归 9g，白芍 9g，苍术 9g，厚朴 9g，陈皮 9g，甘草 3g，香附 12g，郁金 9g，补骨脂 9g。3 剂。

二诊：8 月 29 日。

患者服上方后，腹胀痛减轻，呃逆嗳气较前减少，头晕、口干、口苦减轻。脉搏 66 次/分。舌色红，舌苔黄色，脉沉弦软。继续疏肝清热，调和肠胃。守上方 3 剂。

随访：患者诉服上方后月经周期正常。1 年多来未发生月经先期的情况。

按语： 肝郁化火，迫血妄行，是导致月经先期的原因之一。本例患者最近 4 年来，每次经行前 3 天胸乳胀，是由肝气郁结、气行不畅所致。肝气郁结，日久化火，火热迫血妄行，故使月经先期而潮，经来量多，经期延长。腹部胀痛，呃逆、嗳气、纳差，均是肝气横逆犯胃，胃肠功能失调的症状。头晕、口干、口苦，则是肝郁化火之象，这是主证，是实证，其尾骶部酸痛怕冷，则是肾阳不足的兼夹证。治疗方法应以疏肝清热，调和肠胃为主，兼温肾阳之不足。选用丹栀逍遥散合平胃散加减。方中丹皮、栀子清热泻火，柴胡、当归、白芍、香附、郁金疏肝理气解郁，气散则火邪亦散，苍术、厚朴、陈皮、甘草（平胃散）顺气和胃，胃和则食增，并佐补骨脂以温肾助阳，专治尾骶部之冷痛。服药 3 剂，肝火渐平，肝气得以条达，故诸症减轻。再按上方续服 3 剂，使气火尽散，肠胃调和而愈。

本例患者以实为主，兼有虚象。实是气火有余，虚为肾阳不足。所治以祛邪为主，辅以补虚，是祛邪扶正法。

病例四 钟某某，女，43 岁，已婚，沙市市房管局工人。

[初诊] 1977 年 3 月 7 日。

[病史] 患者平时月经正常。从去年 8 月份起，月经开始提前来潮，每次 12 天左右而至，经行 1 天即净，量少，色红，经期伴头面部及下肢肿，腰痛。上次月经 2 月 10 日，末次月经 2 月 23 日。现感少腹坠胀，白带多。面部及下肢轻度浮肿，按之有凹陷。

[查体] 脉搏 86 次/分。舌色淡红，舌苔白色，舌边有齿印，脉沉弦软。

[辨证论治] 证属气虚下陷，冲任不固。治宜健脾益气，固涩冲任，兼以除湿消肿。

[方药] 补中益气汤加减。

黄芪 18g，党参 12g，白术 9g，炙甘草 3g，升麻 6g，柴胡 6g，当归 9g，陈皮 9g，大腹皮 9g，茯苓皮 15g，生姜皮 9g，五加皮 9g，牡蛎 30g，续断 9g。4 剂。

随访：患者诉服完上方后，月经延至 30 天来潮。以后每月都能按时行经，经期面部已不浮肿，无坠胀感。白带减少如常人，腰部也不感疼痛。

按语： 脾为生化之源，后天之本。脾虚则中气不足，统摄失职，冲任不固，从而导致月经先期来潮。本例患者年过四旬，接近绝经期，脏腑功能逐渐减退，后天脾胃也逐渐虚弱。脾虚血失所统，冲任不固，则发为月经先期。脾虚中气不足，清阳下陷，则见小腹坠胀，白带多。脾虚失于运化，则经行水肿，病由脾虚所引起。治当健脾益气，固涩冲任，兼以除湿消肿，用补中益气汤加味。方中黄芪、党参、白术、炙甘草，健脾益气摄血，升麻、柴胡升举下陷之清阳。当归合黄芪功专补血，陈皮合大腹皮、茯苓皮、生姜皮、五加皮为五皮饮，意在除湿消肿，加牡蛎以固涩冲任，佐续断补肾止血而治腰痛。全方升阳益气固涩冲任，随证配合五皮饮除湿消肿。此方补益之中寓清通之意，是扶正祛邪法。

【体会】

月经先期有虚有实。实者常因冲任血热或肝郁化火所致，以中年患者居多。因为妇女此时"肾气平均"，身体壮盛，病多属热、属实。如例一患者刘某某，即因感受暑热之邪，而致冲任血热，月经先期来潮。又如例二患者李某某，亦因冲任血热迫血妄行。血热者宜清热凉血，方用清经汤加减。至于肝郁化火者，则常于疏肝解郁药中佐以清热凉血之品，方用丹栀逍遥散加减。再如例三患者黄某某，即是此法。冲任血热者，泻火需兼养阴，肝郁化火者，只需疏肝泻火。再如例一患者刘某某，因肝胃不和，则加平肝和胃之药，又如例二患者李某某，因为热邪伤及气阴，则加益气养阴之品。

虚者多属脾虚不能统血，冲任失固。治疗法则则需健脾益气，固涩冲任。如例四患者钟某某，年过四旬，天癸将竭，脏腑功能渐衰，脾虚失其统摄血液的作用，而导致月经先期，病属虚证，故始终以补虚扶正、固涩止血为宗旨。

对于月经先期患者，既需分清虚实，在经期及时治疗，还必须注重非经期的调理。或养先天之肾，或补后天之脾，或清血分之热，或散肝经之郁。总之，补其不足，泻其有余，以期建立正常的月经周期。

二、月经后期

月经周期延后十天半月，甚至每隔五六十天才行经一次者，称为"月经后期"。若偶然推后一次，不在此例。若仅延后 5～7 天，无其他不适感觉，亦不属月经后期。

病例一　吴某某，女，32岁，已婚，沙市市东风商场营业员。

[初诊] 1977年4月1日。

[病史] 患者以前月经正常。自去年8月开始，月经逐渐推后至37～50天来潮，经来量少，经前头晕、泄泻、周身不适。末次月经3月9日，现感胸乳胀痛，腰酸痛，小腹胀。舌色淡红，舌苔薄黄，脉沉软。

[辨证论治] 证属肝郁脾虚，气血不调。治宜疏肝健脾，理气调经。

[方药] 逍遥散加减。

柴胡9g，当归9g，白芍9g，白术9g，茯苓9g，甘草3g，乌药9g，姜炭6g，香附12g，木香9g，川芎9g。4剂。

二诊：4月22日。

患者服上方4剂后，月经于4月6日来潮，此次月经已不后期。现仍感头晕，腰酸痛，白带多，色黄。舌色红，舌苔薄黄，脉软滑。证属肝气渐疏，而脾虚尚不能运化其湿。治宜继续疏肝扶脾。守上方3剂。

三诊：6月24日。

患者服上方后，5月份月经周期正常，行经7～8天，经量少，色暗红。末次月经6月6日，12天结束，经来量不多，色暗。现仍然感头昏，腰痛，白带多。舌色淡红，舌苔黄色，脉弦。继守上方去木香，加益母草15g，茺蔚子9g以增强活血调经的作用。4剂。

四诊：7月4日。

患者末次月经6月6日来潮。现值经前，感头晕，腰甚痛，白带较多。舌色淡红，舌苔黄色，脉弦软。证属肝气得疏而气血未充。治宜气血双补。八珍汤加味。

熟地9g，当归9g，白芍9g，川芎9g，党参12g，白术9g，茯苓9g，炙甘草3g，牛膝9g，续断9g，枸杞12g，益母草15g，茺蔚子9g。4剂。

随访：患者诉服药后，月经周期正常。其他诸症均已消失。

按语：肝气郁结，气行不畅，血行受阻，可致月经后期来潮。本例患者经前胸乳胀痛，小腹胀是肝气郁结所致的月经后期。肝气横逆，克伐脾土，脾虚运化失职，则见经前泄泻，白带多，治当疏肝健脾，理气调经。拟逍遥散加减。方中柴胡、当归、白芍疏肝开郁，白术、茯苓、甘草健脾除湿，再加乌药、木香、香附、川芎理气调经。此方之用，重点在于疏肝理气。二诊时月经已不后期。但感头晕，腰酸痛，白带多。证属肝气渐疏而脾虚未复。继守上方续服 3 剂，巩固疗效。三诊时月经周期连续 2 个月均正常，故酌减理气药，而加益母草、茺蔚子以增其活血调经之力。四诊肝气已得疏利，但腰痛、头晕、白带多等症未解。是气血不足、脾肾亏虚的表现，所以改用八珍汤双补气血，并加入牛膝、续断、枸杞等补肾药味，以善其后，诸症得以消失。

本例患者初诊时，主要表现为胸乳胀，小腹胀，是邪气实；头晕、便溏是夹有正气虚。然关键在于邪实。故药以祛邪为主兼以扶正。二诊、三诊时肝气渐疏而脾虚未复，仍继守前法者，是祛邪务尽之意。四诊时症状表现全为虚象，经用扶正之法，获得预期效果。

病例二　赵某某，女，34 岁，已婚，荆州减速机厂电工。

[初诊] 1977 年 3 月 30 日。

[病史] 患者一贯月经后期，每 40 余日一潮。1976 年第一胎自然流产，清宫一次。从此以后，少腹呈牵掣性疼痛，以左侧为甚，至今未愈。经前腰痛明显。末次月经 2 月 28 日，4 天结束。现感手脚发麻，腰背痛，畏寒。

[查体] 脉搏 70 次/分。舌色淡，舌苔薄白，脉沉弦。

[妇科检查] 外阴未产型。阴道光滑。宫颈光滑。子宫体稍小，活动性好。左侧附件增粗似手指，压痛明显，活动性差。右侧附件未发现异常。

[辅助检查] B 超：左侧附件炎性包块。

[辨证论治] 证属寒凝血虚血瘀。治宜温经散寒，养血活血。

[方药] 当归四逆汤加减。

桂枝 9g，白芍 9g，姜炭 6g，大枣 9g，甘草 6g，吴茱萸 9g，细辛 3g，木通 6g，当归 9g，乌药 9g。4 剂。

二诊：4 月 4 日。

患者服上方后，小腹疼痛较前减轻。但仍感畏寒，腰背痛，手麻木，心慌，少寐多梦。月经已 32 天未来。脉搏 72 次/分。舌色淡红，舌苔薄白，脉沉弦。药已奏效，继续守上方 4 剂。

三诊：5 月 9 日。

患者月经于 4 月 5 日来潮，行经 4 天。现略感畏寒，时有腰背及肋间痛胀，心慌，小腹略痛。舌色淡红，舌苔薄白，脉沉弦。继续温经散寒，养血活血，佐以益气之味。守上方加党参15g。3剂。

四诊：5月13日。

患者服药后腰背痛及小腹痛大减。仍感胸背作胀。舌色淡红，舌苔黄色，脉沉细。证属寒得温化，肝气未疏。治宜疏肝理脾调经。予调经一号方加味，用药如下。

柴胡9g，当归9g，白芍9g，白术9g，茯苓9g，甘草3g，郁金9g，香附12g，川芎9g，牛膝9g，乌药9g，益母草15g。3剂。

五诊：5月16日。

患者服上药后，胸背胀减轻，小腹痛已愈。现感口淡无味，四肢发麻，睡眠多梦。舌色淡红，舌苔白，脉滑。症状均见好转，仍宜疏肝理脾。守前方去郁金、益母草。3剂。

随访：患者诉半月后超声波探查，疑为妊娠可能，2个月后再访，诉已妊娠3个月余。1年后又访，患者顺产一婴。月经一直正常。

按语： 月经后期来潮原因较多，本例患者平素月经周期延后，是营血亏虚的原因。血虚不能养胎，故第一胎自然流产。流产后做清宫术，不慎损伤胞络，以致血瘀而痛。且产期不慎风寒，寒邪乘虚直入胞宫，形成寒凝血虚血瘀之症，故初诊时诉月经后期，且伴腰腹疼痛，手脚发麻、畏寒等症。治当温经散寒，养血活血而镇痛，方用当归四逆汤加减。方中桂枝、细辛温经散寒，桂枝、白芍调和营卫，当归、白芍养血活血，吴茱萸温中止痛，更得木通以通络，乌药以理气，借助甘草、姜、枣以和中扶正，发挥诸药效力。二诊时腹痛减轻是瘀血渐消，其畏寒、手麻木乃是寒邪未散，血虚未复。故守原方继服4剂。三诊时，月经只推迟3天而至，是经期已基本正常。故于原方之中再加党参益气助阳，以增强其养血活血之功。四诊腰腹痛减，不觉畏寒是瘀血得通，寒得温化。但感胸背胀痛，乃肝气尚未疏畅之故，改用疏肝扶脾，理气调经为法，拟逍遥散加味。五诊时胸背胀减轻，肝气已得疏利，诸症均愈。诊得脉滑，应考虑妊娠可能，故于前方中去郁金、益母草，继续观察，后访问果属妊娠，再访按时分娩，月经亦按期来潮。

病例三 高某，女，23岁，未婚，沙市市解放路银行职工。

[初诊] 1977年3月9日。

[病史] 患者于 14 岁初潮后，经行一直正常，每 30 天左右行经一次，经期 3～4 天，经量中等，色正常。自去年下半年起，患者月经逐渐后期，一般推后 7～15 天，有时甚至 2 个月行经一次，有时不用药即不潮。经净后腹部畏寒，左侧小腹隐痛，得热则减。末次月经 2 月 20 日来潮，2 天净。经量偏少，经色暗红。现无特殊症状。舌色淡红，舌苔黄滑，脉沉弦。

[辨证论治] 证属血虚寒凝。法当温阳补虚，养血调经。

[方药] 当归建中汤加减。

当归 9g，桂枝 9g，白芍 30g，炙甘草 6g，姜炭 6g，大枣 15g，丹参 15g，香附 12g，益母草 15g，茺蔚子 15g。4 剂。

随访：患者服药后复诊，按上方又服 4 剂。月经于 3 月 24 日来潮，仅推后 2 天。此后月经周期正常，每 30 天左右来潮，经期腹部稍有隐痛感。

按语： 患者每次经后畏寒，腹痛，得热则减。经后畏寒是脾肾阳虚，经后腹痛是血虚寒凝。脾阳虚则不能化气以生血行血，而血海不充。肾阳虚则不能温煦胞宫而畏寒喜暖。血虚寒凝，故月经后期而至。由于气血的运行喜温暖而恶寒凉，寒凉则凝滞而流行不畅，温暖则宣通而瘀阻消失。所以治疗应以温阳补虚、养血调经为法。拟当归建中汤加减。方中当归、白芍、丹参养血补血，炙甘草、姜炭、大枣健脾益气，桂枝温经散寒，香附理气调经，佐益母草、茺蔚子更助其血液之流通，服药数剂，血有所养，阳气得复，以后月经按时来潮。

（病例四）胡某，女，24 岁，未婚，沙市市柴油机厂工人。

[初诊] 1977 年 4 月 4 日。

[病史] 患者 13 岁月经初潮，周期 30 天，经期 3～4 天。近 2 年来，月经后期，一般推迟半月，甚或 2 个月余行经一次，经来量少，2 天即净，经色淡，经行时感少腹隐痛。末次月经 1 月下旬，至今已 2 个月余未潮。现感头昏、腰痛。

[查体] 脉搏 96 次/分。舌色淡红，舌苔薄，脉细数。

[辨证论治] 证属肾气不足，血虚挟瘀。治当养血活血，补肾调经。

[方药] 益母胜金丹加减。

当归 15g，白芍 9g，川芎 9g，熟地 15g，益母草 15g，茺蔚子 9g，枸杞 12g，牛膝 9g，补骨脂 9g，卷柏 9g，柏子仁 15g，香附 12g。4 剂。

随访：患者诉服完 4 剂药后，月经即来潮。以后每月月经按时而来。

按语：本例患者月经后期来潮，经量少，经色淡为血虚血海不充之故。《素问·奇病论篇》云："胞络者系于肾。"腰为肾之外府，血虚而胞脉失养，肾气不足，则见腰痛，血虚不能上行以营脑，则见头昏。血虚挟有瘀阻，血行不畅，则经行小腹疼痛。病属血虚，故以补血为主，再加温肾活血之品，以治其兼夹症，拟益母胜金丹加减。方中四物汤合柏子仁养血，血养则血海得充，枸杞、牛膝、补骨脂补肾，肾气足则腰痛自愈，香附理气，气行则血行顺畅，益母草、茺蔚子、卷柏活血，血活则痛止。全方温养肝肾兼补血活血。故月经按期而潮。

病例五 刘某某，女，27 岁，已婚，沙市市胜利服务队工人。

[初诊] 1977 年 1 月 7 日。

[病史] 患者 18 岁月经初潮。以后周期逐渐延后，一般推迟 7～14 天。经期 3～4 天。以往经来量多、色暗，经期关节痛，腰腹痛。平素白带多，色白无气味，精神倦怠，四肢无力，纳食差，头晕心悸。本次月经于 1976 年 12 月 14 日来潮，量少色淡，经行 2 天。现感头晕心慌，精神差，四肢无力。舌色淡，舌苔薄白，舌边有齿痕，脉结代。

[辨证论治] 证属气血两虚。治宜双补气血。

[方药] 人参养营汤。

党参 12g，白术 9g，茯苓 9g，甘草 3g，当归 9g，地黄 9g，白芍 15g，黄芪 12g，桂枝 9g，陈皮 9g，远志 9g，五味子 9g。4 剂。

随访：患者诉服药后，月经逐渐提前，经色较红。近几个月来，30 天左右即行经。平时白带减少，其他症状也随之改善。

按语：《素问·上古天真论篇》云："女子……二七而天癸至，任脉通，太冲脉盛，月事以时下，故有子。"大意是说女子到了 14 岁时天癸发生作用，加上水谷的增进，血海满盈，任脉通畅，太冲脉旺盛，月经即能按时而来。若女子过了 14 岁月经尚未来潮，甚或推迟数年方潮，其原因不外乎天癸未至，或任脉不通，或太冲脉虚弱所引起。本例患者至 18 岁时月经才开始来潮，平素又伴有头昏、心悸、四肢乏力、精神倦怠、白带多等症状，是为病因属气虚血弱，血海不充的月经后期症。血虚不能营脑故见头晕，血不养心，则见心慌、失眠而脉结代，血虚经络失养，则见经来腰腹及关节疼痛。气虚不能运化水湿，水湿下注则见白带，气虚不能统摄血液，则经来反见量多而血愈虚。选用人参养营汤气血双补，方中黄芪、党参、白术、茯苓、甘草补气，熟地、当归、白芍养血，远志、五味子宁心安神，桂枝温阳通络，合地黄、当归、白芍养血而治脉之结代，陈皮理气化痰，合参、术、苓、草健脾除湿而止带。全方气血双补，俾阳生阴长，任通冲盛，月经可逐渐按时而潮。

【体会】

月经后期常见的有肝郁脾虚、血寒、血虚以及气血两虚四种类型。前两类为虚中夹实之证，后两类则纯为虚象。临床以前两类较为多见。

所谓虚中夹实证，是正气不足兼夹邪实，或虚而有滞，或虚中兼寒。虚则补其不足，兼寒者佐以散寒，兼瘀者辅以消瘀。治法是以补为主，佐以祛邪。如例一患者吴某某，经行后期，经前胸乳胀及泄泻，证属肝郁脾虚，故补其脾气之虚，疏其肝气之郁。再如例二患者赵某某，为寒凝血虚血瘀，主要表现为畏寒，腰腹痛，手脚麻木，治宜温经散寒，活血养血。再如例三患者高某，为寒凝血虚，治以温阳补虚为主。赵某某偏于血瘀，高某偏于血虚，兼症不同，治各有异。

至于虚证，其病理机转终属血虚，血虚则血海不足，不能按时满溢，故月经后期而量少，如例四患者胡某，经行后期，量少色淡，头昏，腰痛，均属一派血虚之象，故以益母胜金丹养血调经。但临床所见不只是血虚，亦有气血俱虚者，气虚则血无以生，血虚则血海不充，此类患者可因气虚血少而现经量少，也有因气虚不能摄血经量反多者。再如例五患者刘某某，即属此种类型。所以在治疗上应气血双补，使阳生阴长，气血旺盛，则月经按时来潮。

以上所见是其常，然有其常，必有其变。临床除常见以上各型外，如痰湿内阻，气滞血瘀，肾气不足等症也间或可见，因此在治疗上必须因人而异，因证而辨，才能收到较好的效果，至于兼杂其他症状或素有旧病又新感外邪，则应分清标本缓急为治。

在治疗月经后期的过程中，应注意排除妊娠可能。因为临床上有些月经后期患者，妊娠以后仍然存在一些经前症状，若不认真分析，就容易误诊。曾遇一已婚患者，诉平素月经总推后一二十天而至，经量少，就诊时感乳胀，胸脘胀，恶心畏寒，月经已1个月未至。因月经素来后期，又有胸乳胀痛之经前症状，乃以肝郁气滞，胃气不和论治，即予疏肝和胃、理气调经之剂，复诊又守方数剂，上述症状减轻，但月经仍未来潮，10 个月后随访，已喜得一婴。

《素问·六元正纪大论篇》云："有故无殒，亦无殒也。"大意是，有这种病，即服这种药。有病则病受之，对孕妇无伤害，对胎孕也无伤害。例如患者赵某某，按其症状用疏肝和胃之品，固为理所当然，对孕妇无伤害，但在临症时对于月经后期患者，未察其妊娠与否，虽已收效，也应该吸取经验教训，引为鉴戒。

三、痛经

妇女在行经期间或行经前后发生小腹及腰部疼痛，甚至疼痛难忍，冷汗淋漓以致昏厥者，称为痛经。若经前、经期，小腹或胀或痛，但不甚剧，或经后腹痛绵绵，则在"月经前后诸症"中论述。

病例一 李某某，女，22 岁，未婚，钟祥县第一招待所服务员。

[初诊] 1976 年 12 月 17 日。

[病史] 患者 17 岁月经初潮，自行经以来，月经周期一般延后 10～15 天，每次行经前后和行经期，小腹绞痛甚剧，疼痛从经前 3～4 天开始，以经后 7～10 天为最甚。经来量少，腰痛如折，手足发冷，得热则痛减，痛时服去痛片（索米痛片）无效，每因痛经半月不能工作。现月经方净，感腰腹痛剧，肢冷畏寒。

[查体] 脉搏 60 次/分。舌色淡，舌苔薄，脉沉弦虚缓。

[辨证论治] 证属虚寒痛经。治宜温中散寒，佐以活血理气调经。

[方药] 当归建中汤加味。

当归 24g，桂枝 9g，白芍 18g，生姜 9g，炙甘草 6g，大枣 9g，乌药 9g，香附 12g，高良姜 6g，吴茱萸 9g，蒲黄 9g，五灵脂 9g。2 剂。

二诊：12 月 19 日。

患者服上方后，今天腹痛缓解，腰痛亦明显减轻，畏寒减轻。现感四肢软，带下少许，色白质清稀。脉搏 60 次/分。舌色淡，舌苔薄，脉沉弦虚缓。方既获效，再守前法。守上方桂枝加至 12g，以增强其温阳之力。3 剂。

三诊：12 月 22 日。

上方服完后，患者小腹及腰部疼痛大减，手足转温，现无不适感。脉搏 62 次/分。舌色淡红，舌苔薄，脉沉弦缓，较前有力。初潮即痛经畏寒属肾阳不足，经以上治疗后气得疏，血得行。此时乃温肾暖宫，以善其后。予右归饮加减，用药如下。

肉桂 6g，附片 12g，熟地 18g，山药 18g，枸杞 12g，杜仲 12g，甘草 6g，吴茱萸 9g，当归 15g，补骨脂 9g，菟丝子 9g，鹿角霜 9g。4 剂。

随访：患者于 1977 年 3 月 12 日来函，称服完上方后，月经来潮不再剧痛难忍，仅小腹偶有轻微隐痛，经期如释重负，经前后亦无不适感，再不因痛经而请病假。

按语： 月经初潮即痛经，一般为脾肾之阳不足。寒从内生，寒凝血瘀，脉络受阻所致。本例患者从月经初潮起已痛经 6 年，痛时畏寒喜暖，病为阳虚寒盛，因血为寒凝，流行不畅，阻于脉中，则不通而痛。脾主四肢，脾阳虚则手足发冷。腰为肾之外府，肾阳虚则腰痛如折。脾阳虚不能生血，故经来量少。肾阳虚不能温煦胞宫，故血瘀而痛。其脉虚缓，舌色淡直是阳虚无疑。治法宜温中散寒，活血理气镇痛。拟当归建中汤加味。方中桂枝温经散寒，吴茱萸温中镇痛，高良姜、香附（良附丸）行气散寒止痛，蒲黄、五灵脂活血止痛，当归、白芍养血调经，乌药、香附理气调经，气行则血亦行，生姜、大枣、炙甘草辛甘而温，益气散寒，引诸药入脾温阳，具有协调诸药作用。全方温中散寒，有补有通。服药 2 剂，痛经缓解。二诊时将桂枝加至 12g，以增强温通之力，使寒得温，气得疏，血得行。三诊腰腹疼痛大减，手足转温，即宜温补脾肾两阳以调其经。用右归饮加减，温脾暖肾以善其后。

大凡痛经，痛在经前、经期为实，痛在经后属虚。本例患者经前、经期剧痛，但以经后疼痛尤为剧烈，且持续至 10 天之久，细审其因，是以虚为主，虚中有实之证。

病例二 邓某某，女，21 岁，未婚，江陵县八宝公社卫生院护士。

[初诊] 1977 年 10 月 30 日。

[病史] 患者月经周期正常。13 岁月经初潮时即痛经，但疼痛不甚，近 6 年行经时腹部绞痛甚剧，痛时恶寒肢冷，唇青面白，辗转不宁，自谓疼痛时在床上翻滚，竟将床架扳烂。痛时经来量多，身净则痛止。每次经行肌内注

射哌替啶、异丙嗪亦不能止痛。历经本地各级医院中西医多方治疗无效，经人介绍到本院求治。末次月经10月22日，6天结束。现无特殊不适。舌色淡红，舌苔薄黄，右脉微细，左脉弦细软。

[辨证论治] 证属寒凝血虚血瘀。治宜温经散寒，养血通络止痛。

[方药] 当归四逆汤加减。

当归15g，桂枝9g，白芍18g，甘草6g，生姜9g，大枣15g，吴茱萸9g，细辛3g，木通6g，高良姜6g，香附12g。5剂。

二诊：11月25日。

患者自谓"恨病吃药"，连服上方8剂，本次行经腹痛大减，行经期工作如常，要求继续服药。末次月经11月20日，今天未净。舌色红，舌苔灰色，脉细弦软。药既应手，继守前法。守上方加乌药9g，桃仁9g，益母草15g以增强行气活血之力。

随访：患者诉服药后经来不再疼痛，经行顺畅，经期工作如常。

按语：《妇人良方》云："妇人经来腹痛，由风冷客于胞络冲任。"本例患者邓某某脉微细，属阴阳气血俱弱，恶寒肢冷，属阳气外虚，不温四末。

该患者月经初潮即痛经，是阳气不足，寒从内生所致。由于长期在农村工作，容易感受风寒之邪，寒邪入内，胞络积冷更甚，寒愈凝血愈瘀，所以经来小腹剧痛。痛时经量反多者，是瘀血阻滞经络，血不循经而然。身净而痛止者，是瘀血已去，血液已经正常运行。手足厥冷，唇青面白为寒凝，脉细舌色淡红则属血虚。病由寒凝、血瘀、血虚所致。治宜温经散寒，养血活血，通络镇痛为法。取当归四逆汤加减治之。方中当归、白芍养血，甘草、大枣扶正，桂枝温经散寒，细辛散寒镇痛，木通通络，加吴茱萸、生姜温中散寒，吴茱萸又有止痛之功，佐良附丸理气散寒止痛。经前连服上方8剂，寒得温化，胞络疏利，故月经来潮时疼痛大减。二诊时已行经5天，但仍未结束，乃于原方之中加乌药、桃仁、益母草，以增强行气活血祛瘀的作用。患者小腹剧痛在于瘀血，瘀血的形成在于寒凝，寒是本，瘀是标，故全方以温经散寒为主。寒得温化，瘀血自然流通。所用镇痛药，也以辛温散寒为主，如吴茱萸、高良姜、细辛等。即是此意。其养血活血，虽然在所必用，乃属佐使之品。是温经散寒，养血活血法。

病例三 苏某某，女，25岁，未婚，沙市市服装厂工人。

［初诊］1977 年 5 月 12 日。

［病史］患者 15 岁初潮时即经行腹痛，月经退后，常三四十天甚至 2 个月行经一次，周期愈长，疼痛愈甚，痛时辗转不宁，曾有 3 次痛至晕厥。末次月经 3 月 14 日，本次月经今日凌晨来潮，送医院肌内注射山莨菪碱针剂，疼痛稍减。现口唇青紫，四肢厥冷，小腹拒按，经量中等，色暗红。舌色淡，舌边有齿印，脉沉弱。

［辨证论治］证属寒凝血瘀。治宜温经散寒，活血祛瘀。

［方药］当归四逆汤合少腹逐瘀汤化裁。

吴茱萸 9g，川芎 9g，当归 9g，赤芍 9g，延胡索 9g，五灵脂 6g，细辛 3g，蒲黄 9g，肉桂 6g，姜炭 6g，小茴香 9g，乳香 12g，没药 12g。3 剂。

二诊：5 月 16 日。

患者服药后疼痛即止。行经期常为 5 天，现月经将净，尚感头晕，要求继续服药，以根除痛经。脉搏 76 次/分。舌色淡红，舌苔灰黄，脉沉细。守上方 3 剂，嘱下次经前服。

随访：患者称经潮前服药 1 剂，经期腹未痛，再次经潮前唯恐复发，又服 1 剂，此后月经周期正常，经期腹部完全不痛。

按语：患者症见口唇青紫，四肢厥冷，此属阳虚外寒，气血运行不利，不能温养四末之故；小腹疼痛拒按是寒凝血瘀实证。脉沉弱，舌色淡有齿印，可知症属阳虚无疑。阳气素虚，寒从中生，寒主收引则血凝而瘀，不通而痛。寒愈盛则经行愈迟，血瘀久而疼痛愈烈。证属寒凝血瘀，故取当归四逆汤温经散寒，用少腹逐瘀汤活血化瘀。二方合用，标本兼治，使寒得温化，瘀血得活而收疗效。

本例和前例均属阳虚痛经，前例就诊时月经已净，非经期以温经散寒为主，本例诊时正值经期，腹痛拒按，故以活血化瘀为主。其温经散寒镇痛则是一致的。

病例四 刘某某，女，21 岁，未婚，沙市市东方红化工厂工人。

［初诊］1977 年 3 月 16 日。

［病史］患者 14 岁月经初潮，周期准，经期 3～4 天，每次行经小腹疼痛甚，肌内注射阿托品后能稍缓解。本次月经 3 月 14 日晚来潮，小腹胀痛剧烈，甚至昏厥，经来量多，色紫黑，有血块。经期口干喜冷饮，纳食差，身

乏力。舌色红，舌苔黄，脉沉弦。

[辨证论治] 证属血瘀兼热。治宜活血祛瘀，佐以清热。

[方药] 生化汤合失笑散加减。

川芎9g，当归15g，桃仁9g，红花9g，甘草3g，蒲黄9g，五灵脂9g，川楝子18g，香附12g，枳壳9g，益母草15g，鸡血藤12g。共4剂。

随访：患者诉服上方4剂后，腹痛较前大减，唯经前腹部稍感不适，经期已不再用针药止痛。

按语： 经期腹痛多属血瘀，为实证。本例患者经期小腹痛甚，为瘀血阻络，不通而痛，络脉阻滞致使血液不能循经运行，故反见经量多。其经色紫黑，有血块亦属血瘀征象。瘀久化热，则见经期口干喜冷饮，舌红苔黄。血瘀之治宜攻宜破，用生化汤合失笑散化裁。方中川芎、当归、鸡血藤、益母草活血，桃仁、红花活血逐瘀，蒲黄、五灵脂活血止痛，香附、枳壳行气，气行则血行，佐川楝子理气止痛，其性苦寒且以泻热。全方活血祛瘀，理气止痛，为血瘀痛经的有效方剂。

【体会】

明代张景岳著的《景岳全书·经期腹痛》云："经行腹痛，证有虚实。实者，或因寒滞，或因血滞，或因气滞，或因热滞。虚者，有因血虚，有因气虚。然实痛者，多痛于未行之前，经通而痛自减，虚痛者，于既行之后，血去而痛未止，或血去而痛益甚。大都可按可揉者为虚，拒按拒揉者为实。有滞无滞，于此可察。但实中有虚，虚中亦有实，此当于形气禀质兼而辨之，当以察意，言不能悉也。"景岳之说，符合痛经的辨证方法，确是当时临证实践的总结。据我临床所见，痛经多发生于未婚少女，且以寒凝血瘀为多。

寒凝血瘀的痛经，大都是患者禀质阳气虚弱，寒从中生，寒凝血瘀阻于胞络而病。温经散寒为其治疗大法，而虚寒证中往往又夹杂实证，如例一患者李某某，本属虚寒，为寒证，但经期又兼腹痛，是虚中挟瘀，治法应温经散寒，佐以活血，使虚有所补，瘀有所去，是温阳化瘀法。如例二患者邓某某，则以寒邪为主，寒凝血瘀，其证属实，但实证中又有血虚，如舌淡红，脉细等，故治以温经散寒，养血活血。再如例三患者苏某某，是寒凝血瘀的实证，治疗又宜散寒祛瘀并用，是祛邪法。再如例四患者刘某某，由血瘀胞脉，不通而痛，但血瘀由气滞所引起，经期以调血为主，所以于活血药中又佐以行气之味，使气顺血和，瘀去而疼痛止。

一般说来，痛在经前、经期属实，痛在经后为虚。但既有疼痛必兼瘀滞，痛在经前、经期则大胆行气活血，气顺瘀去则疼痛自止。痛在经后必然疼痛绵绵，是血海不足，胞脉失养，气虚血滞无力流通之故。法应补中求通，使正气得复，瘀血得活则痛经自止。总之，治疗痛经辨证应虚中求实，实中顾虚。至于平素，则当注重调理，寒者宜温，虚者宜补，气结宜散，血瘀宜活。使正安邪去，痛经可愈。

四、崩漏

崩漏，是指不规则的阴道出血，大凡来势急，出血量多为崩，来势缓，出血量少为漏。二者虽有缓急之分，但可以相互转化。若久崩不止，气血耗伤，可以转变为漏，漏下日久，病势日进，亦可转化为崩，因此，临床上常崩漏并称。

病例一 陈某某，女，50 岁，已婚，沙市市纺器二厂工人。

[初诊] 1977 年 5 月 16 日。

[病史] 患者于 1976 年 9 月份绝经。1977 年 4 月 1 日起阴道出血淋漓不断，5 月 3 日增多，色鲜红，时有血块，至今未净。现感头晕眼花，全身疲乏无力，有时腰酸，腹略胀痛，睡眠差，二便正常。既往曾患子宫黏膜下肌瘤，已摘除。

[查体] 脉搏 92 次/分。舌色暗红有齿痕，舌苔黄厚，脉弦滑数。

[辨证论治] 证属冲任血热。治宜清热凉血。

[方药] 清经汤加减。

炒青蒿 9g，黄柏 9g，地黄炭 9g，丹皮 9g，地骨皮 9g，茯苓 9g，白芍 9g，炒栀子 9g，蒲黄炭 9g，香附 12g。3 剂。

二诊：5 月 18 日。

患者服上方后，阴道出血较前减少，昨天下午又增多，感口苦，余证同前。脉搏 74 次/分。舌色暗红，舌苔黄厚，舌边有齿印，脉弦软。守上方，加炒贯仲 12g。4 剂。

三诊：1977 年 5 月 23 日。

患者阴道出血 50 余天，经用上法治疗后，阴道出血已止，现头晕肢软，睡眠欠佳。脉搏 74 次/分。舌色红，舌苔薄黄，舌边有齿印，脉弦软。证属冲任血热得清，血虚心脾失养。治宜健脾养血宁心，佐以清热。予归脾汤加减，用药如下。

党参 12g，黄芪 12g，白术 9g，炙甘草 6g，当归 9g，茯苓 9g，远志 9g，木香 3g，忍冬藤 30g，首乌藤 30g，地黄炭 9g。3 剂。

随访：患者服上方后头晕减轻，睡眠渐好，后又抄服上方 2 次，诸症皆除，崩漏治愈。

按语： 绝经以后，血海枯竭，冲任脉虚，地道不通，若无其他因素影响，阴道不再下血。

本例患者断经 8 个月之后，现阴道下血量多，证属热邪窜入血分，迫血妄行所致，下血色红，脉见弦滑数，舌色红，舌苔黄，均为血热之象，其头昏眼花，腰酸肢软是为血去阴伤之故，小腹略胀痛乃是气血不调的兼证，治宜清热凉血养阴，佐以调和气血，取清经汤加减。方中黄柏、丹皮、炒栀子清热泻火凉血，青蒿炒用芳香透络，宣散血热，地骨皮清热养阴，茯苓扶脾宁心，白芍养血敛阴，地黄炭养血止血，香附、蒲黄炭调气和血止血，全方清热之中又有养阴之味，止血药中又有调和气血之品，服药 3 剂血热渐清，故阴道下血较前减少，后来又有反复，乃是热邪未尽之故，二诊仍守原方加炒贯仲，增强清热凉血止血之力。服药 4 剂，血热得清，崩漏自止。三诊时唯感头晕肢软，睡眠欠佳，为血虚、心脾失养的症状，故用归脾汤加减，健脾养血宁心，辅以忍冬藤以清余热，地黄炭养血止血固冲，以善其后。

病例二 范某某，女，27 岁，已婚，沙市市毛巾厂工人。

[初诊] 1973 年 8 月 25 日。

[病史] 患者于 4 月 26 日月经来潮，距今 4 个月，阴道出血淋漓不断，血量时多时少，多则鲜红色，少则色似屋漏水，无血块，2 个月前又伴鼻孔出血。曾经中西医治疗无效，服中药"加减黄土汤""黑蒲黄散""六味地黄汤加味""归脾汤加味"等数十剂，阴道出血不见止，后服"犀角地黄汤"病情稍见好转。现感头晕，心慌，四肢乏力，纳差，口干喜冷饮，小便黄，大便干结，有时腰腹疼痛。舌色红，舌苔黄，脉弦大滑数。

[妇科检查] 外阴、阴道正常，子宫正常大，后倾后屈，活动正常，无压

痛，两侧附件正常。

[辨证论治] 证属肝胃热盛，血热妄行。治宜清热养阴，凉血止血。

[方药] 芩连四物汤加减。

黄连 6g，黄芩 9g，玄参 15g，生地 12g，白芍 12g，麦冬 9g，知母 9g，炒栀子 9g，丹皮 9g，蒲黄炭 9g，续断 9g，棕榈炭 9g，阿胶（兑）12g，大黄 9g，白茅根 30g。4 剂。

二诊：8 月 31 日。

患者服药后阴道出血大减，仅小便时阴道有少量出血，上午仍出鼻血，其他症状均较前缓解。舌色红，舌苔黄，脉弦滑数。继守上方 5 剂，嘱大便结时兑大黄，不结不用。

三诊：9 月 5 日。

患者服上方后，仅于 3 天前小便时阴道出血少许，每日上午仍出鼻血，现感腰痛，小腹痛，畏冷，但喜冷饮。舌色红，舌苔薄黄，脉沉软数。证属血分仍有伏热，阳气不得外达。治宜宣透散热，养阴止血。仿柏叶汤法，用药如下。

艾叶炭 9g，柏叶炭 9g，姜炭 5g，蒲黄炭 9g，阿胶（兑）9g，童便兑服。2 剂。

四诊：9 月 7 日。

患者服药后，小便时阴道出血已稀少，鼻血亦减，腰腹略胀，怕冷，纳差，口干，睡眠差，二便正常。舌色红，舌苔黄腻，脉弦细数。继守上方加减如下。

艾叶炭 9g，柏叶炭 9g，姜炭 5g，蒲黄炭 9g，青皮 9g，荆芥炭 9g，炒栀子 9g，丹皮 9g，续断 9g。5 剂。

五诊：9 月 19 日。

患者服药后，阴道出血基本停止，鼻血亦止，其他症状也有减轻。脉细软数。舌色红，舌苔黄。仍守前方加减如下。

艾叶炭 9g，柏叶炭 9g，姜炭 5g，蒲黄炭 9g，荆芥炭 9g，炒栀子 9g，丹皮 9g，续断 9g，枸杞 12g，血余炭 9g。4 剂。

六诊：9 月 24 日。

患者经以上治疗后，阴道出血完全停止，鼻孔未再出血，其他症状明显好转，纳食增加，二便正常，仅稍觉头晕腰痛。舌色淡红，舌苔薄黄，脉细软。证属热邪渐尽，需加调补。再守上方加味，巩固疗效。

艾叶炭 9g，柏叶炭 9g，姜炭 6g，蒲黄炭 9g，荆芥炭 9g，炒栀子 9g，丹皮 9g，续断 9g，枸杞 12g，血余炭 9g，党参 9g，白术 9g，丹参 9g。4 剂。

按语：患者崩漏 4 个月余，医以久崩久漏，冲任受损论治，用补心脾、滋肝肾、固冲任等法不效，后用犀角地黄汤方，病情虽稍见好转，但未痊愈，是因为此方虽为清热凉血之剂，然而主治为血从上溢，如吐衄之类，今用于崩漏，只能孤立病势，毕竟难收全功。

本例患者头晕，便结，口干喜冷饮，脉弦大滑数，病属肝胃热盛，迫血妄行的崩漏证，虽见心悸，腰腹疼痛，四肢乏力，乃因失血过多之故，治宜清泻火热，凉血止血，兼以养阴为法，方用芩连四物汤加味。方中黄芩、黄连、炒栀子、丹皮清热凉血，更用大黄急泄血热，热邪去则血不妄行。白茅根、阿胶、蒲黄炭凉血养血止血，合增液汤、白芍、知母等养阴清热，阴血生则心悸等症自愈。服药 9 剂崩漏止，但鼻衄未愈，并伴有腰痛腹痛，此时患者虽然畏冷，但又喜冷饮，且脉沉数，乃血分仍有伏热，故仿柏叶汤意，取艾叶炭、姜炭之温散以宣发伏热，柏叶炭凉血止血，阿胶补血止血，蒲黄炭活血止血，童便性味咸寒，降火滋阴，引热下行，以增强止血作用。四诊、五诊患者伏热未尽，乃守前方加炒栀子、丹皮继续清热凉血，腰痛是因血去胞脉失养，故加续断、枸杞补肾治腰痛。六诊时阴道出血完全停止，鼻衄亦未发生，仅见头晕、腰痛，乃血虚未复之象，血脱需益气，气生则血长，故加参术以收效。

病例三 张某某，女，43 岁，已婚，荆州地区百货站干部。

[初诊] 1977 年 3 月 18 日。

[病史] 患者平素月经正常，2 月 8 日行经，至 2 月 15 日结束，18 日再潮，23 日净，以后间断出血，至今未净，量多，色红，有血块。并伴小腹疼痛，拒按，腰痛。脉搏 108 次/分。舌色红，有瘀点，舌苔淡黄，脉沉弦细数。

[辨证论治] 证属血瘀崩漏。治宜活血化瘀。

[方药] 活血化瘀方加减。

莪术 9g，卷柏 9g，川芎 9g，赤芍 9g，泽兰 9g，桃仁 9g，红花 9g，续断

9g，炙甘草 6g，艾叶炭 9g，蒲黄炭 9g，五灵脂 9g，棕榈炭 9g。3 剂。

二诊：3 月 21 日。

患者服上方后，腹痛减轻，阴道出血减少，经色仍红，自感怕冷，头昏眼花，心慌气短。脉搏 82 次/分。舌色淡红，舌苔薄黄，舌边有齿印，脉沉弦细软。继续活血化瘀，再加甘温益气之味。守上方加党参 9g，姜炭 6g。3 剂。

三诊：3 月 25 日。

患者服药后，阴道基本不再出血，仅有时见少许血性分泌物，自感各种症状均明显减轻。舌色淡红，舌苔薄黄，脉弦细。证属瘀血渐活，血虚未复。治宜补血活血止血。予胶艾汤加减，用药如下。

川芎 6g，当归 9g，白芍 9g，地黄 9g，白术 9g，甘草 3g，艾叶炭 9g，阿胶（兑）9g，姜炭 6g，陈皮 9g，荆芥炭 9g。3 剂。

1 年后信访，患者称经以上治疗后，阴道不再出血，至今未再发病，月经正常。

按语： 正常月经一月一至，若瘀血为患，往往导致月经错乱，甚或崩漏下血不止。本例患者属瘀血崩漏，瘀血阻络，血不能循行常道，溢于脉外，故见崩漏下血，或停或止。瘀血不通，故小腹疼痛拒按。舌边有瘀点及阴道下血有块，亦为瘀血之佐证。脉见沉弦细数，是因下血日久，兼见血虚之象。治当先去其实，以活血祛瘀为主，待瘀血去净后再图扶正，故初诊时用活血化瘀方祛其瘀，瘀血得去，血行常道，则崩漏可止。方中桃仁、红花、川芎、赤芍、泽兰、莪术、卷柏均为活血化瘀之要品，蒲黄、五灵脂活血止痛，艾叶炭、棕榈炭固冲止血，续断止血补肾疗腰痛，炙甘草补脾益气，调和诸药，服药 3 剂瘀血渐活，故阴道下血减少，腹痛减轻。二诊时头昏心慌气短等症较为明显，且见舌色淡红，舌边有齿印，证是血瘀之中又挟气虚之象，乃于活血化瘀药中佐以甘温益气之品，三诊时阴道基本不再出血，仅有时见少许血性分泌物。脉弦细，舌色淡红，证属瘀血已去，而冲任脉虚失其固涩之力，故治当养血固冲为法，用胶艾汤加减。方中胶艾汤养血固冲，姜炭引血归经以止血，荆芥炒炭取其入血止血，佐以白术、陈皮健脾益气，气生则血长，气血旺盛，冲任得固，则崩漏病除而月经自调。

病例四 刘某某，女，24 岁，未婚，家住沙市市胜利街 114 号。

[初诊] 1977 年 10 月 31 日。

[病史] 患者以前月经一月来潮一次，今年则三四十天行经一次，甚或 15 天月经即潮。末次月经本月 3 日。行经 3 天后量减少，淋漓不净，持续至 29 日，出血量增多，色鲜红，有血块，感胸乳胀，腰微痛。

[查体] 脉搏 100 次/分。舌色红，有瘀点，舌苔黄，脉沉弦细数。

[辨证论治] 证属气滞血瘀，脾虚兼热。治宜疏肝扶脾，活血止血清热。

[方药] 逍遥散加减。

柴胡 9g，当归 9g，白芍 9g，白术 9g，茯苓 9g，甘草 3g，郁金 9g，香附 12g，茜草 9g，贯仲炭 12g，地榆炭 15g，棕榈炭 9g，血余炭 9g。3 剂。

二诊：11 月 9 日。

患者服上方 3 剂后，阴道出血停止，现白带多。舌色红，舌苔薄黄，舌边有瘀点。脉沉弦软。继续以疏肝扶脾活血为治。守上方加减如下。

柴胡 9g，鸡血藤 12g，白芍 9g，白术 9g，茯苓 9g，甘草 3g，川芎 9g，香附 12g，益母草 12g，郁金 9g。4 剂。

随访：患者诉经以上治疗后，月经逐渐正常，一月一行，经来顺畅。

按语： 肝主藏血，冲为血海，肝气条达，则血循常道，若肝失条达，气行不畅，气滞则血瘀，往往导致崩漏。本例患者胸乳胀，脉沉弦，是肝郁气滞无疑，气机失调，月经周期亦随之紊乱，经期或前或后，经行量多，或淋漓不断。治经肝为先，疏肝经自调，故治以理气和血为法，方用逍遥散加减。方中柴胡、当归、白芍疏肝开郁，郁金、香附理气活血，主治胸乳胀，茜草、血余炭活血止血，贯仲炭、地榆炭清热止血，棕榈炭止血固冲，患者脉象沉弦细数。舌色红，舌苔黄，有瘀点，反映出肝郁血瘀，郁久化热的实证之外，还有脾气虚弱的象征，散以白术、茯苓、甘草补益脾气，全方行气活血之中，又有止血扶正之味，是通补兼施的复法。服药 3 剂气血得以调和，故阴道下血停止。但脉见沉弦，舌边仍有瘀点，白带多，乃是瘀血未尽散，脾虚未复之象，二诊时故宜续守上方，因阴道已未出血，乃去茜草、血余炭、贯仲炭、地榆炭、棕榈炭等止血之品，再加川芎、益母草以增强活血化瘀之力，服药 4 剂，各症悉解，其病告愈。

病例五 郑某某，女，47 岁，已婚，人民银行沙市市分行职工。

[初诊] 1977 年 2 月 25 日。

[病史] 患者 17 岁月经初潮，平素月经正常，孕 3 产 3。1 月 4 日，妇检发现宫颈有黄豆大赘生物，于 1 月 7 日手术，病理切片报告为"子宫颈炎"。末次月经 1 月 5 日来潮，至今 50 天淋漓不净，神疲思睡，胸闷纳呆，觉左侧乳房处有硬块，腰痛畏冷，小腹及会阴部坠胀。

[查体] 脉搏 95 次/分。舌色淡红，舌苔薄白，舌边有齿印，脉弦数少力，左大于右。

[辨证论治] 证属脾虚肝郁，中气下陷，升降失司。先宜益气摄血为治。

[方药] 补中益气汤加减。

黄芪 12g，党参 9g，白术 9g，炙甘草 3g，陈皮 9g，当归 9g，升麻 9g，柴胡 9g，防风 9g，荆芥炭 9g，棕榈炭 9g，藿香 9g。3 剂。

二诊：2 月 28 日。

患者服上方后，阴道出血明显减少，小腹及会阴坠胀减轻，感胸闷恶心，心慌纳差，全身关节痛。脉舌同前。证属脾气渐复，肝郁未疏。治宜疏肝理脾和胃为法。予逍遥散合六君子汤加减，用药如下。

柴胡 9g，当归 9g，白芍 9g，白术 12g，茯苓 9g，甘草 3g，党参 12g，半夏 9g，陈皮 9g，香附 12g，棕榈炭 9g，炒荆芥 9g。3 剂。

随访：患者诉经以上治疗后，阴道出血停止，后又复发一次，照服 2 月 25 日方数剂，病愈，至今未再发。

按语： 脾主统血摄血，如气虚下陷则统摄无权，血海不固，导致崩漏。

本例患者舌色淡红，舌苔薄白，舌边有齿印，神疲思睡，畏冷纳呆，小腹及会阴部坠胀，均属脾气虚弱，脾阳不振之候。其乳房处有硬块，脉弦少力，则是脾虚之中兼有肝郁之症，属虚中夹实。治应补中有通，但因患者崩漏 50 天不止，急宜塞流固冲，故先宜补塞为主，用补中益气汤加减以益气摄血，方中白术、黄芪、党参、炙甘草健脾益气，荆芥炭、棕榈炭塞流止血，陈皮和胃，当归养血，升麻、柴胡升举下陷之清阳，佐防风、藿香除湿醒脾，以治其畏冷胸闷和纳呆。服药 3 剂，崩漏尚愈，诸症均减，二诊时即以扶脾疏肝为法。乃以六君子汤健脾和胃，柴胡、当归、白芍、香附疏肝开郁，佐荆芥炭、棕榈炭止血。全方虚实兼顾，3 剂后崩漏得以治愈。

病例六 张某某，女，49 岁，已婚，家住沙市市梅台巷 3 号。

[初诊] 1977 年 7 月 19 日。

[病史] 患者断经年余，近 10 日来，白带多，昨天阴道出血，量多如崩，色红，心慌，夜不安眠，体倦纳差。舌色淡，舌苔薄黄，舌边有齿印，脉弦而虚。

[辨证论治] 证属心脾两虚，脾不统血。治宜健脾养心，摄血固冲。

[方药] 归脾汤加减。

黄芪 12g，党参 12g，白术 9g，茯苓 9g，酸枣仁 9g，当归 9g，炙远志 9g，木香 6g，炙甘草 6g，棕榈炭 9g，熟地 9g，血余炭 9g，首乌藤 30g。4 剂。

随访：患者服药 3 剂后身净，至今未复发。

按语： 绝经之后，本应不再行经。若心脾两虚，血失所统，则崩漏下血。

本例患者属心脾两虚的崩漏证。脾虚统血失权则阴道下血，量多如注，脾虚生化失职则纳差体倦，脾虚水湿下注则白带量多，脾虚血少，心失所养则心慌，寝不安眠。治当健脾养心，摄血固冲为法，拟归脾汤加减主之。方中黄芪、党参、白术、炙甘草扶脾益气，脾健气旺，血有所统，则崩漏自止，茯苓、酸枣仁、远志、首乌藤宁心安神，合当归、熟地养血补血，气旺血生，则惊悸失眠均愈，佐以棕榈炭、血余炭止血固冲，木香醒脾，使补而不滞。本方之妙，在于益气补脾以治其本，故仅服药 3 剂即收全功。

病例七 李某某，女，35 岁，未婚，荆州减速机厂工人。

[初诊] 1977 年 7 月 27 日。

[病史] 患者因崩漏月余，中西药治疗无效，而于 5 月 22 日行诊断性刮宫，报告为"子宫内膜增殖症"。术后阴道出血停止，7 月 5 日，正常行经一次，7 月 26 日，月经又超前来潮，经来量特多，无血块，无腰腹痛感，口干不欲饮，二便正常。舌色淡红，舌苔薄黄，脉沉软数无力。

[辨证论治] 证属脾虚阴伤，冲任不固。治宜健脾坚阴，固涩冲任。

[方药] 加减黄土汤化裁。

黄芩 9g，白术 15g，白芍 15g，熟地 15g，甘草 6g，阿胶（兑）12g，姜炭 6g，黄柏 9g，赤石脂 30g。3 剂。

女贞子糖浆 2 瓶，冲服。

二诊：7 月 30 日。

患者服药后，阴道出血递减，现仅中午阴道有时出血少许，色红，余无不适之感。舌色淡红，舌苔薄黄，脉沉弦。守上方去黄柏，增入养阴止血药味。

黄芩 9g，白芍 15g，白术 15g，甘草 6g，阿胶（兑）12g，地黄炭 12g，姜炭 6g，赤石脂 30g，女贞子 9g，旱莲草 9g，血余炭 9g，棕榈炭 9g。3 剂。

三诊：8 月 2 日。

患者服药后，有时阴道仍现少许血液，纳差。舌色淡红，舌苔薄，脉沉软。证属脾虚气弱，冲任不固。治宜健脾益气，固涩冲任。予六君子汤加减，用药如下。

党参 9g，白术 9g，茯苓 9g，炙甘草 3g，半夏 9g，陈皮 9g，砂仁 6g，姜炭 6g，女贞子 9g，旱莲草 9g，赤石脂 30g。3 剂。

随访：患者诉服上方 1 剂，阴道出血即止，仍继续将药服完，后于 8 月 19 日月经来潮，周期为 24 天，经量较前大减，行经 4 天，以后月经正常。

按语： 崩漏之证，属于脾虚肝肾阴伤，冲任受损所引起的临床见症为多。

本例患者崩漏月余，阴道下血量多，症见口干不欲饮，舌色淡红，舌苔薄黄，脉沉软数无力，属脾虚阴伤，冲任不固，虚者补之，方用自拟加减黄土汤化裁。黄土汤出自汉代张仲景的《金匮要略》，主治便血，亦治吐衄，清代吴瑭著《温病条辨》用治小肠寒湿，先便后血。先父积前人之所长，结合自己的临床体会，将黄土汤稍作变更，去其辛温之品，增其养阴之味，用治脾虚阴伤，冲任不固的崩漏下血证。方中黄芩、黄柏苦寒坚阴，白芍养血敛阴，熟地补血滋阴，阿胶补血止血滋阴，白术健脾益气，姜炭引血归经，赤石脂固涩冲任，甘草调和诸药，配合女贞子糖浆冲服以增其养阴之力。服药 3 剂，阴道出血递减。二诊时患者每天中午阴道仍出血少许，故继守前法。因热邪渐减，乃去黄柏，加女贞子、旱莲草以增加养阴止血之力。三诊时患者阴道仍现少许血液，且纳差，脉沉软，症以脾虚气弱为主，故用健脾益气之六君子汤加减，佐以二至丸养阴止血，姜炭、赤石脂固涩冲任，仅服药 1 剂，阴道出血停止。

此类崩漏，临床所见较多，且多发病于绝经前后，因此，我于临床中凡遇此症，均投加减黄土汤，疗效颇验。

病例八 陈某某，女，48 岁，已婚，沙市市二轻局干部。

[初诊] 1972 年 3 月 27 日。

[病史] 患者崩漏近2年，曾在武汉做诊断性刮宫，确诊为"子宫内膜增殖症"。在本市某医院注射丙酸睾酮，每次注射后阴道出血停止，但停药后又有出血，如此反复年余。现阴道出血已2个月余，开始量多，色鲜红，有血块，以后量少，淋漓不净，腰腹略有胀痛，头晕心慌，失眠多梦，纳差，大便有坠感。舌色淡红略暗，舌苔灰黄，脉沉缓。

[辨证论治] 证属气血不调，冲任损伤。治宜调和气血，养血止血。

[方药] 黑蒲黄散。

熟地15g，当归12g，川芎6g，白芍9g，阿胶（兑）12g，丹皮9g，蒲黄炭9g，地榆炭9g，荆芥炭9g，血余炭9g，棕榈炭9g，香附12g。2剂。

二诊：3月30日。

患者服上方后，阴道出血减少，其他各症均减轻。舌色淡红，舌苔灰黄，脉沉缓。继续服上方2剂。

随访：患者称服药后，阴道出血停止，以后半年行经一次，7日净，共行经2次，经绝。

按语：本例患者属气血失调，冲任受损的崩漏证。胀为气滞，痛为血瘀，腰腹略有胀痛是气滞血瘀之征，虽然瘀滞不甚，但气血失调，迁延日久，必致冲任失养而受损，以致崩漏下血不止，血去心脾失养，故见心慌，失眠多梦，纳差，大便有坠胀感。治当调和气血，养血止血，方用黑蒲黄散。方中川芎、香附理气消胀，蒲黄炭、当归、丹皮活血止痛，熟地、白芍滋阴补血，血余炭活血止血，地榆炭、棕榈炭、荆芥炭止血固冲，全方不寒不热，是调和气血、养血固冲之平剂，共服药4剂，使气顺血和，冲任得养，其崩漏自愈。

病例九 罗某某，女，15岁，未婚，沙市市第五中学学生。

[初诊] 1977年5月4日。

[病史] 患者于1976年月经初潮时经量即多，行经期又参加体力劳动，以致经血月余淋漓不止。在某院住院用"避孕药"止血，出院后继服此药1个月，停药后行经1次尚好，继而停经9个月，至4月5日经来，淋漓不止，又按上法治疗，20日后血止，继服"避孕药"。患者现头昏，心悸，神疲，面色㿠白，肢软无力，小腹坠胀，时欲呕。

[查体] 脉搏100次/分。舌色紫暗，舌苔淡黄，脉沉细无力，右脉细数。

［辨证论治］证属脾虚胃弱，心肝肾脏均现亏虚。治宜首先调理脾胃。

［方药］六君子汤加减。

党参12g，白术9g，茯苓9g，甘草3g，半夏9g，陈皮9g，竹茹9g，黄芩9g，制香附12g，姜炭6g。2剂。

嘱停服"避孕药"。

二诊：5月6日。

患者服上方后呕恶已止。停服避孕药，昨天阴道有少量出血，今天增多，仍感头昏、肢软，小腹坠胀。舌色紫暗，舌边有齿痕，舌苔黄略腻，脉沉细无力。证属肝肾不足，冲任不固。治宜滋补肝肾，固涩冲任，佐以扶脾益气。予调补肝肾方加减如下。

熟地黄30g，地黄炭9g，枸杞30g，白芍15g，黄连3g，黄芪18g，党参18g，升麻6g，柴胡6g。4剂。

三诊：5月11日。

患者经来7天未净，服上药后，昨天经量已少，现仍感头晕，小腹坠胀，纳差，盗汗。舌色淡红，舌苔灰白，脉虚数，右脉沉。继守上方4剂。

四诊：5月18日。

患者连服前药10剂，月经已净，饮食正常，尚感头晕，下肢发软。舌色红，舌苔薄白，脉沉细，两尺脉弱。继续补肾养阴，佐以健脾益气。予六味地黄汤加减，用药如下。

熟地18g，茯苓9g，泽泻9g，山药9g，枸杞12g，菟丝子9g，党参12g，黄芪12g，白术9g，五味子9g，补骨脂9g。5剂。

1年后随访，患者服上诸方后，诸症均消失，后又继守上方加黄精、杜仲等出入8剂以资巩固，现月经正常。

病例十 谢某某，女，18岁，未婚，沙市市服装厂工人。

［初诊］1976年6月27日。

［病史］患者4月27日月经来潮，淋漓不断，经某医院治疗，5月19日身净，5天后阴道又出血，在我院治疗后血止。6月19日再次出血，经量转多，色红有块，头昏腰痛，肢软无力，心烦，睡眠不安，口干，喜冷饮。舌色红，舌苔黄，脉数。

［辨证论治］证属肝肾阴虚，冲任不固。治宜调补肝肾，固涩冲任。

[方药] 调补肝肾方加减。

熟地 30g，地黄炭 9g，黄连 6g，白芍 15g，枸杞 30g，酸枣仁 15g，棕榈炭 9g，地榆炭 15g。共 4 剂。

随访：患者经以上治疗后，月经正常，仅有时头晕。

按语： 女子青春时期，正当肾气旺盛之年，此时天癸至，任脉通，太冲脉盛，月事按时来潮。若肾气不足，太冲脉虚，则常发为崩漏下血。

本例和前例患者均属肝肾阴虚，冲任不固的崩漏证，其治均以滋养肝肾，固涩冲任为法。但前案罗某某为肾虚累及于脾的崩漏证，二脏均有病变，因就诊时呕吐、小腹坠胀症状明显，故先宜调理脾胃，用六君子汤加减，使其脾胃功能恢复正常，并嘱停服避孕药，还其病证的真面目，以便随症遣药。停药后，果然阴道出血，症见头晕肢软，腹坠胀，脉沉细，舌边有齿痕，是为气阴两虚，故用党参、黄芪、地黄、白芍以益气养阴，佐升麻、柴胡以升阳，参入黄连少许以清血热，益气则血有所统，养阴则冲任得固，是以数剂而效。因其本病属肾水不足影响及脾，故后以六味地黄汤为主方加入参、芪、术等以善其后。本例患者现证纯属肝肾阴虚，水不济火现象，无其他兼夹症，主症明显，其治则别无顾虑，直需调理肝肾，临证仅用方 4 剂，其病即愈。

病例十一 陈某某，女，23 岁，未婚，家住沙市市崇文街。

[初诊] 1979 年 9 月 17 日。

[病史] 患者既往有崩漏史，曾 2 次在本院妇科住院治疗，血止出院。本次月经于 9 月 3 日来潮，至今未净，现出血量特多，色红，觉神疲乏力，腰膝酸痛，纳食差，大便稀，每日 1 次，小便正常。

[查体] 脉搏 80 次/分。舌色略淡略暗，舌苔黄，脉软弱。

[辨证论治] 证属气虚血脱，冲任损伤。治宜益气固脱，固涩冲任。

[方药] 固本止崩汤加减。

党参 15g，黄芪 30g，白术 30g，姜炭 6g，甘草 3g，地黄炭 9g，熟地 12g，阿胶（兑）9g，枸杞 30g，杜仲（炒）9g，续断 12g，牡蛎 30g，棕榈炭 9g，赤石脂 30g。2 剂。

二诊：9 月 19 日。

患者服上方后，阴道出血明显减少，经色较淡，有时深红，仍觉全身软，腰膝酸软，四肢乏力，活动后心慌。脉搏 80 次/分。舌色淡红，舌苔薄白，脉弦软。继守上方2剂。

三诊：9月21日。

患者服上方后，阴道出血基本停止，大便已正常，心慌较前减轻，仍感四肢乏力，腰酸痛。脉搏68次/分。舌色淡红，舌苔薄，舌边有齿印，脉弦软缓。证属冲任渐固，脾肾阳气未复。治宜继守前法增强疗效。仍守上方。3剂。

四诊：9月24日。

患者服上诸方后，于2天前阴道出血完全停止，纳食、二便、睡眠尚可，现觉尾椎处酸痛，四肢乏力，稍畏冷。脉搏66次/分。舌色淡红，舌苔薄，舌边有齿印，脉沉软缓。证属脾肾阳气未复。治宜温补脾肾两阳，益精气，固冲任。继守前方化裁。

黄芪15g，党参15g，茯苓9g，白术15g，甘草3g，姜炭6g，补骨脂9g，杜仲15g，枸杞30g，熟地12g，五味子9g，鹿角胶9g，阿胶（兑）9g。4剂。

随访：患者服上方后，各症续减，再服上方8剂，腰及尾椎处疼痛愈，心慌、气短等症亦逐渐消失。

按语：本例患者因大崩不止，曾在本院住院治疗2次。现又下血日久，神疲乏力，纳少便溏，脉虚舌淡，显系脾虚摄血无权，其腰酸痛，崩漏屡作，又是肾虚，冲任不能固涩之故。治宜急投益气固脱，补涩冲任之剂，以防衍成危急证候。方用固本止崩汤加减，方中党参、黄芪、白术、甘草健脾益气，摄血固脱，熟地养阴补血，地黄炭、阿胶补血止血，姜炭止血引血归经，棕榈炭收涩止血固冲，枸杞、杜仲、续断补肾治腰痛，杜仲炒用补肾之力更强，续断入血分又具有止血作用，重用牡蛎、赤石脂大力固涩冲任，全方补气补血，固涩冲任，前后三诊共服药7剂，使气生血长，冲任渐固，阴道出血停止，得以转危为安。四诊时觉尾椎处酸痛，四肢乏力，稍觉畏冷，脉沉软缓，证系气血渐生，脾肾阳气未复，故于前法之中加入温补脾肾两阳之味，佐以益精养血之品，服药10余剂，诸证逐渐消失，崩漏治愈。此种大崩危急证候，临床总是标本俱急，故应标本兼顾，根据病情而有所侧重，但决不可顾此失彼。待崩漏止后，亦不可立即停药，需继续守服原方以巩固疗效。

【体会】

崩漏一证，临床常见有血热，血瘀，气血失调，气虚下陷，心脾两虚，脾虚阴伤，气虚血脱及肝肾阴虚等证型。前 3 类病多属实，后 5 类则以虚为主，其病理转归，必见冲任损伤。

实者泻之，但应根据其病邪之性质，或清热凉血，或活血祛瘀，或调和气血。如例一患者陈某某，病属血热伤阴，阴道下血量多，色鲜红，脉弦滑数，舌苔黄厚，头昏眼花是其主要特征，故治以清火药中兼用养阴之品。如例二患者范某某，则纯系实火迫血妄行，所以急泻血热以存阴。如例三患者张某某为瘀血致病，腹痛拒按是临床主症，前后二诊守活血祛瘀之法不变，待瘀血去后，再拟调补。再如例四患者刘某某，病由肝郁引起，胸乳胀是主要症状，治经肝为先，疏肝经自调，故治以理气和血为主。再如例八患者陈某某，因气血失调而致病，腰腹略胀略痛是主证，其治以调气和血为法。

虚者补之，若因气虚则补脾益气，若因脾虚阴伤则治以健脾坚阴，若因肝肾阴虚，则以滋养肝肾为法。如例五患者郑某某，气虚之中又兼肝郁，治宜先投益气升阳之品，待脾气恢复后，缓图疏肝。再如例六患者张某某，经断年余，阴道又见下血不止，且伴心慌，失眠，病属心脾俱虚，故用归脾汤益气养血，气旺血生，崩漏止而惊悸失眠均愈。曾治本院职工王某，年 40 余岁，断经年余，一日在市场买布回，于途中将布丢失，恐其夫责难，一时惊恐交集，突然暴崩，诸药无效，我见她面容憔悴，惊悸失眠，腹不痛胀，论定病属心脾两虚，急投归脾汤加龙骨、牡蛎数剂而安，可见归脾汤治惊悸崩漏效如桴鼓。又如例七患者陈某某，病属脾虚阴伤之证，口干不欲饮，脉沉软是主要特征，用自拟加减黄土汤健脾坚阴，固涩冲任收效。本方健脾而不温燥，养阴而不碍脾，适用于脾虚阴伤的崩漏证。此病多见于绝经前后妇女，凡遇此类患者，用之每效。再如例九患者罗某某、例十患者谢某某，均属肝肾不足，冲任不固，治当以调补肝肾为法，但罗某某就诊时脾胃虚弱，症状明显，故先用六君子汤以调理脾胃，其后仍从肝肾论治。再如例十一患者陈某某，因大崩不止，而致气虚血脱，治宜益气固脱，补涩冲任之剂，以防其衍成危急证候。

总之，崩漏之治，不外塞流、澄源、复旧三大原则。所谓塞流，就是用止涩药物，杜塞其放流；澄源就是除其病源，也即治病求本之意；复旧乃恢复故旧，调整脏腑功能，以建立正常的月经周期。据我临床体会，塞流常与澄源并举，因为不究病因而盲目使用止涩，往往塞而不止，反之若仅仅澄其本源，不佐塞流，则又缓不济急。至于复旧，则是在止血之后应注重善后调理，若忽视这个环节，往往旧疾复发。

五、闭经

女子年逾 18 岁，月经尚未来潮，或行经后又停经 3 个月以上者，称为"闭经"。前者为原发性闭经，后者为继发性闭经。至于妊娠期、哺乳期、绝经以后的停经，均不属于"闭经"，本篇不予讨论。

病例一 周某某，女，26 岁，已婚，沙市市委统战部干部。

[初诊] 1979 年 3 月 26 日。

[病史] 患者一直未曾行经，今年 2 月份结婚，婚后仍无月经，平素感胸部及两乳房胀痛，有时腰腹胀，纳食一般，二便正常。舌色红，舌苔薄黄，脉沉弦。

[辨证论治] 证属肝郁气滞，气血不调。治宜疏肝开郁，活血调经。

[方药] 调经一号方加减。

柴胡 9g，酒当归 9g，炒白芍 9g，炒白术 9g，茯苓 9g，甘草 3g，郁金 9g，制香附 12g，川芎 9g，乌药 9g，泽兰 9g，益母草 15g。4 剂。

二诊：4 月 2 日。

患者服 3 月 26 日方 2 剂后，于 3 月 28 日初次行经，经来量少，今天未净，行经第二天感腰腹疼痛，小便黄，大便正常。脉搏 86 次/分。舌色赤，少苔，脉沉弦软。证属气滞血瘀，经行不畅。治宜活血祛瘀，理气镇痛。予生化汤加减，用药如下。

川芎 9g，酒当归 24g，桃仁 9g，甘草 3g，姜炭 3g，生地 9g，炒白芍 9g，丹皮 9g，泽兰 9g，制香附 12g。3 剂。

三诊：4 月 6 日。

患者服药后，昨日经来点滴，小腹略痛，今日小腹不痛，但感小腹略坠，几天来五心发热，小便短黄有灼热感。舌脉同上。继续活血祛瘀，理气调经为治。继予生化汤加减，用药如下。

川芎 9g，酒当归 24g，桃仁 9g，甘草 3g，姜炭 3g，乌药 9g，牛膝 9g，制香附 12g，丹皮 9g，益母草 15g。3 剂。

四诊：5 月 22 日。

患者末次月经于 4 月 26 日来潮，经来量少，2 天结束。现感胸乳胀痛，小腹和外阴部有下坠感。舌色红，舌苔黄，脉沉弱。证属肝郁脾虚，肾气不足。治宜疏肝开郁，活血调经，兼补肾气。予调经一号方加减，用药如下。

柴胡 9g，酒当归 9g，炒白芍 9g，炒白术 9g，茯苓 9g，甘草 3g，炒栀子 9g，丹皮 9g，郁金 9g，制香附 12g，益母草 15g，茺蔚子 9g，枸杞子 9g，菟丝子 9g，车前子 9g。3 剂。

五诊：5 月 29 日。

患者服上方后，小腹和外阴部下坠已愈，现仅感小腹有时不适，有时白带少许，末次月经 5 月 24 日来潮，3 天结束，经来量少，色暗。舌色红，舌苔黄。脉沉弦较前有力。时值经后，其治宜守前法加入养血之味。守上方加减如下。

柴胡 9g，酒当归 9g，炒白芍 9g，川芎 9g，熟地 9g，制香附 12g，丹参 15g，炒白术 9g，茺蔚子 9g，益母草 12g，枸杞 9g，炒栀子 9g，丹皮 9g，车前子 9g，菟丝子 9g。5 剂。

六诊：8 月 20 日。

患者末次月经 8 月 19 日来潮，经来量少，色暗红，腰腹不痛，经前胸乳略感胀痛，白带增多。脉舌同上。证属肝气渐疏，冲任仍不通盛。治宜继续养血活血，疏肝调经。予调经一号方合生化汤化裁，用药如下。

柴胡 9g，当归 15g，白芍 9g，白术 9g，茯苓 9g，甘草 3g，川芎 9g，益母草 15g，丹参 15g，熟地 9g，桃仁 9g，红花 9g。4 剂。

1 年后随访，患者诉于去年 3 月份在我处就诊后，月经于 3 月 26 日初潮。以后每月按时行经，但经来量少，8 月份行经时因经量仍少，某医投西药"己烯雌酚"欲使其经量增加，而反致 9 月份月经不行，又出现胸乳胀痛等症状，乃仍到我处求治，经治疗后月经于 10 月 19 日来潮，至访问时止，月经每月按时而至，经行正常。

按语：本例患者直至婚后仍未行经，其症状为平素胸乳胀痛，时有腰胀，此属肝郁气滞之候，气为血帅，血随气行，气行则血行，气滞则血瘀，气血郁阻胞脉，经闭不行，为胀为痛，证属气血失调，治当理气活血调经，初诊时用调经一号方加减，疏肝扶脾，调气活血，方中郁金、香附治胸乳胀痛，乌药治腰胀痛，川芎、泽兰、益母草活血调经，仅服药 2 剂，月经即潮。但经来量少，且腰腹疼痛，属于气血运行不畅的症状。二诊、三诊时正值经期，经期以活血为治，故用生化汤为主方，活血祛瘀生新，因其小便黄，舌赤，脉沉弦数，故加丹皮、生地、白芍、泽兰、香附以凉血活血理气，服药 6 剂，周期得以建立，第二次月经来潮。四诊时以经前胸乳胀痛，小腹和外阴部下坠，脉沉弱，舌色红，舌苔黄为主症，此属肝郁脾虚，又兼肾气不足，乃于疏肝理脾法中再加枸杞子、菟丝子、车前子等补肾益精之味，五诊各症递减，时值经后，故循前法加入补血药如熟地、丹参等。六诊又值经期，经来量少色暗，且诉经前胸乳略感胀痛，证是肝气渐疏，冲任尚不通盛，故用调经一号方合生化汤加减，以气血并调。服药后，气顺血活，月经周期正常，数年闭经得以治愈。

病例二 徐某某，女，22 岁，未婚，知识青年，家住沙市市中山路 108 号。

[初诊] 1978 年 5 月 5 日。

[病史] 患者 13 岁月经初潮，1977 年 9 月因高烧后经闭 3 个月，治疗后月经来潮，末次月经 2 月 2 日，现又停经 3 个月。近几日感腰痛，四肢无力，纳差，易烦躁。

[查体] 脉搏 76 次/分。舌色淡红，舌苔微黄，脉沉弦。

[辨证论治] 证属肾虚血少，血海亏虚。治宜补肾养血调经为法。

[方药] 四二五合方加减。

酒当归 9g，川芎 9g，酒白芍 9g，熟地 9g，淫羊藿 9g，乌药 9g，枸杞 9g，菟丝子 9g，覆盆子 9g，茺蔚子 9g，车前子 9g，牛膝 9g。4 剂。

二诊：5 月 15 日。

患者连服上方 8 剂后，又继续抄方 4 剂，月经于今日来潮，经量一般，色红，现感小腹痛，腰痛，烦躁。脉搏 76 次/分。舌色淡红，舌苔薄黄，脉沉弦滑。经期以活血为治，佐以养血补肾为法。予四物汤加减，用药如下。

当归 9g，川芎 9g，白芍 9g，熟地 9g，蒲黄 9g，五灵脂 9g，续断 9g，桑寄生 15g，枸杞 12g，牛膝 9g，桃仁 9g，红花 9g。3 剂。

随访：患者诉经以上治疗后，月经按月而至，经行正常。

病例三 余某某，女，27 岁，已婚，江陵县机械厂工人。

[初诊] 1979 年 8 月 6 日。

[病史] 患者于 15 岁月经初潮,自行经后月经周期一直不规则,至 25 岁时突然经闭,至今已 2 年,平素感腰痛,四肢无力,头昏。脉沉弦软。舌色红略暗,舌苔薄黄。

[辨证论治] 证属肾虚血少经闭。治宜养血补肾通经。

[方药] 四二五合方加减。

酒当归 9g,炒白芍 9g,川芎 9g,熟地 9g,仙茅 9g,淫羊藿 9g,菟丝子 9g,茺蔚子 9g,车前子 9g,覆盆子 9g,五味子 9g,牛膝 9g。5 剂。

二诊:9 月 19 日。

患者继服上方 14 剂后,月经于 8 月 25 日来潮,行经 4 天,经来量多,色暗,小腹隐隐作痛,腰胀痛。现感小腹隐痛,心慌气短,面色无华,精神欠佳,纳差。脉搏 80 次/分。舌色红暗,舌苔薄黄,脉沉弦软。证属血虚挟瘀之候,治宜养血活血祛瘀为法。予益母胜金丹加减,用药如下。

酒当归 9g,炒白芍 9g,川芎 9g,熟地 9g,丹参 15g,炒白术 9g,制香附 12g,茺蔚子 9g,益母草 12g,桃仁 9g,红花 9g,鸡血藤 12g。5 剂。

随访:患者经以上治疗,月经于 8 月 25 日来潮,近 1 年来,经行正常。

按语: 以上 2 例患者,均是初潮后不久经闭,例一患者为高热所引起,例二患者则因月经周期不规则,渐至经闭,二者虽然临床表现有所不同,但其病因病机都是先天之肾不足,肾虚精少,精少则血亦虚,肾虚血少,血海不充,则无血可以行经。其治宜补肾益精,养血通经为法,以四二五合方主之。方中四物汤养血益阴,五子丸合仙茅、淫羊藿,既补肾阳又补肾阴,再加牛膝补肾通经,全方以补为主,使肾气充,肾精足,经水有源,则月经自然来潮。

病例四 毛某某,女,25 岁,未婚,沙市市刻字社职工。

[初诊] 1979 年 6 月 6 日。

[病史] 患者以前月经正常,末次月经 1978 年 9 月,现已停经 8 个月余,平素感小腹胀痛,手指麻木。1972 年曾行"甲状腺次全切除术"。

[查体] 脉搏 90 次/分。舌色深红略紫,舌苔薄黄,脉沉弦软。

[辨证论治] 证属瘀血阻滞胞脉闭经。治宜活血化瘀通经。

[方药] 桃红四物汤加味。

酒当归 15g，川芎 9g，赤芍 12g，地黄 9g，桃仁 9g，红花 9g，制香附 12g，五灵脂 9g，丹皮 9g，泽兰 9g，鸡血藤 9g，炒栀子 9g，益母草 15g。5 剂。

二诊：6 月 11 日。

患者服上方后月经未潮，现感自汗恶风，小腹疼痛拒按，脉搏 88 次/分。舌色红，舌苔黄，脉沉弦。证属瘀血阻滞胞脉，营卫不和。治宜继续活血化瘀，调和营卫。予桃仁承气汤加减，用药如下。

桂枝 9g，桃仁 9g，酒大黄 12g，泽兰 9g，水蛭 6g，甘草 6g，白芍 12g，玄明粉（冲）9g，益母草 12g。2 剂。

三诊：6 月 13 日。

患者服上方后，自汗恶风愈，但月经仍然未至，小腹仍痛而拒按，大便次数增多。脉搏 94 次/分。舌色红，舌苔薄黄，脉沉弦软。证属营卫得和，瘀血仍结。仍宜活血化瘀论治。守上方加减如下。

桂枝 6g，川芎 9g，酒当归 24g，炒白芍 12g，熟地 9g，桃仁 9g，益母草 15g，酒大黄 9g，红花 9g，槟榔 15g，甘草 6g，姜黄 6g。2 剂。

四诊：6 月 15 日。

患者服药后，月经仍未至，现感小腹隐痛，拒按，有时双手指尖发麻，纳差，小便短黄，时有自汗。脉搏 90 次/分。舌色红，舌苔薄黄，脉沉弦软。证属瘀血尚未流通。治宜继续活血化瘀为法。予血府逐瘀汤加减，用药如下。

川芎 9g，酒当归 15g，炒白芍 15g，柴胡 9g，枳壳 9g，甘草 3g，红花 9g，桃仁 9g，酒大黄 9g，槟榔 15g，姜黄 6g，益母草 15g。3 剂。

五诊：6 月 18 日。

患者服上药 1 剂后，月经于 6 月 15 日来潮，前 3 天经量少，色淡，从昨天下午起，经色渐转红，量较前增多，伴有小腹胀痛，腰痛，口干喜饮。脉搏 78 次/分。舌色红，舌苔黄，脉沉弦细。证属血瘀痛经。治宜活血化瘀镇痛。予生化汤加减，用药如下。

川芎 9g，酒当归 24g，桃仁 9g，姜炭 6g，甘草 3g，益母草 15g，蒲黄 9g，五灵脂 9g，制香附 12g，川牛膝 9g，红花 9g，姜黄 6g。3 剂。

六诊：6 月 22 日。

患者经行 5 天身净，但小腹仍感气胀，终月不减，近日大便结，小便黄，心烦难寐，下肢见稀疏风团。脉搏 80 次/分。舌色红，舌苔黄，脉沉弦。证属气血不调，兼夹风湿。治宜调气活血，祛风除湿。予四逆散合二妙散加减，用药如下。

柴胡 9g，枳实 9g，白芍 9g，甘草 3g，酒当归 15g，川芎 9g，丹皮 9g，炒栀子 9g，槟榔 15g，酒黄柏 9g，炒苍术 9g，金银花 12g，连翘 12g，稀莶草 15g。3 剂。

随访：患者诉经以上治疗后，月经每月来潮仅提前或推后几天，其他未见异常。

按语：患者平素小腹胀痛，手指麻木，是为气血不调。气行不畅，血行受阻，瘀血留滞经脉，则经闭不行。结者散之，其治宜活血祛瘀通经为法，初诊时用桃红四物汤加减，方中当归、川芎、赤芍、地黄、桃仁、红花、泽兰、鸡血藤、益母草等活血祛瘀调经，五灵脂活血镇痛，炒栀子、丹皮清热凉血活血，香附行气散郁，服药数剂，月经不潮，小腹仍感疼痛拒按，又兼自汗恶风，证属瘀血未去，留于经脉，营卫失调，乃改用桃仁承气汤以增强活血祛瘀的作用，合桂枝汤以调和营卫，得药 2 剂，汗出恶风治愈，但月经仍未来潮。三诊、四诊仍循前法，继续活血祛瘀调经，前后共服药 10 剂，瘀血得活，月经来潮。五诊时，经来小腹胀痛、腰痛，其证属瘀血未尽，气未畅通，乃用生化汤加减，以活血化瘀镇痛。六诊时月经已净，仍感小腹气胀，且兼下肢起风疹块，是气血尚未完全调和，又挟风湿为患，治宜在调气活血之中加入清热祛风除湿之味，服药 3 剂，气血得活，风湿得去，数月闭经得以治愈。

【体会】

临床所见闭经一证，有虚有实，虚者为肾亏血少，实者属气滞血瘀。

病属实者，治宜祛邪为主，其中因气滞而致病者，应以行气开郁，活血调经为治，气行血活，则经行正常，如例一患者周某某，平素即感胸部及乳房胀痛，腰腹胀痛，显系肝郁气滞，日久血瘀不行，故用调经一号方加减，以行气活血调经，若因瘀血致病，又应以活血化瘀通经为法，瘀血得活，胞脉通畅，月经自调。如例四患者毛某某，平素感小腹疼痛，手指麻木，证系瘀血阻滞胞脉，血不下行。活血化瘀通经是其大法，先用桃红四物汤或桃仁承气汤等方加减，经来即用生化汤祛瘀生新，前后六诊使瘀血得以去尽，月经按期而行。

病属肾虚血少者，治当循序渐进，从缓图功，待肾精足，经水有源，月经自潮。如例二患者徐某某，例三患者余某某，均因先天之肾不足，初潮后不久即经闭，其病理机转是一致的，故都用补肾养血调经法，四二五合方为代表方剂，药症相符，两例患者均取得了满意的效果。

据临床观察，因肾虚血少而致经闭者，以青少年女子较为多见，此类患者或月经一直未行，或初潮后不久，经量逐渐减少，以至经闭，临床常见头昏、腰痛等症，妇科检查多属子宫发育不良，因此，少女闭经，当从肾论治。若因气滞血瘀而致经闭者，则以中年居多，此类患者不论原发性或继发性闭经，临床必见胸乳胀痛或小腹疼痛，故治中年闭经，常需调气活血，气顺血和经通而诸症告愈。

闭经一证，不论中年或少女，属实者易治，属虚者难医，实者邪去则经自通，虚者当从长计议，待正气康复，血海满溢，闭经可愈。

六、经行吐衄

妇女行经期间或行经前后出现有规律的吐血或衄血，称为"经行吐衄"。因其发病与月经周期有关，常伴有月经量减少或月经不行。所以前人认为是经血随气上逆所致，故又将此证称为"倒经"或"逆经"。

病例一 杨某某，女，19岁，未婚，家住沙市市民主街108号。

[初诊] 1976年6月17日。

[病史] 患者既往月经一直正常，末次月经3月2日来潮，6天结束。距今已3个月余未行月经。但每月至月经应潮时即发鼻衄，共计鼻衄4次，用多种止血药不能止血。今日鼻中又开始出血，量较多，色鲜红。同时伴头晕，腰痛，小腹胀痛，口干喜冷饮，曾经多方治疗无效，特来我处求治。舌色红，舌苔黄，脉滑数。

[辨证论治] 证属肝胃之火上炎，气血随之上行，治宜清火养阴、降逆，兼以调和气血。

[方药] 仿麦门冬汤意。

麦冬9g，半夏9g，生地黄9g，丹皮9g，牛膝9g，桃仁9g，黄芩9g，乌药 9g，山药 12g，赤芍 9g，益母草 15g，白茅根 30g。3 剂。

二诊：6 月 24 日。

患者于 6 月 22 日服完上方，6 月 23 日鼻血止，月经即来潮，但经量较少，色暗红，伴腰及小腹胀痛。脉搏 88 次/分。舌色红，舌苔中心黄腻，脉滑数。气火得降，衄止经潮。继宜活血理气，佐以清热。予生化汤加减，用药如下。

川芎 9g，当归 15g，桃仁 9g，姜炭 6g，甘草 3g，川牛膝 9g，红花 9g，黄芩 9g，香附 12g，乌药 9g，木香 9g，益母草 15g。3 剂。

随访：1977 年 8 月信访，患者回信称从去年 6 月治疗后，月经每月按时来潮，鼻血未发，很有效。

按语： 行经之前，冲任脉旺，血海满盈，此时若气行顺达，则月经按期而至。反之，肝郁气滞，经血因之瘀阻而不能下，肝郁化火，火性炎上，血亦随气火上逆则发生鼻衄。

本案患者停经 3 个月，每于月经应潮时而发生鼻衄，鼻衄之时感小腹胀，这是肝气郁结的征象，因小腹为肝经所过之处，肝气不疏则小腹胀，瘀血阻滞下焦则腰痛，气滞血瘀日久化火，火气上炎，则发鼻衄及口干、头晕等症状。治法以清热降逆入手，佐以调和气血。仿麦门冬汤意，方中用黄芩、丹皮清热凉血，白茅根清热止血，麦冬、生地黄、山药养阴清热，又于大队清热养阴药中加入半夏一味，取其下气之功而无辛燥之弊，以降逆上之气。热清气下，可望鼻衄停止。本例鼻衄的起因在于闭经，若闭经得不到治疗，则鼻衄势必复发，所以又于诸药之中加乌药以调气，入桃仁、赤芍、益母草以活血通经，更佐牛膝以引血下行。3 剂后鼻血止，月经来潮，但经量少，色暗红，腰腹仍胀痛，是热逆渐平而气滞血瘀之征象仍然存在，此时已是经期，则以活血调经为治。取生化汤活血祛瘀生新，加牛膝、红花以增强活血化瘀之力，更加乌药、木香、香附理气，使气血得以调和，仍佐黄芩继续清热，以防其死灰复燃。连进 3 剂，诸症得以解除。

病例二 马某某，女，29 岁，已婚，沙市市机床电器厂工人。

[初诊] 1977 年 3 月 14 日。

[病史] 患者从去年起，每次经期咽喉干燥疼痛，甚则作呕，于行经第二天即开始"咯血"，一次一大口，以后逐渐减少，仅痰中带血，3 天后"咯

血"自止。上次月经 2 月 18 日来潮，5 天结束。预计本次月经当于 3 月 16 日来潮，既往有慢性乳腺疾病病史。

［查体］脉搏 87 次/分。舌色淡红，舌苔黄色，脉弦数。

［辨证论治］此证为肺胃阴虚，火气上逆所致。治宜养阴清热，止逆下气。

［方药］加减麦门冬汤。

半夏 9g，麦冬 12g，丹皮 9g，桃仁 9g，山药 12g，玄参 15g，白芍 12g，沙参 12g，大枣 9g，牛膝 9g，仙鹤草 12g。4 剂。

二诊：3 月 21 日。

患者服上方后，月经于 3 月 18 日来潮，现已行经 4 天。此次经来未咯血，咽部亦不干燥疼痛。经来量多，感头痛，心慌，纳差，胸乳胀，两侧乳腺有小硬块，小腹坠痛。舌色淡红，舌边有齿印，舌苔薄黄，脉弦数。证属肺胃之热渐清，肝郁未解，脾虚未复。治宜疏肝理脾，活血养血。予逍遥散合四物汤加减，用药如下。

柴胡 9g，当归 9g，白芍 9g，白术 9g，茯苓 9g，甘草 3g，川芎 9g，地黄 9g，郁金 9g，香附 12g，炒荆芥 9g，薄荷 6g。3 剂。

随访：8 月信访，患者回信诉服药后第一个月经来量多，同时感头晕，第二个月即正常，现在每次经期已再不咯血，两侧乳房处硬块亦消失。

按语：患者平素肝气不疏，气郁胸乳结成硬块，郁结日久化火，阴液暗伤。行经期间，血液下注血海，下偏实而上偏虚，津液更现不足，此时肝火上炎，熏灼肺胃，肺胃络伤，故出现经期咯血、咽喉干燥等症状。患者初诊时值经行之前，正好预先服药以防患于未然。治以清热养阴，降逆为法，方用加减麦门冬汤。方中丹皮清肝火以凉血止血，麦冬、玄参、白芍养阴退热，山药、大枣扶脾育阴，沙参、仙鹤草养阴止血，更佐桃仁、牛膝引血下行而防其瘀滞，借半夏降逆下气之力。连进 4 剂，使津液有所滋养，肝火得以渐平。故月经按期来潮，不再咯血。二诊时，查肝火虽平，但肝气未疏，所以仍然表现为胸乳胀有硬块。因脾虚未得到恢复，所以仍现纳差，小腹坠痛，以及心慌、头痛等症。此时治法应着重疏肝扶脾，兼以养血，方用逍遥散合四物汤加减。方中柴胡、当归、白芍、香附、郁金疏肝开郁，理气散结，薄荷、荆芥性味辛散，入诸药之中，能加强调达肝气的作用，而头痛可解，白术、茯苓、甘草补脾扶正，合四物汤养肝血以散肝郁，养心血而治心慌，全方扶正祛邪两者兼顾，故收到预期的效果。

病例三 毕某某，女，21岁，未婚，家住沙市市红门路23号。

[初诊] 1977年6月24日。

[病史] 患者平素白带多，末次月经于5月13日来潮，潮时鼻孔即开始出血，量多，直到月经结束鼻血方止。现感头晕，腰痛，胸闷，纳差，肢软无力。舌色淡红，舌苔白腻，脉软滑。

[辨证论治] 证属湿热内蕴，迫血上溢之候。治宜清热利湿，佐以凉血。

[方药] 黄芩滑石汤加减。黄芩9g，滑石18g，茯苓皮15g，大腹皮9g，藿香9g，通草6g，竹叶9g，白茅根30g，牛膝9g，丹皮9g，白芍9g。3剂。

二诊：6月28日。

患者服药后，头晕、腰痛减轻，白带减少，胸闷渐开，纳食增加。舌色红，舌苔黄，脉滑。此刻气分之湿邪渐去，继宜着重清血分之热，拟清热凉血法。予半夏泻心汤化裁，用药如下。

半夏9g，黄连9g，黄芩9g，甘草3g，玄参9g，麦冬9g，生地9g，丹皮9g，白芍9g，白茅根30g。3剂。

1年后随访，患者诉服上方后，月经来潮时未鼻衄，经行顺利。

按语： 本案患者平素白带多，是因为水湿停于体内，下注胞络所致。水湿之邪未得及时清除，蕴久化热，湿热相搏，留滞经络则现腰痛，肢软无力。脾为湿困则见胸闷，纳差。湿热久蕴化火伤津，火热上逆，阳络受伤则发生经来鼻孔出血及头晕等症状。治疗要抓住"湿热内蕴"的病机，先用黄芩滑石汤加减，苦寒清热，淡渗利湿，并佐以凉血药。方中茯苓皮、滑石、通草、竹叶淡渗利湿，大腹皮化气利湿，藿香化浊除湿和中，黄芩、丹皮、白芍、茅根清热凉血，并佐牛膝以引血下行。服药3剂后，二诊时胸闷渐开，纳食增加，白带减少，是为湿邪渐去。其头晕，舌色红，舌苔黄乃热邪未解，此时治疗法则又宜清热凉血为主，用半夏泻心汤化裁。方中黄连、黄芩、丹皮苦寒清热凉血为君药，佐以玄参、生地、麦冬，着重增液养阴，加白芍、白茅根清热敛阴，预防鼻衄再发，更用半夏一味，取其辛开降逆和胃，加于清热药中兼有降平火逆的作用。全方泻热凉血，热去血宁，故以后经行不再发生鼻衄。

病例四 李某某，女，18 岁，未婚，家住沙市市荆堤路 104 号。

[初诊] 1977 年 4 月 11 日。

[病史] 患者平素白带多，从今年 2 月份起，月经提前来潮，常 20 天左右即行经，经期 4～6 天。行经前 2 天即开始鼻衄，一直持续到行经期。本次月经昨日来潮，现鼻衄已经 3 天，鼻血量仍多。伴胸阻，恶心欲吐，头痛，心慌，腰痛，肢软。

[查体] 脉搏 84 次/分。舌色淡，舌苔中心淡黄，脉细软。

[辨证论治] 证属脾不统血，发为鼻衄。治宜健脾摄血。

[方药] 六君子汤加味。

党参 12g，白术 9g，茯苓 9g，甘草 3g，半夏 9g，陈皮 9g，山药 15g，白芍 12g，丹皮 9g，牛膝 9g，续断 9g。4 剂。

1 年后随访，患者诉自服上药后，以后行经时再未发生过鼻衄。

按语： 脾主统血，在正常的生理状态下，脾脏能统帅血液循常道而运行，一旦脾脏受病，失其统摄的作用，血液就不循常道，在下表现为崩漏、便血，在上表现为吐血、衄血。本案患者平素白带多，查其脉象细软，是脾虚气弱的表现。脾虚统摄失职，则导致经期鼻衄，脾虚湿阻，胃失和降，又表现为胸闷，恶心欲吐。鼻衄出血量多，则心慌头昏，所以治疗上以健脾和胃，益气摄血为大法，用六君子汤加减。方中党参、白术、茯苓、甘草扶脾益气，半夏、陈皮、茯苓、甘草燥湿和胃，二方合用甘温益气，健脾和胃，使脾的统摄功能得以恢复，山药加入上药之中能增加补脾益气的作用。白芍、丹皮入血分以敛阴止血，牛膝、续断治腰痛，其中牛膝能引血下行，续断有止血的作用，全方补脾摄血，是治疗脾虚鼻衄的有效方剂。

【体会】

经行吐衄，我在临床常见的大致有三种类型，即肝火型、湿热型、脾虚型。

肝火型是因为肝气不疏，气机不利，气郁日久化火，肝火灼伤肺胃之络，火性炎上，导致下行之经血反而随火气上逆发为吐衄。湿热型是因水湿停于体内，蕴结日久化热，湿热相搏，化火上行，肺胃络脉受伤，经血随火上行而致病。脾虚型则是由于脾脏统血的功能失职，血溢脉外发生的鼻衄证。

例如，例一患者杨某某、例二患者马某某的经期鼻衄和咯血，虽然都属肝郁气滞，气郁化火所引起，但杨某某偏于血分病变，其经闭 3 个月。马某某偏于肝气郁结，其两乳结块。二者症状是不相同的。就治疗而言，两例都以清热养阴，降逆止血为宗旨，其治法是相同的，但鼻衄一经止后，杨某某则以闭经为主要矛盾，马某某则以胸乳硬块为明显症结，因此在治疗上前者以活血通经为法，后者则以疏肝开郁散硬块为治，药随病转，两例都收到了较好的疗效。如例三患者毕某某，是由于湿热内蕴化火，血随火溢所引起的鼻衄，其发病原因与本市地处江滨、低洼卑湿有关，其治法又从苦辛淡渗，使湿去热清，鼻衄自然停止。再如例四患者李某某，由于素来脾虚气弱，统摄功能失职，血液不能正常运行，溢于脉外而致病，因此治疗上应以甘温益气，健脾摄血为法。

治疗经行吐衄，固宜止血，但必须审证求因，随因论治，加入血分药味，或径用止血养阴药，以求药性能直达血分，起到止血的作用。

据临床观察，经行吐衄发病多见于青年妇女，病多属实属热，故治疗上多投以苦寒泻火药味。但实热之邪往往易于伤阴，因此清热之中要顾及阴液，防其阴伤，而加甘润生津之品。对于少数脾虚气弱的患者，除甘温益气之外，还需要佐以养血，使气血调和，则经行吐衄不再复发。

七、经行发热

病例 白某某，女，36 岁，已婚，沙市民主街第一小学教师。

[初诊] 1979 年 2 月 17 日。

[病史] 最近 3 年来，患者每逢经期即恶寒发热，体温在 39℃ 左右，月经结束后发热自止。本次月经 2 月 12 日来潮，经量特少，于月经第四天又开始畏寒发热，体温 39℃，至今不退。现感畏寒，怕冷，口干，胸闷呕恶，头痛。

[查体] 脉搏 102 次/分。舌色淡红，舌苔黄色，脉弦软滑数。

[实验室检查] 血常规：白细胞 11.6×10^9/L，中性粒细胞 84%，淋巴细胞 16%。

[辨证论治] 证属邪结少阳，热入血室。治宜和解少阳，侧重表散。

[方药] 小柴胡汤加减。

柴胡 9g，半夏 9g，党参 9g，甘草 3g，黄芩 9g，生姜 9g，大枣 9g，竹叶

9g，丹参 15g，防风 9g，炒荆芥 9g，葛根 12g。2 剂。

二诊：2 月 19 日。

患者服药后，体温下降至 37.2℃，已不畏寒。胸闷渐开，呕恶渐止，但感口干。脉搏 76 次/分。舌色淡红，舌苔薄黄，脉弦软，右寸脉大。表证已去，里热未解。继宜清热和胃凉血。予半夏泻心汤加减，用药如下。

半夏 9g，黄连 4g，黄芩 9g，党参 12g，生姜 9g，大枣 9g，甘草 6g，生地9g，丹皮 9g。2 剂。

三诊：2 月 21 日。

患者服药后，现已不感胸闷恶心，口亦不干，发热恶寒已止 4 天，体温在 37.0℃~37.2℃之间。月经昨天结束。脉搏 74 次/分。舌色淡红，舌苔薄黄，脉弦软。复查血常规：白细胞 4.8×10^9/L，中性粒细胞 75%，淋巴细胞25%。患者一般情况好，要求带药出院，乃于 2 月 17 日方中去辛散之品，继续和解表里，具体如下。

柴胡 9g，半夏 9g，党参 9g，甘草 3g，黄芩 9g，生姜 9g，大枣 9g，竹叶9g，丹参 15g。2 剂。

按语： 行经期间，正气相应不足，此时若感受外邪，则易导致疾病发生。

本例患者近 3 年来每逢经期即恶寒发热，胸闷呕恶，证属邪入少阳。治以表里双解，活血调经为法。方用小柴胡汤宣通内外，加防风、荆芥、葛根以增强辛散解表之力，佐丹参养血活血调经，服药 2 剂热退，恶寒减轻，是表邪渐去，但仍感口干、胸闷，为热结未解，乃以清热和胃凉血为治，方用半夏泻心汤加减。方中黄连、黄芩苦寒清热，生地、丹皮凉血活血，半夏、生姜和胃降逆，党参、大枣、甘草扶正祛邪。服药后胸闷恶心止，口亦不干，一般情况好。患者要求出院，故仍以小柴胡汤加味 2 剂，继续和解表里，使热清血活，以预防复发。

八、月经前后诸证

妇女行经前后出现的各种不同症状，如头晕、烦躁、胸乳胀痛、腰腹胀痛、面目四肢浮肿等，称为"月经前后诸证"。这些症状多见于行经之前，经后可逐渐消失。

（一）经前胸乳腰腹胀痛

病例一 胡某某，女，44 岁，已婚，荆州地区二级站干部。

[初诊] 1977 年 3 月 7 日。

[病史] 患者平素月经正常。自去年 9 月份起，经前 1 周开始胸乳胀痛，少腹刺痛，腰胀腿软，行经时胸乳胀痛逐渐消失，但感腰及小腹作胀，同时伴面部轻度浮肿。本次月经于 3 月 4 日来潮，经量较多，色鲜红，有小血块，小腹有时胀痛或隐痛，现月经将净，觉畏寒，头昏，下肢软，胸闷欲呕，不思饮食，口干喜热饮。舌色淡红，舌苔灰白，右脉滑，左脉沉软。

[辨证论治] 证属痰湿内阻，肝胃不和。治宜除湿化痰，调肝和胃。

[方药] 二陈汤加味。

半夏 9g，陈皮 9g，茯苓 9g，甘草 3g，川芎 9g，当归 9g，牛膝 9g，木瓜 15g，藿香 9g，威灵仙 9g，益母草 15g。4 剂。

二诊：3 月 16 日。

患者服上方 4 剂后，1 周以来，恶寒、头昏、胸闷、腰痛、肢软等症稍减，纳食仍差。脉搏 87 次/分，舌色淡红，舌苔白滑，脉沉软，右大于左。继续燥湿和胃。守前方加减如下。

半夏 9g，陈皮 9g，茯苓 9g，甘草 3g，砂仁 6g，牛膝 9g，薏苡仁 15g，威灵仙 12g，乌药 9g，苍术 9g，生姜 9g。4 剂。

三诊：4 月 8 日。

经服以上方药，现恶寒、肢软、胸闷、呕恶等症消失，纳食转好，头痛头昏减轻。但行经之前仍感胸闷，乳房胀痛，经来面部略肿。本次月经 4 月 6 日来潮，今天未净。现感腰痛较剧。舌色淡，舌边有齿痕，舌苔薄黄，脉沉软。此时痰湿已去，胃气已和，肝气还未疏畅，脾气尚不健强。疏肝健脾，理气调经。予逍遥散加减，用药如下。

柴胡 9g，当归 9g，白芍 9g，白术 9g，茯苓 9g，甘草 3g，牛膝 9g，续断 9g，香附 9g，乌药 9g，薏苡仁 15g，鸡血藤 12g。3 剂。

随访：患者称服药后，行经前不感胸乳胀痛，行经时腰腹也不感胀痛，面目四肢已不浮肿，经净后亦无任何不适。

按语：《灵枢·经脉》云："肝足厥阴之脉，……循股阴，入毛中，过阴器，抵小腹，挟胃属肝络胆，上贯膈，布胁肋。"肝病都能沿此经络而传变布及所联系的部分，因此，肝气郁而不疏，表现为胸胁乳房胀痛。

此例患者自去年9月份以来，每次行经前1周均感胸部乳房胀痛，小腹刺痛，腰胀腿软，是由肝气不疏，气行不畅所致。在治疗上，本应以疏肝开郁、理气调经为法，但就诊时患者月经将净，胸部乳房胀痛已消失，而表现为畏寒，头昏，胸闷欲呕，不思饮食，这是因为患者经前肝气犯胃，胃失和降，痰湿内阻，行经期间又感受风寒，形成风寒湿邪相搏的症状。此时以标病为主，则先宜除湿、散寒、祛风为治，选用二陈汤为基本方以燥湿和胃，加藿香芳香化浊，兼能解表，以治胸闷呕恶、畏寒。患者每于行经前伴有下肢发软，病属水湿流注经络，故于方中加入威灵仙9g，以宣通经络，化痰除湿，又佐木瓜利湿舒筋，牛膝引药下行，就诊时月经将净而未净，仍属行经期间，经期必须活血，因此又加川芎、当归、益母草活血调经。服药4剂后，胸闷、恶寒、头晕、肢软等症稍减，是风寒湿邪犹未尽去，故继续燥湿和胃，祛风散寒，守上方化裁。由于月经已净，乃去芎、归、益母草之血分药物，加苍术、薏苡仁、砂仁等芳香化浊，燥湿醒脾之品，连进4剂，病邪逐渐消失。三诊时，月经已来潮2天，患者诉此次经前仍感胸胁乳房胀痛，经来面目微肿，这是因为经前肝气郁结，肝木克脾，水湿留于肌肤，此时应以疏肝理气，扶脾除湿为法，选逍遥散化裁。方中以柴胡、当归、白芍为主，配合香附、乌药以调达肝气。以白术、茯苓、甘草为辅，配合牛膝、薏苡仁健脾除湿，使肝气条达，脾土健运，气血得以调和，则月经前后诸症得以解除。

妇女有因病而致月经不调者，也有因月经不调而致病的情况，如果是因为某些疾病而导致月经失调，临症时应当先去其所患疾病，病去则月经自然顺调，若因月经不调而致病者，则当先调月经，经调则病自除。本例患者原系肝郁气滞的经前胸乳胀痛证，应以疏肝理气调经为治法。但就诊时，表现为风寒湿邪相搏，所以在初诊及二诊时以治其标病为主，三诊时风寒湿邪已去而肝郁脾虚的症状突出，因此用疏肝健脾法以调其经。

病例二 董某某，女，45岁，已婚，公安县埠河镇干部。

[初诊] 1977年11月2日。

[病史] 患者既往月经正常，从1963年起，每次月经来潮前半月即开始胸乳及腰腹胀痛。末次月经10月22日，3天结束。现感头昏，胸闷，恶心呕

吐，胃脘部作胀，喜嗳气，小腹及双下肢亦胀，白带多。

[查体] 脉搏 78 次/分。舌色红，舌苔灰黄，脉弦。

[辨证论治] 证属肝郁气滞，胃失和降。治宜疏肝和胃。

[方药] 乌药散合平胃散化裁。

乌药 9g，香附 12g，槟榔 12g，川芎 9g，当归 9g，苍术 9g，川厚朴 9g，陈皮 9g，半夏 9g，茯苓 9g，甘草 3g，牛膝 9g。4 剂。

二诊：11 月 11 日。

患者服上方后恶心呕吐已止，胸闷腹胀减轻，白带较前减少，仍觉头昏，时嗳气。舌色淡红，舌苔灰色，脉软滑。继宜疏肝和胃。予逍遥散合平胃散加减，用药如下。

柴胡 9g，当归 9g，白芍 9g，苍术 9g，厚朴 9g，陈皮 9g，甘草 3g，黄芩 9g，牛膝 9g，乌药 9g，香附 12g，槟榔 15g。5 剂。

三诊：11 月 18 日。

患者经以上治疗，胸闷、嗳气、腰腹胀痛等症消失，现白带少许。已是月经来潮前第五天，开始感觉胸乳稍有胀痛，伴头昏，下肢乏力。舌色红，舌苔薄黄，右脉沉软，左脉软滑。证属胃得和降而肝郁之火未清。治宜疏肝理气清热为法。予八味逍遥散加减，用药如下。

柴胡 9g，当归 9g，白芍 9g，茯苓 9g，甘草 3g，炒栀子 9g，丹皮 9g，川芎 9g，郁金 9g，香附 12g，乌药 9g，牛膝 9g。4 剂。

随访：患者诉经以上治疗后，月经来潮前腰腹已不胀痛，白带已止，唯经前五六天稍感胸乳作胀，要求继续服药，巩固疗效。

按语：在正常的生理情况下，肝脏能协助脾胃以共同完成水谷的运化和转输任务。在病理状态下，如果肝气不疏，气郁横逆，则往往累及脾胃受病。

本例患者从 1963 年起，每次月经来潮前半月，即开始胸乳、腰腹胀痛。病由肝气郁结，气行不畅所致，治当疏肝理气为法。但患者 10 余年来未曾治疗，直至今日除经前胸乳胀痛外，又增加了头昏、胸闷、恶心呕吐、嗳气、白带多等症，方来求医。此时，已不只是肝气郁结，而是肝郁日久，累及脾胃受病，因此治疗上在疏肝之时，应注意调和脾胃。初诊用乌药散合平胃散化裁，方中乌药、香附、槟榔疏肝开郁，主治经前腰腹胀痛，其中乌药合香附治腰部胀痛，槟榔合香附医小腹胀痛。经前虽以疏肝调气为主，但往往少佐活血药味，使气顺血和，则月经自调，故加当归、川芎。平胃散调和脾胃，加半夏、茯苓合二陈汤意以燥湿和胃，降逆止呕。二诊时恶心呕吐已止，白带减少，是胃气得以顺降，水湿逐渐运化，但胸闷嗳气、腹胀等症尚在，治宜继续调肝和胃，乃于原方之中，去半夏加柴胡、当归、白芍，以增强其疏达肝气的作用，佐黄芩以苦寒燥湿止带。三诊胸闷嗳气、腰腹胀痛大减，此时已是经前五六天，始觉胸部稍有胀痛，头昏，乏力，白带少许。属气郁湿阻，湿郁生热的证候，治法宜疏肝理气，辅以清热除湿，选用八味逍遥散化裁，去白术之呆滞，加郁金、川芎、香附等香窜之品，以增强疏肝开郁的作用。4剂后，气郁渐解，水湿得化，临床症状基本消失。

本病的主要特点是肝气郁结，日久累及脾胃，治疗上应从肝、脾、胃入手，而其中肝气郁结又是导致脾胃病变的主要原因。本应首先疏肝开郁，但此时临床所表现的却以脾胃症状为主，急者治其标，故先和胃调脾，俟脾胃安和再行调肝，主次明确，先后有序，果然疗效满意。

例如，例一患者胡某某，属肝胃不和，兼有风寒湿邪所扰，治疗以祛风除湿为先，待风寒湿邪去后，再调肝胃；例二患者董某某，是肝气郁结，日久不疏累及脾胃的病变，故治以疏肝扶脾和胃为法。

（二）经前胸乳小腹胀

病例 何某某，女，24岁，未婚，沙市市蔬菜公司职工。

[初诊] 1976年7月9日。

[病史] 患者近5年来，每次月经提前1周左右，经前2~3天感胸乳、两胁及小腹胀痛，经后10天白带多。末次月经6月18日，3天结束。现感头晕，心慌，周身胀痛，小腹胀痛以右侧为甚，痛时喜按，伴小便频数。舌色淡，舌尖赤，舌苔灰滑，脉弦滑。

[辨证论治] 证属肝郁脾虚，血虚火旺，心气不足之候。治宜疏肝扶脾，清热宁心。

[方药] 八味逍遥散加减。

柴胡9g，当归9g，白芍18g，白术9g，茯苓9g，甘草3g，丹皮9g，黄柏9g，香附12g，地骨皮9g，枳壳9g，丹参9g。3剂。

二诊：7月12日。

患者服上方后，周身胀痛减轻，小腹胀痛亦减轻（自称每于行经时小腹胀痛甚剧），小便次数较前明显减少，有时仍感心慌。脉搏100次/分。舌色淡红，舌苔薄白，脉弦数少力。继守前方加减如下。

柴胡9g，当归9g，白芍9g，甘草3g，丹皮9g，黄柏9g，香附12g，地骨皮9g，枳壳9g，丹参15g，蒲黄9g，五灵脂9g。3剂。

三诊：7月16日。

患者昨日上午月经来潮，经来量少色红，伴小腹胀痛，但较前为轻。仍头晕，精神较差。舌色淡红，舌苔薄，脉弦数少力。宜活血化瘀，调经止痛。予生化汤加味，用药如下。

川芎9g，当归15g，桃仁9g，甘草3g，蒲黄9g，五灵脂9g，香附12g，木香9g，益母草15g，红花9g，黄芩9g。3剂。

1年后随访，患者诉自服药后，经前胸胁胀痛未再发生，月经来潮时小腹有时只感轻度胀痛。

按语：患者每次月经来潮前2~3天，即感胸乳、两胁胀痛，小腹发胀，这是肝气郁结的表现。5年来未得治疗，以致日久化火，火气上逆，故头晕。热扰胞宫，故出现月经提前，小便频数等状。肝气横逆，克伐脾土，则导致脾胃虚弱，脾胃生化之源不足，则血虚而心气不足，症见心慌。治以清热疏肝、扶脾宁心为大法。初诊选八味逍遥散加减，方中丹皮、地骨皮、黄柏清热泻肝火，柴胡散肝热，配当归、白芍、香附、枳壳疏肝理气，行条达之功。当归、白芍合丹参又能养血疏肝宁心，白术、茯苓、甘草扶脾益气。全方融清热、疏肝、扶脾三法于一炉，有补有泻，是治疗经前胸乳胀痛的主要法则。二诊时周身胀痛减轻，小腹胀减轻，是肝气得以疏利。头晕消失，小便次数减少属肝火渐平。询知患者每于行经时小腹胀痛甚剧，此时正值经前，为了预防经期小腹胀痛，乃循前法去白术、茯苓，加蒲黄、五灵脂以活血、散瘀、镇痛，防患于未然。三诊时正值月经来潮，由于经前加用活血镇痛药味，此次经来，小腹已不剧痛，但仍感轻度胀痛，这是瘀血未去尽的证候，加之经来量少，更宜继续活血祛瘀调经，用生化汤加减，取川芎、当归、桃仁、红花、益母草活血调经，失笑散活血止痛，香附、木香行气调经，去姜炭之辛温，佐黄芩之苦寒以清余热，使气顺血和，经行流畅。

（三）经前胸乳腰胀

病例 张某某，女，30 岁，已婚，沙市市热水瓶厂工人。

[初诊] 1977 年 10 月 19 日。

[病史] 患者以往月经正常，近年来月经周期尚准，但经来量不多，经后10 余天白带中仍混有红色血性分泌物。经前 1 周感胸乳胀痛，腰胀痛，痛甚时不能支持工作。末次月经 9 月 23 日，刻值经前，感胸胁乳房胀痛，腰胀痛，白带较多。舌色红，舌苔薄，脉弦软。

[辨证论治] 证属肝郁脾虚。治法宜疏肝扶脾，理气调经。

[方药] 调经一号方加减。

柴胡 9g，当归 9g，白芍 9g，白术 9g，茯苓 9g，甘草 3g，郁金 9g，香附12g，川芎 9g，益母草 15g，乌药 9g，牛膝 9g。4 剂。

二诊：10 月 24 日。

患者经服上方后，经前胸乳胀痛较前大减，但仍有腰痛，白带多。昨日月经来潮，经量少，经色一般，感小腹胀痛。舌色淡红，舌苔少，脉弦软。经期以活血为主，佐以行气。治宜活血调经镇痛。予生化汤加减，用药如下。

川芎 9g，当归 15g，甘草 3g，牛膝 9g，益母草 15g，蒲黄 9g，五灵脂 9g，乌药 9g，香附 12g。3 剂。

1978 年 4 月随访，患者诉经以上治疗后，经前再不感胸乳胀痛，只有时腰部略有疼痛，经行顺畅，行经时小腹已不再疼痛。经净后白带不多，已不夹红色血性分泌物。

按语：本例与前例均属肝郁气滞，前者为肝郁化火，脾胃受伐，兼有血虚血瘀，证中以肝郁化火为主。所以治疗时始终注重清肝泄热。行经期间，一般用药宜温宜通，但为防其死灰复燃，即使在经期也避免用药温燥，且少佐苦寒。

本案是肝郁脾虚，而以气滞为主。患者初诊时即诉经前胸乳腰部胀痛，这是肝气不疏的主要现象，肝气郁结，克伐脾土，脾虚湿注，则见带下，所以治疗当以疏肝为主，肝气得疏，脾不受伐，则病自愈。选调经一号方加减，方中用柴胡、当归、白芍条达肝气。郁金、香附疏肝气以治胸乳胀，乌药散肝郁以治腰部胀，共同疏肝行气，开郁散结。经前治法以行气为主，但需少佐活血药味，使气血调和，故用川芎、益母草活血调经，牛膝活血又配乌药以治腰部胀痛。肝木不疏，脾土受克，所以于开郁散结之时，辅以扶脾药味如白术、茯苓、甘草等。二诊时，患者称服上方后胸乳腰部胀痛大减，但月经来潮仍感小腹痛，腰略痛。经期疾病当以治血调经为法；若属血虚以养血调经为主；若为血瘀则应以活血化瘀为治。本例经来腰腹疼痛，病属气滞血瘀为患，治疗应以活血祛瘀为主，用川芎、当归、牛膝、益母草、蒲黄、五灵脂活血调经镇痛，活血需气行顺畅，因此加乌药、香附以行气，气行则血行，气顺血活则月经自调。

（四）经前腰腹痛

病例一 张某某，女，24 岁，未婚，沙市市无线电二厂工人。

[初诊] 1976 年 8 月 16 日。

[病史] 患者于 13 岁月经初潮，长期以来月经不调，或三四十天一至，或服药后方来，经期四五天，经量少。末次月经 7 月 16 日。现感腰痛，小腹胀。舌色淡红，舌苔薄，脉弦滑。

[辨证论治] 证属肝郁气滞，气血不调。治宜行气开郁，活血调经。

[方药] 调经二号方加减。

乌药 9g，槟榔 12g，木香 9g，甘草 3g，香附 12g，牛膝 9g，川芎 9g，鸡血藤 12g，益母草 15g。3 剂。

1978 年 1 月信访，患者诉服药前经来量不多，经前腰痛腹胀，服药 3 剂后月经基本按时来潮，经量较多，经前诸症消失，效果良好，因目前白带较多，要求继续治疗。

按语： 患者于 13 岁月经初潮后，长期月经不调，或三四十天一至，或需服药方来，即使经来，量也很少，经前又感腰腹胀痛，其病因病机属肝郁不疏，气血不调。就诊时正值经前症状明显，感腰及小腹胀痛，故治以疏肝开郁，调气和血为法，选用调经二号方加减，方中以乌药行气开郁，主治腰胀，牛膝活血通经，配乌药专治经前腰胀痛。槟榔、木香、香附疏肝调气专医小腹胀，经前虽以行气为主，但因气为血帅，血随气行，为使经行顺畅，故于调气药中辅以活血药味，如川芎、鸡血藤、益母草之类，服药 3 剂，气血得以调和，以后每月经行正常。

病例二 吴某某，女，28 岁，已婚，沙市市百货公司干部。

[初诊] 1978 年 2 月 15 日。

[病史] 患者以往月经正常，1 年前结婚，婚后月经提前 6 ~ 7 天，经来量少，色正，行经时小腹胀痛。末次月经 1 月 22 日，现正值经前，觉腰痛，小腹痛，睡眠多梦。舌色淡红，舌苔灰黄薄，脉沉弦软。

[辨证论治] 证属肝郁气滞，气血不调。治宜行气开郁，活血调经。

[方药] 调经二号方加减。

乌药 9g，槟榔 12g，木香 9g，甘草 3g，制香附 12g，牛膝 9g，川芎 9g，酒当归 15g，益母草 15g。4 剂。

二诊：2 月 20 日。

患者诉上药未服完，月经于 18 日来潮，量少，色暗，有少量血块。现月经未净。感腰部剧痛，少腹隐痛。脉搏 84 次/分。舌色红，舌苔灰薄，脉沉弦软。宜活血理气调经。予生化汤加减，用药如下。

当归 24g，川芎 9g，桃仁 9g，甘草 3g，姜炭 6g，乌药 9g，制香附 12g，牛膝 9g，益母草 15g。3 剂。

三诊：2 月 24 日。

患者服上方后，月经于本月 22 日结束。现腰痛较前减轻，小腹已不疼痛，但站立时感小腹下坠。舌色淡红，舌苔淡黄，脉沉弦软。证属脾肾阳虚，法宜补脾温肾。予补中益气汤加减，用药如下。

黄芪 12g，党参 9g，白术 9g，甘草 3g，当归 9g，姜炭 6g，陈皮 9g，升麻 9g，柴胡 9g，补骨脂 9g，巴戟天 12g。4 剂。

随访：患者诉经以上治疗后，月经仅提前 3 天来潮，经量也较前增多，经前已不感腰腹痛，但有时尚感小腹下坠，白带多。嘱其继续服补中益气汤加减，以补脾暖肾。

按语： 经前血液下注冲任，血海满溢，若血欲行而气机不畅，经脉阻塞，则表现为腰及小腹胀痛。患者初诊时其脉沉弦软，舌色淡红，舌苔灰，是属气滞挟寒，治宜温散肝气，取调经二号方加减，方中乌药、木香、槟榔温化气机，又佐川芎、当归、牛膝、益母草等活血，川芎为血分气药，能行血中之气，以甘草调和诸药。二诊时正值经期，又感腰腹疼痛，是气未畅行而瘀血阻滞胞脉，故因势利导，以活血化瘀为治，用生化汤加味。取川芎、当归、桃仁、益母草活血，佐乌药、香附、牛膝等化气而引血下行。患者经前感腰腹胀痛，是属肝气不疏的实证，但婚后年余月经提前，量少，腰痛，夜寐梦多，脉沉弦软，舌色淡红，又是脾肾之阳不足，此证虚实夹杂。经一、二诊后肝气得以疏利，而脾肾之阳尚未恢复，故三诊表现为站立后小腹坠，白带多。此时治疗以补脾暖肾为法，用补中益气汤升举下陷之脾气，加补骨脂、巴戟天补肾温阳，以达到扶正善后的目的。

虚是正气虚，实是邪气实，治疗虚实夹杂的患者，宜先去实为主，然后补虚，不能先用补虚法。如果先补虚则实邪反而纠结不解，使病情加重。但在遣药去实的时候，要照顾虚象，或者还可以加点补药，使正气运药发挥祛邪的作用。本例的治法即是先去邪后补虚。

病例三 李某某，女，40岁，已婚，家住沙市市梅台巷6号。

[初诊] 1978年2月10日。

[病史] 患者平素月经先后不定期，每25~35天行经一次，经期5~6天，经量多，色正，平时白带多。近半年来经前5~6天开始感腰腹胀痛。末次月经2月4日，现仍点滴不净，色红，感腰痛，小腹隐痛而胀。舌色红暗，舌苔薄黄，脉弦滑。

[辨证论治] 证属血瘀气滞。治宜活血化瘀，理气调经。

[方药] 生化汤加减。

川芎9g，当归24g，桃仁9g，姜炭3g，益母草15g，香附12g，牛膝9g，甘草3g，蒲黄炭9g，乌药9g。3剂。

随访：患者称服药3剂后，腰痛、小腹胀痛消失。3月4日月经来潮，经量较多，经前、经期腰腹已不胀痛，4月4日月经按期而来，但经量较3月4日略少，行经时腰腹略有痛感，平时白带较多，嘱其继续治疗。

按语：忧郁或忿怒是导致肝气不疏，肝气逆乱的直接原因，血随气行，气行则血行，气滞则血滞。此例患者平素月经先后不定，经前又感腰腹胀痛，是肝郁气滞导致的，治疗应以疏肝开郁为法，但就诊时正值经期，又伴腰及小腹胀痛，病机属气郁未解，瘀血留阻胞宫，经期以活血为主，但患者气郁症状仍在，所以于活血之中不忘调气，气顺血和则月经自调。选用生化汤加减，拟川芎、当归、桃仁、蒲黄炭、益母草、牛膝活血调经，香附、乌药理气开郁，蒲黄炭又能活血止血镇痛，全方活血化瘀，理气调经，是治疗血瘀气滞的有效方剂。患者就诊一次，共服药 3 剂，使气血及时得以调和，所以经前、经期未再出现腰腹胀痛。

病例四 程某某，女，33 岁，已婚，沙市市纺织厂工人。

[初诊] 1977 年 3 月 9 日。

[病史] 患者既往月经基本正常，每 33 天左右行经一次，3 天结束。平时服避孕药避孕。末次月经 2 月 4 日，因经期饮冷，血行不畅，7 天方才结束，色淡红，经量不多。现已停服避孕药 3 天，未见月经，感腰痛，小腹胀痛，睡眠多梦。舌色暗有瘀点，舌苔黄浊，脉弦滑。

[辨证论治] 证属气滞血瘀，治宜行气活血调经。

[方药] 调经二号方加减。

乌药 3g，槟榔 9g，木香 9g，香附 12g，甘草 3g，吴茱萸 9g，蒲黄 9g，五灵脂 9g，川芎 9g，当归 9g，丹皮 9g，益母草 15g。3 剂。

二诊：3 月 12 日。

患者服上方后，月经未潮，仍感腰痛，少腹坠胀，又现胸乳胀。舌色暗红，有瘀点，舌苔黄，脉弦。守上法继续行气活血调经。予调经二号方加减，用药如下。

乌药 9g，槟榔 12g，木香 9g，香附 12g，甘草 3g，蒲黄 9g，五灵脂 9g，吴茱萸 9g，细辛 3g，柴胡 9g，当归 9g，白芍 3g，川楝子 18g。3 剂。

1 年后信访，患者称服上方 6 剂后，月经得通，病情好转，1 年来月经基本正常。每 33 天左右行经一次，经前未现腰腹疼痛。

按语：本例患者既往月经正常，因经期饮冷，经行不畅，月经延至 7 天方净，属血为寒凝，此次停服避孕药 3 天，未见月经，而现腰痛，小腹胀痛，又是肝郁气滞的证候，所以初诊时以温散肝寒，行气开郁为法，选用调经二号方加减。方中乌药、吴茱萸温散肝肾之气，木香、香附、槟榔疏解肝郁，以芎、归之辛温走窜活血行气，再加蒲黄、五灵脂、丹皮、益母草等活血调经镇痛，用药 3 剂，月经未行是寒未温化，郁气未解，所以二诊时又见乳胀，故于前法之中加柴胡、白芍、川楝子之属，以增强疏达肝气之力，兼治胸乳作胀，佐细辛辛窜开滞，温散血分风寒，初诊因见舌苔黄浊是寒郁热伏的征象，故加丹皮活血清热。二诊避其性寒，故舍去不用。服药 3 剂后，腰腹胀痛止，月经来潮。

（五）经前浮肿、小腹胀痛

病例一 张某某，女，28岁，已婚，荆州汽车分局职工。

[初诊] 1977年3月16日。

[病史] 患者月经基本正常，但经前身肿，小腹胀痛伴大便稀溏。末次月经2月24日，6天结束。现感头晕，四肢无力，胸闷，腰背胀，白带多。

[查体] 脉搏72次/分。舌色淡红，舌苔薄滑，脉弦细软。

[辨证论治] 证属脾虚湿阻，气血失调。治宜健脾除湿，调和气血。

[方药] 六君子汤合五皮饮加减。

党参9g，白术9g，茯苓皮15g，甘草3g，半夏9g，陈皮9g，桑白皮9g，大腹皮9g，五加皮9g，制香附12g，川芎9g，当归9g，藿香9g。4剂。

二诊：3月21日。

患者服上方后腰背胀减轻，近日虽感浮肿，但较以往为轻，仍觉头昏痛，四肢乏力，口淡无味，大便稀，日2次。脉搏76次/分。舌色淡红，舌苔薄黄，脉沉弦细软。证属脾虚湿阻，运化失职。治宜健脾除湿。守上方去当归、川芎，加山药12g，扁豆12g。

三诊：3月25日。

患者诉经以上治疗后，身肿已消退，腰背痛缓解。但仍感头昏痛，四肢无力伴小腹痛，大便溏，日1次。舌色暗红，舌苔灰滑，脉沉软。证属脾虚血瘀，治宜健脾活血。予六君子汤加减，用药如下。

党参9g，白术9g，茯苓9g，甘草3g，半夏9g，陈皮9g，枸杞9g，菊花9g，钩藤9g，蒲黄9g，五灵脂9g。3剂。

四诊：3月28日。

患者服上方后，腰背痛，胸闷，白带，便溏均愈。月经于昨天来潮，经量少，色红，小腹仍痛，兼见头昏，肢软，睡眠多梦，口渴欲冷饮。脉搏64次/分。舌色暗红，舌苔灰黄滑，脉沉软。证属气虚血虚血瘀，治宜健脾益气，养血活血。予八珍汤加减，用药如下。

川芎9g，当归15g，白芍15g，地黄9g，白术9g，茯苓9g，甘草3g，蒲黄9g，五灵脂9g，艾叶5g。4剂。

随访：患者从经前到经期共服药14剂，身肿、小腹胀痛等症消失。后仍感头晕多梦，继续健脾除湿，宁心息风，拟六君子汤加首乌藤、远志、枸杞、菊花、钩藤等，服药 10 剂而安。

按语：脾主运化水湿，人体所需要的水液经过脾的运化上输入肺，然后输布全身，供给机体的需要，其浊者下注膀胱，排于体外。故《素问·经脉别论篇》云："饮入于胃，游溢精气，上输于脾。脾气散精，上归于肺，通调水道，下输膀胱。"脾的这种运化转输功能，维持着人体水液代谢的平衡。若脾虚运化失职，水湿不能循正常的途径而运行，则可导致水液潴留溢于肌肤而见水肿。

本例患者每在行经前身肿，小腹胀痛，就诊时又感头晕，肢软，胸闷，腰背胀，白带多，综观各症乃属脾虚湿阻，气行不畅所致。故治宜健脾除湿，调和气血为法，拟六君子汤合五皮饮加减。方中党参、白术、茯苓皮、甘草、半夏、陈皮健脾除湿，佐藿香芳香化浊，除湿醒脾。桑白皮、大腹皮、五加皮合陈皮、茯苓皮健脾行气，利水消肿，加香附、川芎、当归调和气血。全方有补有泄，补而不滞。服药 4 剂后，二诊时身肿减轻，腰背痛亦减，是水湿渐利，气血得调。但仍觉头昏痛，四肢乏力，大便稀溏，所以治疗应注重扶脾，故于前方去芎、归，加山药、扁豆。三诊时肿已消退，但感头昏痛，四肢乏力，大便溏，又伴小腹痛，乃脾虚之中又见血瘀，症状是月经将行的先兆。用六君子汤健脾燥湿，加枸杞、菊花、钩藤养血息风，佐蒲黄、五灵脂活血祛瘀镇痛调经。四诊时月经来潮，但经量少，仍头昏肢软，腹痛，此为脾虚血虚血瘀；治以补脾养血活血为法，拟八珍汤加减。

经期疾病有虚有实，当根据临床症状分清虚实，属实者应以活血为治，病虚者则以养血为法，虚实夹杂者，先以去实为主，兼顾其虚，若虚多实少，则以补虚为主，兼去其实。治当权衡轻重，分清缓急，或活血之中兼以扶正，或扶正之时佐以祛瘀。本例征象始终以脾虚为主，或兼有气滞，或兼有血瘀，故以补脾为主，辅以祛邪，是治虚多实少的扶正祛邪法。

病例二 刘某某，女，29 岁，已婚，沙市市医药站干部。

[初诊] 1977 年 11 月 18 日。

[病史] 患者月经周期基本正常，每 25 天左右行经一次，经期 7 天，经量中等，色暗有血块。平时肢软发麻，两胁胀痛，腰痛腹胀，颜面及四肢浮肿，纳食差，时有呃逆恶心，大便干结，小便短赤，经前和经期上述症状加

重。本次月经于本月 15 日来潮，今日未净。舌色淡红，舌边有齿印，舌苔薄黄，脉沉细。

[辨证论治] 证属脾虚气滞，湿盛身肿，治宜健脾理气，活血消肿。

[方药] 五皮饮加减。

桑白皮 15g，大腹皮 9g，茯苓皮 15g，陈皮 9g，生姜皮 9g，枳实 9g，莱菔子 15g，川芎 9g，当归 9g，牛膝 9g，益母草 12g，香附 12g。5 剂。

二诊：11 月 25 日。

患者服药后诸症渐减，现觉右侧面部浮肿较甚，右侧上下肢酸楚，发麻。舌色淡红，舌苔薄白，脉沉软。继续健脾利水，行气活血为治。守上方加鸡血藤 12g。5 剂。

随访：半年后访问，患者称服上方 10 剂后，至今未发浮肿。唯经前两胁尚有胀痛感，嘱其继续治疗。

按语：本例与前例均属脾虚湿肿。前例以湿阻为甚，在内表现为胸闷便溏，在外表现为浮肿，肢体酸麻。两例虽然都为脾虚水肿，但其程度深浅有所不同，兼证有轻有重，所以辨证施治也应有所侧重。前例以健脾除湿为主，兼以调和气血，用六君子汤合五皮饮加减。本例则只取五皮饮健脾化湿，更佐以枳实、莱菔子、香附等疏利气机，治其胀满，又因同为月经前后症状，均辅以理气活血药味，如川芎、当归、香附之类。

【体会】

血是月经的基本物质，在一般情况下，血液旺盛，血海满溢，得到气的推动，月经就能按时来潮。由于妇女多郁，特别是中年或围绝经期，接触事物较多，情绪变化较大，往往因为忧愁思虑，情志拂逆而导致肝气郁结，胸乳和小腹等处是肝经所过的地方，冲任二脉又同属肝肾所司，所以肝气不疏，气行不畅，气血失于调和，则可以表现为经前胸乳或者腰腹胀痛。

肝主疏泄，肝气不疏者在临床上所表现的病变部位，可以为经前胸乳胀痛，也可以为经前腰腹胀痛，其病理机转是一致的，治疗法则也基本一致，只是因临床表现的病变部位不同，故用药亦异。我们对经前胸乳胀痛者，投调经一号方，对经前腰腹胀痛者，则拟调经二号方，往往取得疗效。

调经一号方，由柴胡、当归、白芍、甘草、香附、郁金、川芎、益母草等 8 味药组成。方中柴胡、当归、白芍疏肝开郁，香附、郁金行气散郁开结，专治胸乳作胀，川芎、益母草活血调经，甘草调和诸药。全方疏肝开郁，养血活血调经，主治经前胸乳胀痛。调经二号方由乌药、木香、香附、槟榔、甘草、川芎、当归、牛膝、益母草等9味药组成。方中乌药、木香、香附、槟榔行气开郁，专治腰腹胀，乌药、牛膝行气活血止痛，主治腰胀痛，川芎、当归、益母草活血调经，甘草调和诸药。全方行气开郁，活血调经，主治经前腰腹胀痛。

肝喜条达，若肝气郁结，日久常易化火。临床上出现经前烦躁，口苦便结，或发为月经先期、倒经、崩漏等证。又肝主疏泄，脾主运化，而脾的运化，又赖于肝气的疏泄。若肝气疏泄太过，损伤脾气，导致肝强脾弱，脾虚运化失权，又可出现如经前水肿、经期便溏等症状。因此，经前诸证，关键在于肝气的变化。若肝气条达，血随气行，则经行正常，无月经前后诸证。所以经前诸证的治疗法则，应以条达肝气为主。而行气的目的，又在于使经血流畅。故于行气之中，常佐以活血的药味。

经前诸证临床颇为多见，在治疗上总以疏肝为法。正如前人所说"调经肝为先，疏肝经自调"的道理。

九、带下病

妇女阴道分泌物过多，色质异常，如涕如唾，绵绵不断，或引起腰痛等全身症状者，称带下病。以带下的颜色不同，历代医家有白带、黄带、赤带、青带、黑带等名称。据我临床所见，以白带、黄带、赤白带为常见。至于青春期、妊娠期及月经前后，阴道排出少量分泌物，无色透明，常感湿润，则不属病态。

病例一 胡某某，女，34岁，已婚，家住沙市市新建街26号。

[初诊] 1978年3月29日。

[病史] 患者月经周期尚属正常，几年来行经之前感胸乳胀痛。末次月经3月11日。3天身净。半年前开始白带多，色白如水状，外阴痒，伴腰痛，小腹下坠，四肢酸软，面足轻度浮肿。舌色淡红，舌苔薄，脉沉软。

[辨证论治] 证属脾失健运，气虚带下。治宜健脾益气，除湿止带。

[方药] 完带汤加味。

白术 30g，山药 30g，党参 9g，白芍 15g，车前子 9g，苍术 9g，甘草 3g，陈皮 6g，荆芥 6g，柴胡 9g，薏苡仁 15g，牡蛎 24g。4 剂。

另予外洗药：蛇床子 30g，地肤子 30g，赤皮葱 3 支。先熏后洗。4 剂。

二诊：4 月 7 日。

患者服药后白带较前减少，四肢酸软减轻。现值经前，感胸乳作胀，腰胀痛，小腹略坠胀，口干便结，外阴略痒。脉搏 72 次/分。舌色淡红，舌苔薄黄，脉沉弦软。此证属经前症状，乃肝郁气滞，脾虚湿阻。药宜疏肝扶脾，调理气血为法。予八味逍遥散加味，用药如下。

柴胡 9g，当归 9g，白芍 9g，白术 9g，茯苓 9g，甘草 3g，香附 12g，川芎 9g，乌药 9g，牛膝 9g，炒栀子 9g，丹皮 9g，益母草 15g。3 剂。

三诊：4 月 14 日。

患者服上方后，月经于 4 月 8 日来潮。经前症状消失，正常行经 3 天，现经期已过。查白带未净，色清如涕，腰痛肢软，小腹下坠，面部轻度浮肿，大便结。舌色淡红，舌苔淡黄，脉沉弦弱。证属肝气已疏而脾虚未复，治宜继续健脾除湿止带。继进完带汤。

山药 30g，白术 30g，党参 15g，甘草 3g，陈皮 6g，车前子 9g，荆芥 6g，柴胡 9g，苍术 9g，白芍 15g。4 剂。

外洗药：蛇床子 30g，地肤子 30g，赤皮葱 3 支。先熏后洗。4 剂。

随访：患者诉服上方后带下渐止，以后没有服过其他药，效果巩固。

按语：肝主疏泄，脾主运化。肝郁脾虚，健运失职，水湿积聚中焦，随脾气下陷则发为带下。

本例患者几年来每行经之前感胸乳胀痛，是肝气郁结之候。肝郁木横，克伐脾土，导致脾虚运化失权，水湿下注而为带下。气虚阳陷则小腹下坠，湿阻经络则面足浮肿，四肢酸软。故治以健脾益气，佐以疏肝，用完带汤加减。方中重用白术、山药（量各 30g）取其健脾燥湿为君，党参、陈皮、甘草健脾胃益气，苍术、车前子燥湿利湿，柴胡、荆芥升提肝气，柴胡、白芍疏肝柔肝，加薏苡仁除经络之湿，以治四肢酸软，配牡蛎之固涩，以止下焦之滑脱。对于外阴湿痒，则加用外洗药宣透燥湿，止其瘙痒。用药 4 剂，白带较前减少，是脾气渐复的效果，理宜按前法继续治疗，然就诊时适值经前，证见胸乳胀。此时治法即应以疏肝为主，扶脾为佐。用八味逍遥散加味，方中柴胡、当归、白芍疏肝开郁，炒栀子、丹皮清肝火，香附、乌药理肝气，乌药、牛膝治腰胀痛，川芎、益母草活血调经。服药后肝郁得疏，气火得散，月经来潮，经行正常。但经净后仍见白带少量未净，是脾的功能尚未恢复正常，仍宜继续扶脾止带，脾气健运，则白带自止。

病例二 谢某某，女，42岁，已婚，家住沙市市新电厂宿舍6号。

[初诊] 1977年10月24日。

[病史] 患者平素月经先期，每次月经提前1周左右，行经3天。每至经前10余天腰腹胀痛而坠。末次月经9月30日。近2年来白带多，色绿有气味（白带检查未发现异常）。外阴肿痒，平素头晕重，睡眠差。

[查体] 脉搏76次/分。舌色暗红，舌边有齿印，舌苔灰黄，脉弦细。

[辨证论治] 证属脾虚肝郁，痰湿内阻，湿郁生热，湿热下注之候。法宜健脾除湿清热止带。

[方药] 六君子汤加味。

党参15g，白术9g，半夏9g，陈皮9g，茯苓9g，甘草3g，苍术9g，黄柏9g，升麻9g，柴胡9g，车前草9g，牛膝9g。4剂。

二诊：11月9日。

患者服上方4剂后，腰腹胀、下阴坠等症大有好转，白带亦减少，呈白色，气味消失，睡眠已好，唯头尚感晕重。末次月经10月28日，行经3天。舌色暗红，舌边有齿印，舌苔薄黄，脉弦缓。效不更方。守原方再进4剂。

随访：患者诉服药8剂后，带下证已好。半年来未复发，唯经前小腹和腰仍有胀感，要求继续治疗。

按语： 本例患者平素肝气郁结，导致脾虚，脾虚统摄失权，则见月经先期来潮。脾虚清阳下陷，则见小腹坠胀，脾虚失其运化，痰湿内阻，湿郁化热，湿热下注则见带下，其气味腥臭、色绿，乃肝经湿热和脾经湿热夹杂下注而成。治法宜健脾除湿，升清降浊，佐以清热。选用六君子汤加味。方中党参、白术、甘草健脾益气，半夏、陈皮降痰浊，升麻、柴胡升清阳，苍术、黄柏燥湿清热，专治湿热之下注，茯苓、车前草清热利湿，使湿热从小便而出。舌色暗红又是血瘀之象，应佐活血之味，故加牛膝活血而治腰痛。全方有补有清，有升有降，颇合病情，8剂而带下证愈。至于经前尚有腰腹胀，还须调理肝气，当按调经法治之。

病例三 崔某某，女，30 岁，已婚，家住沙市市邵家巷附 1 号。

[初诊] 1977 年 11 月 23 日。

[病史] 患者白带多 3 年。因孕 40 余天，于 10 月 29 日人工流产，恶露于 11 月 21 日净。现白带多，伴头晕，腰痛，小腹坠。平素大便结，一周一次，便时腹痛。舌色淡，舌边有齿印，舌苔灰色，脉沉弦细。

[辨证论治] 证属痰湿内阻，气虚下陷，治宜除湿止带，益气升阳。

[方药] 六君子汤加味。

党参 15g，白术 9g，茯苓 9g，甘草 3g，半夏 9g，陈皮 9g，升麻 9g，柴胡 9g，杏仁 9g，苍术 9g。5 剂。

随访：患者诉白带多 3 年，大便经常秘结，服上方后症状缓解。又按上方抄服 5 剂，半年来白带病尚未复发，大便正常。

按语： 本例与前例比较，均属气虚下陷、痰湿内阻的白带，故均用六君子汤加苍术、升麻、柴胡健脾除湿，升清降浊以止带。前者舌暗，白带绿色兼有肝经郁火，血行不畅的征象。故再加黄柏、车前子、牛膝清利湿热、活血祛瘀而利水。本例则纯属气虚下陷，痰湿内阻之白带，而无热无瘀，故不加清热活血药品。因其大便秘结，常六七天解一次，特加杏仁一味，以润肠通便。

本例和前例以气虚下陷、痰湿内阻为主要矛盾，是发病之本，健脾除湿是治其本。至于其兼夹症，是次要矛盾，只需予以兼顾。兼症不同，加减亦异，用药要有针对性，才能"丝丝入扣"。

病例四 刘某某，女，28 岁，已婚，沙市市印刷一厂工人。

[初诊] 1978 年 5 月 31 日。

[病史] 患者白带多 1 年。色白质稠如鼻涕状，外阴瘙痒。伴小腹坠，腰痛，胸闷呕恶，四肢乏力，上午脸肿，小便黄。

[查体] 脉搏 68 次/分。舌色红，舌边有齿痕，舌苔灰黄腻，脉沉弦软滑。

[辨证论治] 证属痰湿化热内阻，升降失司。治宜升清降浊，燥湿清热止带。

[方药] 苍白二陈汤加味。

半夏 9g，陈皮 9g，茯苓 9g，甘草 3g，苍术 9g，白术 9g，黄柏 9g，牛膝

9g，白茅根 15g，苦参 15g，升麻 9g，柴胡 9g，薏苡仁 15g。5 剂。

随访：患者服上方后，白带明显减少，诸症减轻。又按上方抄服 5 剂，只经前有少许白带，其他症状均已消失。

按语：脾主升，胃主降。脾胃功能正常则清者升，浊者降。若升降失司，清浊不分，则发胸闷呕恶，腹坠带下。

本例患者白带多，外阴瘙痒，小腹坠，胸闷呕恶，脉沉弦软滑，舌苔灰黄腻均为痰湿内阻化热，升降失司所致。四肢乏力，脸肿，乃是脾虚之故，腰痛则为湿注经络而起。病由痰湿所生，治当燥湿化痰，升清降浊为法。方用苍白二陈汤加减。方中苍术、白术健脾燥湿，半夏、陈皮、茯苓、甘草和胃化痰除湿，黄柏、苦参清利下焦湿热，牛膝利湿治腰痛，白茅根清热利尿，使湿热从小便出，升麻、柴胡升举下陷清阳，脾气升，胃气降，湿除热清则带自止。服药 5 剂，白带明显减少，诸症减轻。二诊时继服前方 5 剂，随访收到满意的疗效。

病例五 李某某，女，62 岁，已婚，家住水产研究所。

[初诊] 1978 年 10 月 24 日。

[病史] 患者白带多已月余。色黄，质稠黏，无气味，外阴无瘙痒，小腹有时掣痛。感心悸，睡眠不好，精神差，近 2 天来脸肿。

[查体] 脉搏 66 次/分。舌色淡红，舌苔薄黄，脉弦软缓。

[妇科检查] 外阴、阴道属老年型，已萎缩，见黄色泡沫状分泌物，子宫颈萎缩，微充血。子宫后倾比正常小。附件正常。

[诊断] 老年性阴道炎。

[辨证论治] 证属脾虚失运，湿热阻滞下焦。治宜健脾除湿，兼清湿热。

[方药] 完带汤加黄柏。

党参 15g，白术 30g，苍术 9g，山药 30g，荆芥 3g，车前草 9g，陈皮 9g，甘草 6g，柴胡 3g，白芍 30g，黄柏 9g。4 剂。

二诊：11 月 15 日。

患者服上方 4 剂，面肿已消，精神睡眠均较好，心悸亦减轻，白带有所减少，但仍黄稠。舌色红，脉象较前有力。证属脾得补益，而下焦湿热未清。治法宜清利湿热，兼扶脾气。予止带汤加减，用药如下。

茵陈 15g，黄柏 9g，炒栀子 9g，茯苓 9g，泽泻 9g，牛膝 9g，车前子 9g，丹皮9g，赤芍9g，党参9g，甘草3g。3剂。

三诊：11月18日。

患者服前方白带量大减，质稠，黄白色，腹部掣痛渐止。脉搏82次/分。舌色红略暗，舌苔黄，脉沉软滑。证属湿热渐减，正气渐复。治宜守前法继续清解。予止带汤加减，用药如下。

茵陈15g，黄柏9g，茯苓9g，泽泻9g，丹皮9g，赤芍9g，车前子9g，丹参15g，炒栀子9g，牛膝9g。4剂。

四诊：11月23日。

患者服药后，白带减少，色转清白。小腹痛明显减轻，有时感心慌，饮食及二便正常。舌色红，舌苔白微黄，脉弦。守上方4剂以巩固疗效。

随访：半年后随访，患者诉白带证已痊愈，精神睡眠均好。

按语：本例患者年过六旬，脏腑功能渐衰。感心悸，睡眠不好，面肿神疲，是心脾两虚之证。心虚乃由脾虚失运，心失所养而致。小腹时掣痛亦由脾虚血少，经络失养所引起。旧疾未愈，正气未复，又感湿热之邪，湿热郁结下焦，故见带下。病属虚实兼见。虚为心脾虚，实为湿热邪气。初诊时，虽有湿热存在，但面肿、心悸、脉软缓等虚象突出。故以扶正为主。方用完带汤健脾除湿止带。重用白芍30g养血缓急止痛，加黄柏一味是借其苦寒之性，兼清下焦之湿热。4剂后面肿消失，脉较有力，是正气渐复之征象。但白带仍黄稠，是下焦湿热未清。二诊时，治以祛邪为主，取止带汤加减。方中黄柏、炒栀子、丹皮清热凉血。茵陈、泽泻、车前子、茯苓利湿清热。加党参、甘草益气扶脾，兼顾其虚。三诊时，白带大减，色兼黄白，腹痛渐止，舌色略暗红，此时脾气得健，血络尚有瘀阻，党参、甘草不必再用。乃于止带汤中加丹参一味，取其活血祛瘀、养血安神、清中有补之意。服药后白带量减少，色转白，小腹痛基本消失。四诊时嘱继进前方以巩固疗效。

本例属脾胃气虚，湿热带下。故先补虚为主。迨脾胃功能恢复后，则径清湿热。从用方步骤和加减法可以看出抓住主要矛盾，虚中求实、实中顾虚的辨证方法。

病例六 熊某某，女，39岁，已婚，家住沙市市毛家巷2号。

[初诊] 1978年2月13日。

[病史] 患者半年来白带多，色如米泔水，有气味。并伴腰痛，小腹掣

痛，下阴肿，四肢乏力，睡眠差。10 天前开始胃疼，服中西药未效。平素月经后期，经行七八天，行经时小腹及会阴部有下坠感。舌色淡红，舌边有齿印，舌苔白腻，脉弦滑。

［辨证论治］证属脾胃气虚，湿气下注任脉，湿郁生热之候。治法宜先清热利湿镇痛。

［方药］止带汤加减。

茵陈 15g，茯苓 9g，泽泻 9g，黄柏 9g，炒栀子 9g，丹皮 9g，赤芍 9g，车前子 9g，牛膝 9g，苍术 9g，川楝子 18g，瓦楞子 18g，龙胆草 6g。5 剂。

二诊：2 月 20 日。

服上方 5 剂，白带减少，小腹掣痛减轻，下阴肿已消。但胃部仍痛。舌淡红，苔灰，脉弦大滑。湿热已减，继守上方去川楝子、龙胆草，加乌贼骨止痛止带。予止带汤加减，用药如下。

茵陈 15g，茯苓 9g，泽泻 9g，黄柏 9g，炒栀子 9g，丹皮 9g，赤芍 9g，车前子 9g，牛膝 9g，苍术 9g，瓦楞子 30g，乌贼骨 12g。4 剂。

随访：3 月份随访，患者自称服上药 9 剂后，白带病和胃痛已愈。以路远难于复诊，近又渐复发，要求继续诊治。

按语： 本例属下焦湿热白带。病由脾虚失运，水湿下注，湿郁生热所致。脾虚血少，则舌色淡红，舌边有齿印；脾虚气陷，则经行小腹及下阴坠；脾虚湿困则四肢乏力。脾虚是内因，宜以健脾着手。但从全面分析，由于水湿下注任脉，郁久生热，且白带色质如米泔水，有气味，已成湿热毒邪。同时又见小腹掣痛，夹杂胃痛，又属肝郁乘脾，气滞血瘀之象。此时若急于扶正，则湿热毒邪羁留难解，不能达到治愈目的。故应以祛邪为先，邪去然后扶正。用止带汤加减。方中黄柏、苍术、牛膝、龙胆草清利下焦湿热，茵陈、茯苓、泽泻、车前子清热利水，炒栀子、丹皮清热凉血，赤芍活血祛瘀止痛，川楝子疏肝理气止痛，佐瓦楞子入肝胃散结止痛。5 剂后白带减少，下阴肿消，是湿热毒邪渐去，小腹掣痛减轻。而胃脘仍痛，故去川楝子、龙胆草之苦寒，再加乌贼骨入肝胃散结止痛。嘱其再进 4 剂。方药对症，9 剂后白带和胃痛痊愈。按病情在清热除湿之后，即应根据情况或健脾除湿，或升阳益气，以善其后而资巩固。但患者因路远，就诊困难，未能按医嘱根治，随访果然又渐复发。

病例七 彭某某，女，30 岁，已婚，家住沙市市四新小学。

[初诊] 1978 年 2 月 20 日。

[病史] 患者月经周期正常。经前三四天腰痛白带多已 2 年余。经来量一般，色暗，经期腹痛。末次月经 2 月 4 日，4 天结束。现白带特多，色白，下阴痒。伴头昏重，胸闷，脘腹胀，腰痛，肢软。舌色红，舌苔薄黄，脉沉弦软滑。

[辨证论治] 证属湿热郁阻三焦。治宜苦辛化气，淡渗利湿为法。兼用外洗药，清热燥湿，杀虫止痒。

[方药] 黄芩滑石汤加减。

黄芩 9g，滑石 18g，茯苓皮 15g，大腹皮 9g，藿香 9g，通草 6g，竹叶 9g，厚朴 9g，牛膝 9g，乌药 9g。4 剂。

另予外洗药：蛇床子 30g，地肤子 30g，白鲜皮 30g，苦参 30g。先熏后洗，3 剂。

二诊：2 月 24 日。

服上方 4 剂后，白带较前减少。脘闷腹胀减轻，四肢有酸麻感。脉沉软滑。舌色淡红，舌苔黄。药已收效，继续以清热利湿为法。守上方 4 剂。外洗药 3 剂。

三诊：3 月 1 日。

患者服上方 8 剂，白带阴痒基本治愈。脘腹闷胀大减，现四肢稍觉酸麻，小腹微痛，牙龈肿痛。末次月经 2 月 4 日。脉沉软。舌色淡红，舌苔薄黄。此属经前症状。治宜疏肝理脾调经。予八味逍遥散加减，用药如下。

柴胡 9g，当归 9g，白芍 9g，白术 9g，茯苓 9g，甘草 3g，炒栀子 9g，丹皮 9g，牛膝 9g，鸡血藤 12g，益母草 15g。3 剂。

3 个月后随访，白带治愈。

按语：本市地处卑湿，以湿热病为多。妇女带下病亦多因湿热郁结，下注任脉所引起。本例患者感受湿热之邪，湿热郁阻三焦。在上则为头晕重、胸闷；在中则为脘腹胀满；在下则为腰痛、白带。湿困经络，故见四肢酸软。证由湿热为患，清利湿热是治其本，澄源而流自清。选用黄芩滑石汤加减。方中黄芩、滑石清湿中之热，茯苓皮、通草淡渗利湿，猪苓缺而未用，蔻仁缺而用藿香代之，取其化湿和中，加川朴合大腹皮理气除湿散满，再加乌药、牛膝理气活血而治腰痛。我常于原方中加淡竹叶一味，清热利尿，效果更好。患者湿热郁结，下阴作痒，另加外洗药，燥湿清热，连服药8剂，外洗药6剂，诸症基本消失，白带治愈。三诊时月经将至，小腹痛，四肢酸麻，是气血不调的征象。采用八味逍遥散加味疏肝调经，使经行顺畅而诸症告愈。

【体会】

带下病总由湿气所引起，湿是产生带下病的主要原因。临床病变有多种类型，归纳起来，不外虚实两类。虚者多因脾失健运，水湿下注任脉，发为带下；实者常因湿热之邪，郁阻下焦而成。

属脾虚者，治宜健脾除湿止带。若兼清阳下陷，则应于补脾药中，加入升阳益气之味。若兼痰湿内阻，则应于补脾药中，加入除湿化痰之味。若兼有热象，则又应于补脾药中，佐以清热之味。如例一患者胡某某，属脾虚带下。治以补脾止带，用完带汤加味。二诊时正值经前，肝郁症状明显，本当疏肝调经为治，但调经之时不忘扶脾，脾气旺，肝气疏，则经前诸症消失。三诊时继续健脾除湿止带，随证施治，故收效较好。例二患者谢某某，脾虚气陷，痰湿化热。所以于健脾益气之中加入清热化痰之品。例三患者崔某某，脾虚气陷，痰湿重，白带多，但无热象。故宜益气升阳，燥湿化痰。脾气旺，清阳升，其带自止。例四患者刘某某，则为痰湿内阻，湿郁热甚，升降失司之象。其主证为胸闷呕恶，小腹下坠，苔灰黄腻。治疗以升清降浊，燥湿化痰，清热利湿为法，其重点是清利湿热，兼顾其虚。

属湿热者，则应以清热利湿为法。若湿热蕴于任脉，或由湿毒内侵致病，治宜清利下焦湿热，止带汤是代表方剂。若湿热郁阻经脉，三焦受病，则应清利三焦湿热，黄芩滑石汤是常用方剂。例五患者李某某，心脾已虚又感湿热之邪，所以初诊以扶正为主，俟正气有所恢复后，则径用清热利湿之品。例六患者熊某某的症状，虽有脾虚之象，但以带下量多有气味、腹痛、下阴痒为主证，故先宜清热利湿，再议其虚。例五患者为扶正祛邪法。例六患者则为祛邪扶正法。例七患者彭某某，白带多而胸闷肢软，是湿热郁阻三焦，其治从苦辛淡法。

带下病临床上纯虚、全实者虽不少见，但仍以虚实夹杂者为多，这就需要分清主次，抓住主要矛盾处理。如例二患者谢某某，病属脾虚，但虚象之中又挟湿热，所以重在扶脾佐以清热；例六患者熊某某亦有虚证，就诊时却以湿热下注为主，所以先宜清利湿热，待湿利热清后再图扶正。

总之，带下有虚有实，用方有补有泻。见症以虚为主者，治宜补虚为主；见症以实为主者，治宜祛邪为先；见症虚实夹杂者，则宜分清虚实缓急，然后用药。所谓辨证施治，即是此意。

十、妊娠恶阻

妊娠早期出现晨吐、恶心、厌食，是常有的反应。症状轻者不需治疗。若呕吐反复发作，恶闻食气，甚至完全不能进食者，称"妊娠呕吐"，或"妊娠恶阻"。前人又有称"子病"或"阻病"的。

病例一　王某，女，27 岁，已婚，沙市市电器厂工人。

[初诊] 1978 年 10 月 9 日。

[病史] 患者平素月经周期正常，末次月经 8 月 5 日，现已停经 65 天，感心烦，呕吐，终日不思饮食，头昏，胸闷，神疲嗜睡，伴腰酸胀，腹膨坠，身畏寒。大便正常，小便黄。

[查体] 脉搏 68 次/分。脉沉弱，舌色红，舌苔白。

[辨证论治] 证属脾胃虚弱，升降失司，损及肾气。治宜健脾益胃，降逆止呕，兼顾肾气。

[方药] 香砂六君子汤加减。

党参 9g，白术 9g，茯苓 9g，甘草 3g，半夏 9g，陈皮 9g，藿香 6g，木香 6g，生姜 9g，杜仲 12g，桑寄生 15g。3 剂。

二诊：10 月 13 日。

患者服前方后，腰酸较前好转，呕吐亦较前减轻，有时仍呕酸苦水，口干苦，胃纳差，大便稀，一日数次，小便短频，色黄，有灼热感。舌色红，舌苔白腻，脉沉软。证属脾胃虚弱，肝胃热郁。治宜健脾和胃，兼清肝胃之热。予香砂六君子汤加减，用药如下。

党参 9g，白术 9g，茯苓 9g，甘草 3g，半夏 9g，陈皮 9g，砂仁 6g，灶心土 30g，苏梗 9g，黄连 6g。5 剂。

三诊：10 月 20 日。

患者服药后，精神较前好转，现每日仅呕吐 3 次。仍觉有时腰酸腹胀，口干，小便短频。舌色红，舌苔白，脉滑。此时热象渐去。治宜继续健脾和胃。予六君子汤加减，用药如下。

党参9g，白术9g，茯苓9g，甘草3g，半夏9g，陈皮9g，砂仁6g，桑寄生9g。3剂。

四诊：10月23日。

患者服上诸方后，各证均较前减轻，精神好转。舌色红，舌苔白，脉滑。守上方加苏梗，具体如下。

党参9g，白术9g，茯苓9g，甘草3g，半夏9g，陈皮9g，砂仁6g，桑寄生9g，苏梗6g。3剂。

五诊：10月27日。

患者经以上治疗，现精神进一步好转，呕吐较前明显减轻，腰腹痛亦好转。守上方继服3剂。

随访：患者经以上治疗，呕吐、腰腹疼痛诸症均愈。孕3个月后，饮食恢复正常，胎孕一直正常。

按语： 脾主升，胃主降。脾胃安和则清气升，浊气降。若脾胃虚弱，胃失和降，则发为恶心欲呕；脾气不升，则腹膨坠。怀孕以后，冲脉之气上逆，胃气虚弱，不能降其逆上之气，反而随冲气上逆，故导致"妊娠恶阻"之证。

本例患者妊娠期间，脾胃俱虚。脾虚不能运化水湿，湿郁上焦故胸闷。水谷不充，化源不足故头昏，嗜睡，神疲乏力。清气不升，故小腹膨坠。腰为肾之外府，肾为胞脉之所系。孕吐久不纳食，损及于肾，故见腰酸痛。脾肾阳气不足，故畏寒。治宜健脾和胃，兼顾肾气。方用香砂六君子汤加味。方中党参、白术、茯苓、甘草健脾益气，半夏、陈皮和胃降逆，生姜温胃止呕，木香调气理脾，因缺砂仁则用藿香，以芳香醒脾开胸，加杜仲、桑寄生补肾安胎而止腰痛。二诊时，诸症减轻，呕吐酸苦水，口干苦，为肝胃热盛。故合连苏饮以清热和胃。大便稀，日数次，又为脾阳不振。故用伏龙肝温脾燥湿以治腹泻，同时伏龙肝又为治孕吐之要药，一举而两得。2剂后，呕恶大减，其他各症亦减。患者脾肾阳虚是本，肝胃之热为标，法以治本为主，兼去标热，热去后仍以扶正为主。

病例二 雷某某，女，31岁，已婚，沙市市胜利街第一小学教师。

[初诊] 1978年5月31日。

［病史］患者平素月经周期准。末次月经 3 月 20 日。现为第二胎，已孕 71 天。10 天前开始恶心呕吐，择食，嗜食生黄瓜，近来恶心呕吐进行性加重。曾在本市多家医院就诊数次，服药效不显。现感头昏，畏冷，嗜睡乏力，食入即吐，甚则完全不能进食。自称怀第一胎时，亦呕吐甚剧。舌色红，舌苔黄，脉软滑。

［辨证论治］证属脾胃气虚，冲气上逆。治宜健脾和胃，清热降逆。

［方药］香砂六君子汤加减。

党参 12g，白术 9g，茯苓 9g，甘草 3g，陈皮 9g，半夏 9g，藿香 6g，砂仁 6g，生姜 9g，苏叶 6g，黄连 3g，竹茹 9g。4 剂。

随访：患者服中药后，呕吐减轻，能进饮食，并能坚持工作，后继续抄服上方 4 剂而愈，后正产。

病例三 敖某某，女，29 岁，沙市市第四人民医院外科护士。

［初诊］1978 年 4 月 19 日。

［病史］患者现已怀孕 3 个月。月余前开始恶心呕吐，在其单位服西药效不显著，近来呕吐不止，一直不能进食，连服中西药无效，特来求治。舌色红，舌苔薄，脉沉软滑。

［辨证论治］证属胃气虚弱，冲气上逆，治宜补脾益胃，降逆止呕。

［方药］香砂六君子汤加减。

党参 12g，白术 9g，茯苓 9g，甘草 3g，半夏 9g，陈皮 9g，砂仁 6g，苏叶 6g，黄连 5g，竹茹 9g。3 剂。

随访：患者就诊前，一直不能进食，服本方第一剂药后，进食即未呕吐，此后饮食逐渐增加，呕吐未作，只是唾液较多。

按语：例二患者雷某某、例三患者敖某某，均是脾胃虚弱型的妊娠呕吐证。此类患者或平素脾胃虚弱，孕后冲气上逆而发为呕吐；或平素脾胃功能尚属正常，因妊娠呕吐日久，纳食减少，致水谷之源不足，脾胃渐衰，升降失和而呕吐益甚，其病理机转是一致的。治疗法则亦基本相同，均以健脾和胃，降逆止呕为法，六君子汤为主要方剂。呕吐日久，往往伤津失液而现热象，如舌色红，舌苔黄，口干苦，呕吐酸苦水等。因此，每于主方中佐连苏饮以清热顺气、和中止呕，苏叶性味辛温而气芳香，通降顺气，开胸止呕，且为安胎之要品；黄连苦寒燥湿清热，降火气之上冲，平肝胃之呕吐，二药合用，有散有清，宽中降逆，为治肝胃有热之恶阻要药。我每于主方之中随症加减，颇有效验。

病例四 何某某，女，25 岁，已婚，家住沙市市解放路 198 号。

[初诊] 1979 年 2 月 26 日。

[病史] 患者平素月经尚正常。末次月经 1978 年 12 月 13 日。停经 40 天后出现恶心呕吐，在本市某医院就诊，以孕吐收院治疗 15 天，症状好转出院。近数月来，恶心呕吐逐渐加剧，进食进药即呕吐，呕吐物中带有血丝，觉胸脘阻闷不适，精神差，大便二三天一次，小便黄。舌色淡红，舌苔黄，微厚，脉沉弦软，略滑。

[辨证论治] 证属痰热内阻，胃失和降。治宜清热化痰，降逆止呕。

[方药] 温胆汤加减。

半夏 9g，陈皮 9g，茯苓 9g，甘草 3g，枳壳 9g，竹茹 9g，麦冬 15g，黄芩 9g，枇杷叶 9g。2 剂。

二诊：2 月 28 日。

患者服上方后，恶心呕吐较前稍减轻，能频频饮进少量药物，但纳食后仍呕吐，精神欠佳。舌色淡红，舌苔黄，脉滑无力。守上方去枇杷叶、黄芩，加苏叶 9g，黄连 3g，具体如下。

半夏 9g，陈皮 9g，茯苓 9g，甘草 3g，枳壳 9g，竹茹 9g，麦冬 15g，苏叶 9g，黄连 3g，党参 9g。3 剂。

三诊：3 月 3 日。

患者服药后，呕吐进一步较前减轻，每日能进饮食 200g 左右，仍觉口苦，咽干，恶心，泛清水。舌色淡红，舌苔薄黄，脉沉弱。热势渐去。仍守前方加减如下。

半夏 9g，陈皮 9g，茯苓 9g，甘草 3g，枳壳 9g，竹茹 9g，生姜 9g，大枣 9g，党参 9g，麦冬 15g。3 剂。

四诊：3 月 6 日。

患者服上方后病症渐减，昨日下午食生冷食物，又感胸阻闷，时时欲呕，纳食即吐。舌尖红，舌苔薄，脉沉略滑。守上方加藿香 6g，苏叶 6g，具体如下。

半夏 9g，陈皮 9g，茯苓 9g，甘草 3g，枳壳 9g，生姜 9g，大枣 9g，党参

9g，藿香6g，苏叶6g。4剂。

五诊：3月10日。

患者经以上治疗，呕吐已明显减轻，仅每日下午口泛清水，夜间口干，喜冷饮，二便正常。脉搏90次/分。舌色红，舌苔灰黄，脉软滑。仍守上方4剂。

随访：患者诉经以上治疗后，呕吐渐渐停止，其他症状均逐渐消失，于9月顺产一婴。

按语： 本例患者为痰热郁阻中脘的妊娠恶阻证。症见胸脘阻闷，恶心呕吐。呕甚伤及胃络，故呕吐物带有血丝；痰湿郁久化热则见大便结，小便短黄；呕吐日久损及气阴，则见精神更差。治宜清热化痰，降逆止呕为法。方用温胆汤加减。方中半夏、陈皮、茯苓、甘草和胃降逆止呕，枳壳苦寒下气，竹茹、黄芩清热化痰，枇杷叶清泄苦降，能增加和胃降逆之力。呕吐日久，络脉受伤，胃阴不足，胃气亦虚，故加党参、麦冬即合麦门冬汤，以生津益胃，止逆下气。全方以泻实为主，少佐补虚，服药数剂后，呕吐较前减轻，后因饮食不节，引动宿疾，又见胸脘阻闷，故加藿香、苏叶等芳香化浊，宽中止呕。服药4剂，疾病向愈，乃仰原方稍事加减而愈。

病例五 王某某，女，27岁，已婚，沙市市东风印染厂工人。

[初诊] 1978年10月11日。

[病史] 患者身体肥硕，平素月经周期正常。末次月经8月11日。10余天前开始恶心呕吐，在本市某医院诊为"早孕，妊娠呕吐"。服中西药未见明显效果，近来呕吐逐渐加重，饮水即吐，完全不能进食，终日卧床不起，已有2日，感口干苦，大便结，小便黄。

[查体] 脉搏112次/分。舌色红，舌苔黄腻，脉沉滑数。

[辨证论治] 证属痰湿郁阻化热，胃失和降。治宜清热化痰，降逆止呕。

[方药] 温胆汤加味。

半夏9g，陈皮9g，茯苓9g，甘草3g，枳壳6g，竹茹9g，苏叶6g，灶心土30g，黄连6g。2剂。

二诊：10月13日。

患者服上方后，呕吐较前减轻，能进少量饮食，但食后仍觉胸中阻闷。舌色红，舌苔黄腻，脉软滑。守上方加藿香9g，具体如下。

半夏 9g，陈皮 9g，茯苓 9g，甘草 3g，枳实 9g，竹茹 9g，苏叶 6g，黄连 6g，灶心土 30g，藿香 9g。3 剂。

三诊：10 月 16 日。

患者服上方后呕吐减轻，但食后仍觉胸阻闷，精神较差。脉搏 108 次/分。舌色红，舌苔灰黄，脉沉软滑数。继续清热和胃，降逆止呕，佐以健脾扶正。予温胆汤加减，用药如下。

半夏 9g，陈皮 9g，茯苓 9g，甘草 3g，竹茹 9g，黄连 6g，苏叶 9g，灶心土 30g，党参 9g，白术 9g。3 剂。

四诊：10 月 21 日。

患者服前方后，呕吐次数较前减少，能进食少许，但食后仍觉胸闷，近日感腰酸楚。脉搏 96 次/分。舌色红，舌苔黄，脉软滑数。宗前方去黄连加杜仲 9g，续断 9g，具体如下。

半夏 9g，陈皮 9g，茯苓 9g，甘草 3g，竹茹 9g，苏叶 9g，党参 9g，白术 9g，续断 9g，杜仲 9g。3 剂。

五诊：10 月 28 日。

患者服上诸方后，诸症均减，但呕吐仍未完全停止。舌色红，舌苔黄，脉滑。守上方 3 剂。

六诊：11 月 8 日。

患者服上方后，呕吐向愈，但口中时泛酸水，胃脘疼痛。舌色红，舌苔灰黄腻，脉弦滑数。宗前法加减，具体如下。

半夏 9g，陈皮 9g，茯苓 9g，甘草 3g，枳实 9g，竹茹 9g，苏叶 6g，黄连 6g，吴茱萸 3g，乌贼骨 9g。4 剂。

3 个月后随访，患者称服以上方药后，呕吐治愈。现已孕 5 个月余，饮食完全恢复正常，精神好。

按语：患者身体肥硕，脉滑数，舌色红，舌苔黄腻，可见平素多痰湿，妊娠以后经行停止，冲气上逆，胃失和降而发为呕吐。久吐伤津失液，痰湿多从热化。故用温胆汤清热化痰，宽中止呕。后因呕吐日久，气虚神疲，故加党参、白术补益脾胃之气。四诊以后，又见腰部酸楚，乃肾气受损。故加杜仲、续断以补肾安胎治腰痛。六诊时呕吐向愈，但口中时泛酸水、胃脘痛，又是肝胃不和之征象。乃于原方合左金丸以泻肝祛痛，佐乌贼骨以除湿制酸，药症既对，4 剂而愈。

病例六 周某某，女，25 岁，已婚，沙市市纺器厂工人。

[初诊] 1978 年 7 月 10 日。

[病史] 患者平素月经周期正常，末次月经 5 月 20 日，已停经 50 天。近日觉胸闷口苦，不欲饮食，呕吐频繁，精神差，二便尚正常，有时左侧少腹疼痛。

[查体] 脉搏 90 次/分。舌色红，舌苔黄，脉软滑。

[辨证论治] 证属痰湿挟热，胃失和降，胞脉失养。治宜清热化痰，降逆止呕，兼以养血和营止痛。

[方药] 温胆汤加味。

半夏 9g，陈皮 9g，茯苓 9g，甘草 6g，枳实 6g，竹茹 9g，党参 9g，砂仁 6g，黄芩 9g，白芍 18g。3 剂。

二诊：7 月 15 日。

患者服上方后，胸闷渐开，呕吐较前明显减轻，能进食少许，小腹痛亦大减。舌色红，舌苔黄，脉软滑。守上方 5 剂。

随访：患者诉服上药后呕吐止，能正常进食，左少腹疼痛亦愈，后顺产一婴。

按语：本例患者属痰湿挟热的妊娠恶阻。用温胆汤加黄芩化痰和胃，清热止呕，加白芍合芍药甘草汤以缓解挛急，养血活血治小腹疼痛，加砂仁化湿醒脾，以治胸闷不思饮食，且止呕安胎，佐党参益脾胃之气，使脾气升，胃气降，以增进食欲，振奋精神。服药 4 剂，觉胸闷渐开，呕吐较前明显减轻，腹痛亦减。故二诊时继续和胃化痰清热，服药 5 剂后，其病告愈。

病例七 彭某某，女，26 岁，已婚，沙市市光学仪器厂工人。

[初诊] 1980 年 12 月 15 日。

[病史] 患者平素月经正常。末次月经 10 月 28 日。现停经 47 天。9 天前开始胸闷，恶心欲呕，食入即吐，口干，到本院门诊求治。查尿妊娠试验（＋），尿酮体试验（＋）。以六君子汤 2 剂治之。服药后胸闷呕恶不减，更感小腹作胀，口干。于今日到门诊复诊，门诊以妊娠恶阻收入院。现感胸闷阻，恶心呕吐黄水，纳食饮水即吐，口干喜饮，小腹作胀，大便干结，小便短黄。

［查体］脉搏 100 次/分。舌色红，舌苔黄腻而干，脉弦滑数。

［辨证论治］证属湿热蕴结，热重于湿。治宜清热除湿，降逆止呕。

［方药］加减半夏泻心汤化裁。

半夏 9g，黄连 3g，黄芩 9g，枳壳 6g，杏仁 9g，陈皮 9g，郁金 9g，川朴 9g，石斛 12g，玉竹 12g，芦根 30g。2 剂。早晚各服 1 剂。

二诊：12 月 16 日。

患者服药后，胸闷较前减轻，呕吐次数减少，腹胀略减，大便昨晚 1 次。脉搏 90 次/分。舌色红，但较前为淡，舌苔黄腻较前薄，脉弦滑数。继服上方 2 剂。

三诊：12 月 18 日。

患者服完上方后胸闷、呕恶较前又有减轻，口干较前好转，能进少许饮食。脉搏 84 次/分。舌色淡红，舌苔黄，少津，脉弦滑。守上方加竹茹 9g，具体如下。

半夏 9g，黄连 3g，黄芩 9g，枳壳 6g，杏仁 9g，陈皮 9g，郁金 9g，川朴 9g，石斛 12g，玉竹 12g，芦根 30g，竹茹 9g。2 剂。

四诊：12 月 20 日。

患者经以上治疗，现已基本不呕吐，但有时仍感胸闷阻，复查小便酮体试验"阴性"。脉弦滑，80 次/分。舌色淡红，舌苔薄黄。证属湿热渐去。治宜和胃降逆清热。予温胆汤加味。

半夏 9g，陈皮 9g，茯苓 9g，甘草 3g，枳壳 6g，竹茹 9g，黄芩 9g，石斛 12g。3 剂。

随访：患者经以上治疗后，胸脘渐不闷阻，呕恶渐止，其他症状亦逐渐消失，复查尿酮体试验（－）。于 1981 年 2 月 21 日出院。

按语：本例患者属湿热阻于中脘，热甚于湿，湿热伤阴的妊娠恶阻证。痰湿内阻，胃失和降则见胸闷、呕恶，痰湿蕴结，日久化热，灼液伤阴则口干、便结，气机不畅则见小腹作胀。脉弦滑数，舌色红，舌苔黄腻，均是湿热之征象。治当清热除湿，调理气机。方用加减半夏泻心汤化裁。方中半夏、陈皮和胃化痰，降逆止呕；黄连、黄芩苦寒清热燥湿，枳壳、郁金、川朴芳香，调理气机，开痞消胀，杏仁润肠通便，加石斛、玉竹、芦根养阴生津清热，补而不腻。全方苦辛通降，化湿清热，使气机调和，胃得和降。服药 2

剂，胸闷呕恶诸症即得减轻，二诊时继守原方2剂，三诊加竹茹以增强清热止呕之力。四诊呕恶基本消失，但有时仍感胸闷，仍投温胆汤清热和胃，化痰止呕，以善其后。

【体会】

妊娠恶阻临床上以"胃气虚弱""痰湿阻滞"和"湿热挟痰"为多见。其中胃虚者多挟痰湿；痰湿阻滞或湿热挟痰之证，又多兼有脾胃虚弱，虚实互见，只是一以虚证为主，一以实证侧重。

属胃气虚弱者，妊娠以后，经停不行，血海不泻，冲气较盛，冲气上逆犯胃，胃虚失其和降之权，反随冲气上逆而致呕吐。其临床主要表现为纳差，口淡无味，头昏，心慌，四肢乏力。脉软滑，舌色淡红，舌苔薄白或灰薄，舌边多见齿痕。香砂六君子汤为代表方剂。用以健脾和胃，降逆止呕。若兼热象如口干，便结，舌色红，脉数等。则于主方中加连苏饮（黄连、苏叶），以清热宽中，开胸止呕，且能安胎。

属痰湿阻滞者，多发生于喜食生冷滋腻之人，或平素身体肥胖者。若平素胸膈满闷，停痰积饮，郁久化热，孕后冲气上逆，痰饮随逆气上行，发为恶心呕吐。临床表现为恶心呕吐酸苦水，口干口苦，便结，溲黄，脉弦滑，舌色红，舌苔黄。温胆汤是主要方剂。若肝胆热甚，呕吐频繁，可于主方中加吴茱萸、黄连苦辛化气，降逆止呕。若兼虚象，如脉较弱或心慌等症者，可于方中佐党参、白术等味，是祛邪之中兼顾其虚。

属湿热者，或因久居卑湿之地，感受湿热之邪，或平素湿热内蕴，孕后冲气上逆，湿热内阻，胃失和降，形成妊娠恶阻证。临床以胸闷、恶心、呕吐、口干不欲饮、脉滑数、舌色红、舌苔黄厚腻为其特点。治以苦辛通降为法。加减半夏泻心汤是代表方剂。湿热互结，往往伤津耗液，本当补阴之不足，但养阴之味又多滋腻，因而应选用补而不腻之品，如石斛、玉竹、芦根等。

总之，妊娠恶阻主要因气积血聚，冲气上逆，胃失和降所引起。至于病兼痰、湿、热者，则应以患者症状为转移，不可先持成见，必须审因论治，随证遣方，灵活加减。例一患者王某、例二患者雷某某、例三患者敖某某，以脾虚胃弱为主，故都用香砂六君子为主方。但例一患者王某兼见肾虚，唯恐冲任不固，故于主方中加杜仲、桑寄生等以补肾固冲止痛安胎。例二患者雷某某、例三患者敖某某，则于虚中兼有热象，乃于主方中佐黄连、苏叶以清热开胸止呕。例四患者何某某、例五患者王某某、例六患者周某某，以痰湿为主，温胆汤是代表方剂。例四患者何某某兼有气阴受损，故于主方中佐党参、麦冬以益气养阴。例五患者王某某初起热象较盛，故于主方中加重清热之味，后因呕吐日久，损伤脾肾，则又及时加入党参、白术、续断、杜仲等以健脾安胎。例六患者周某某呕吐之时又伴小腹疼痛，是兼有血虚胞脉失养之故，乃于方中加白芍合温胆汤以缓解挛急，和营止痛。例七患者彭某某，则属湿热为患，清湿热是治疗大法，半夏泻心汤是首选方剂，又因湿热伤阴，故于方中加石斛、玉竹、芦根之属，使养阴而不滋腻，补而不犯滞塞。

对于呕吐剧烈，甚至呕出血丝、血液，服中西药无效者，我常用伏龙肝汤治疗往往有效。伏龙肝（灶心土）在城市不易取得，我常以红砖或瓦片代替。用时取手掌大小数块，置于炭火之中煅至通体炽红，另用冷开水一大碗（碗须洁净，无油渍），用铁钳夹取煅红的砖瓦，投淬水中，再烧再淬，反复数次，然后将水澄清，其清者即是伏龙肝汤。近年来，我院对妊娠恶阻患者先令其频服此汤，呕吐即能逐渐减轻，再根据临床症状，辨其寒热虚实用药，则疗效更好。有少数患者饮水即吐，进药即呕，此类病象可用汤匙慢慢进药少许，频频饮服，随吐随饮，久之，总有少许药物吸收，待药物渐渐发挥作用后，再分数次饮药。也可先用生姜煎水少许，嘱患者按上法服用，俟呕吐减轻后再进药。不仅妊娠恶阻患者如此，他种呕吐者亦可仿效。

妊娠呕吐患者，除药物治疗外，还需选择适合患者口味、容易消化的食物作辅助治疗。此外，还应尽量避免患者烦闷忧恼，应令其精神愉快。体弱者还应多卧床休息，调理得当，妊娠呕吐就会痊愈得更快。

十一、先兆流产

妊娠以后，阴道不时下血，或淋漓不断，称为"胎漏"，亦称"胞漏"或"漏胎"。若先感胎动下坠，继有轻微的腹胀、腹痛，或阴道内有少许血液流出称"胎动不安"。以上均属"先兆流产"的范畴。

病例一 孙某某，女，29岁，已婚，湖北内燃机配件厂工人。

[初诊] 1978年2月20日。

[病史] 患者于 1977 年 9 月晚期流产一胎（已妊娠 6 个月）。末次月经 1977 年 12 月 10 日。自述停经 40 余天后，在某医院妇科作内检时阴道出血点滴，2 月 18 日阴道又出血少许，色淡红。现感腰痛，少腹隐隐疼痛，胸闷，恶心欲呕。

[查体] 脉搏 76 次/分。舌色淡红，舌苔薄，舌边有齿印，脉沉弱。

[辨证论治] 证属血虚冲任不固，胎动不安。治宜养血固冲安胎。

[方药] 胶艾汤加味。

当归 9g，川芎 6g，白芍 15g，地黄 9g，阿胶（兑）12g，甘草 3g，续断 9g，艾叶炭 9g，棕榈炭 9g，黄芩 9g，竹茹 9g。4 剂。

二诊：2 月 24 日。

患者服上方 4 剂后，阴道再未出血，腰及少腹疼痛减轻。现感精神较差，胸闷恶心欲呕，伴有白带多。脉搏 96 次/分。舌色淡红，舌边有齿印，舌苔薄，脉沉弦软，右关脉滑数。证属冲任渐固，脾胃升降失调。治宜健脾和胃，补肾安胎。予六君子汤加味，用药如下。

党参 18g，白术 30g，茯苓 9g，甘草 6g，半夏 9g，陈皮 9g，白芍 24g，艾叶炭 9g，续断 9g，山药 30g，生姜 9g。3 剂。

三诊：3 月 3 日。

患者服上诸方后，阴道一直未见出血，腰痛基本痊愈，精神较好，胸闷呕恶减轻。但小腹左侧有时隐痛，白带仍多，口干喜饮。舌色淡，舌边有齿印，舌苔薄白，脉沉弦滑数。守上方加麦冬 9g，白芍加至 30g，以养血润燥。4 剂。

四诊：4 月 24 日。

患者称服上方 4 剂后，呕吐、腹痛、带下均止。近来小腹及腰疼痛较甚，小腹轻度下坠，口渴，鼻咽干燥，咳嗽痰中带血。脉搏 88 次/分。舌色淡红，舌边有齿印，舌苔少，脉滑数。证属脾肾双亏，阴血不足，治宜双补脾肾，清热养胎。予安奠二天汤加味，用药如下。

党参 30g，白术 30g，扁豆 9g，山药 15g，甘草 3g，熟地 30g，山茱萸 9g，杜仲 15g，枸杞 15g，续断 12g，桑寄生 15g，白芍 30g，黄芩 9g，旱莲草 12g。5 剂。

随访：服药后诸症消失，效果巩固，于 9 月 10 日生一男孩。

按语： 冲为血海，任主胞胎，冲任脉旺，则胎元得固，孕育正常。若血虚冲任失养，胞胎失固，则现胎动不安。

本例患者素体虚弱，冲任二脉失血所养，故不易载胎，乃于 1977 年 9 月晚期流产一胎。产后血虚未复，胞脉未固，转瞬又孕，何能载胎？故孕后不久则见阴道下血，腰腹疼痛。治以养血固冲安胎为法。初诊时用张仲景《金匮要略》胶艾汤加味，以养血止痛，固摄冲任。方中四物汤养血，血得养则胎元渐固，阿胶养血补血止血，血止则胎自安；艾叶炭止血止痛，棕榈炭收涩止血；续断补肾治腰痛以止血；黄芩、竹茹清热而止呕，甘草调和诸药，全方养血止血，补肾固冲，佐以清热安胎，是治疗妊娠腹痛、阴道下血的有效方剂。三诊时冲任渐固，阴道再未出血，腰及少腹疼痛减轻，而以胸闷恶心欲呕，白带多为其主症，此是脾胃升降失调之故。治当以健脾和胃为主，佐以补肾安胎。用六君子汤加减。服药 3 剂脾胃调和，胸闷呕恶减轻，四诊时呕吐腹痛带下均止，又见小腹及腰疼痛较甚，小腹轻度下坠，则是脾肾双亏之症；口渴，鼻咽干燥，咳嗽痰中带血，又是阴血不足，血虚有热之征象。故治以双补脾肾、清热养阴为法，方用安奠二天汤加味。方中党参、白术、扁豆、山药、甘草扶脾益气；熟地、山茱萸、杜仲、枸杞补肾益精；续断、桑寄生补肾治腰痛；白芍养血治腹痛；黄芩清热安胎；旱莲草清热养阴。全方以补为主，补中有清，使虚有所补，热有所清，胎元得固而收全功。

病例二 关某某，女，25 岁，已婚，沙市市机床电器厂工人。

[初诊] 1981 年 2 月 10 日。

[病史] 患者平素月经正常，末次月经 1980 年 10 月 2 日来潮，4 天结束，至今 4 个月月经未潮。5 天前阴道开始出血，量较多，色呈淡红，未见血块，腰腹疼痛有下坠感。现阴道出血未止，腰腹痛，小腹及外阴部有下坠感，伴恶心欲呕。

[查体] 脉搏 86 次/分。舌色红略暗，舌边有齿印，舌苔灰，脉弦滑。

[辨证论治] 证属血虚冲任不固，清阳下陷，胎动不安。治宜养血固冲，举陷安胎。

[方药] 胶艾四物汤加味。

当归 6g，川芎 6g，地黄炭 9g，白芍 18g，甘草 6g，阿胶（兑）12g，艾叶炭 9g，续断 9g，桑寄生 15g，菟丝子 9g，升麻 6g，柴胡 6g，棕榈炭 9g。

1剂。

二诊：2月11日。

患者服药后阴道出血较前减少，腰腹疼痛减轻，腹坠亦减。舌色红略暗，舌边有齿印，舌苔灰，脉弦滑。继续养血固冲，举陷安胎。即守前方3剂。

三诊：2月14日。

患者服药后阴道出血已止2天，腰腹有时略感疼痛，小腹及外阴部已不感下坠，只略有腹胀。舌色暗红，舌苔薄，脉弦滑。证属冲任渐固，清阳得升。治宜继续养血，固冲安胎，佐以和胃。继予胶艾四物汤加味，用药如下。

当归6g，川芎6g，地黄炭9g，白芍18g，甘草6g，阿胶（兑）9g，艾叶炭9g，续断9g，桑寄生15g，菟丝子9g，棕榈炭9g，陈皮9g。2剂。

四诊：2月16日。

患者现略感腰及小腹胀痛，纳食尚可，大便稀溏。舌色淡红，舌边有齿痕，舌苔薄，脉弦滑。现已孕4个月余，宫底脐下2指，可触及。B超示耻骨联合上可见一胎心反射，并可见胎动反射。提示妊娠子宫（胎儿存活）。治宜健脾补肾安胎，巩固疗效。予安奠二天汤加味，用药如下。

党参30g，白术30g，甘草3g，熟地30g，山药15g，山茱萸15g，炒扁豆9g，杜仲15g，枸杞9g，续断9g，桑寄生15g，白芍30g，枳壳9g，陈皮9g。带药5剂出院。

按语： 妊娠以后胞胎需气血以载养。气血足则冲任固，胎元得养，孕育正常。若气虚血少，胞胎失养，则胎动不安而下血。

本例患者孕4个月，阴道下血，是血虚气陷，胎元不固所致。血虚胞脉失养则腰痛；气虚清阳下陷则小腹坠胀；胎元不固，载养无能，则胎动不安而下血。治宜养血益气、升阳安胎为法。选用胶艾汤加味。方中胶、艾、四物、棕榈炭养血止血固冲，甘草补脾益气，升麻、柴胡升举下陷之清阳，续断、桑寄生、菟丝子补肾以安胎。全方以养血为主，辅以益气升阳。仅服药1剂，腰腹痛坠即减轻，阴道出血减少。按上法再进3剂，阴道出血停止，小腹已不感下坠，但仍感腰略痛，小腹有时作胀。三诊时乃于上方中去升、柴继续养血固冲安胎，少佐陈皮以行气和胃。四诊时超声波探查胎儿存活，但感腰及小腹略痛，大便稀溏，此是脾肾虚弱之征象。改用安奠二天汤双补脾肾，以善其后。

病例三 王某某，女，26 岁，已婚，沙市市新风副食品商店职工。

[初诊] 1978 年 7 月 17 日。

[病史] 患者末次月经 2 月 28 日，行经 4 天。现已孕 4 个半月。自 7 月 14 日起，阴道有少许血液流出，至今仍点滴不尽，色红。并伴有右侧少腹坠痛，腰痛，时感心慌气短。

[查体] 脉搏 84 次/分。舌色淡红，舌边有齿印，舌苔黄，脉弦滑。

[辨证论治] 证属气虚下陷，血随气下，胎动不安。治宜升阳益气，摄血安胎。

[方药] 补中益气汤加减。

白术 9g，黄芪 18g，陈皮 9g，党参 12g，柴胡 9g，升麻 9g，甘草 9g，白芍 30g，艾叶炭 9g，续断 9g，枳实 6g，黄芩 9g，当归 9g。2 剂。

随访：患者称服上方 2 剂，阴道出血停止，少腹坠痛大减，腰痛亦减轻，自觉有效。仍照上方抄服 3 剂，余症均消失。于 11 月份喜产一婴。

按语：患者妊娠以后，少腹坠痛，阴道下血，是气虚不能摄血，清阳下陷之故。气虚下陷，胎动不安者，当补其气，升其阳。用补中益气汤加减治之。方中党参、黄芪、白术、甘草健脾益气，升麻、柴胡举陷升阳，陈皮、枳实调胃行气，当归、白芍养血，重用白芍是取其和营止痛，艾叶炭、续断止痛止血，少佐黄芩以清热安胎。全方益气升阳之中，又有调气养血之味，有升有降，气血兼顾，故服药 2 剂，阴道出血即止，少腹坠痛减轻。药既奏效，仍守上方继进 3 剂，以资巩固。

病例四 乐某某，女，27 岁，已婚，沙市市晶体管厂工人。

[初诊] 1978 年 2 月 10 日。

[病史] 患者素来月经正常。结婚 9 个月，末次月经 1977 年 10 月 20 日，行经 4 天，经量一般。现停经 110 天。B 超示宫内妊娠。患者停经至 2 个月时，开始感少腹隐痛，后疼痛时作时止。昨晚突然心悸，恶心欲呕，腰微痛，少腹隐痛。今早起床后，又感少腹及下阴坠，小便清长。

[查体] 脉搏 86 次/分。舌色淡红，舌苔薄黄，脉沉弦。

[辨证论治] 证属脾虚气陷，胃失和降，胞脉失养之候。治宜益气和胃，和营止痛，补肾安胎。

［方药］六君子汤加味。

党参12g，白术9g，茯苓9g，甘草9g，半夏9g，陈皮9g，升麻9g，柴胡9g，白芍24g，续断9g，桑寄生15g。3剂。

二诊：2月13日。

患者服药后，恶心欲呕渐止，腰及小腹疼痛减轻，小腹下坠亦减，尚感头昏心慌。脉搏80次/分。舌色红，舌苔薄，脉弦滑。药已收效，继守上方5剂。

随访：患者服上方后，胸闷呕恶，腰腹坠痛均逐渐消失，孕育正常。于7月正产一婴。

按语：脾为生化之源，脾的功能正常，气血旺盛，妊娠以后则胎有所养。若脾虚生化之源不足，气血虚弱，胎失所养，则现胎动不安。

本例患者属脾胃虚弱之胎动不安证。脾虚气陷，则见小腹坠胀，胃失和降，则见恶心欲呕；血虚胞脉失养，则见腰腹隐痛。治以健脾和胃，益气升阳，和营止痛，补肾安胎为法。拟六君子汤加味。方中党参、白术、茯苓、甘草、半夏、陈皮健脾和胃，降逆止呕，升麻、柴胡举下陷之清阳，白芍养血和营，除挛急而止痛，续断、桑寄生补肾安胎。全方补脾和胃，益气升阳，调营，固肾，起到安胎的作用。服药3剂，脾胃得以调和，恶心欲呕渐止，腰及小腹疼痛减轻，小腹坠亦减。二诊时尚感头昏心慌，是气血未充之征象。故守前方，继进5剂而收效。

病例五 沈某某，女，26岁，已婚，沙市市中山路第二小学教师。

［初诊］1978年11月3日。

［病史］患者自述现妊娠5个月余。近1周来，右胁下牵掣疼痛，小腹下坠，坠甚时阴道有少许黄色液体流出。舌色鲜红，舌苔黄，脉沉软略滑。

［辨证论治］证属肝气郁结，脾虚气弱所致。治宜疏肝理脾为法。

［方药］逍遥散加减。

柴胡9g，当归9g，白芍9g，白术9g，茯苓9g，甘草3g，香附12g，黄芩9g。3剂。

二诊：11月13日。

患者服药后，右胁下仍感疼痛，有时小腹坠胀，见其情志忧郁，喽声叹气，乃细询胁痛原因，方知病因乃夫妻打架所引起。查患者为初孕，无流产史。病属外伤，气血失调，胎动不安。治当调和气血，止痛安胎。予保产无忧散，用药如下。

当归9g，川芎9g，白芍9g，黄芪5g，荆芥5g，厚朴5g，枳壳4g，贝母6g，艾叶5g，菟丝子9g，羌活3g，甘草3g，生姜9g。2剂。

随访：患者称服药后，胁下疼痛即愈，小腹坠亦逐渐消失，阴道已无黄色液体流出。半年后又访，自服药后胎孕正常，于1979年3月顺产一男，母子平安。

按语：妊娠胎动不安的原因很多，据临床所见，有因脾虚气弱，有因肾气不足，有因血虚冲任不固，有因跌仆击触等，治当审因辨证，随证施治。

本例患者初诊时，根据临床表现，以为是肝脾不和，气郁脾虚所致，投以逍遥散疏肝理脾不效。二诊时见其情志抑郁，详问原委，方知实由外伤所引起。气血不调，气与血结则见胁痛，小腹坠胀；瘀血阻滞脉络，血液流行不畅，则阴道溢出黄色液体。治当调和气血以安胎。用保产无忧散行气活血，补虚固冲任。气顺血调，其胎自安。故服药2剂，诸症悉解。全方补益而不滞塞，活血而不碍胎，是治疗妊娠闪挫的有效方剂。此方未产能安胎，临产能催生，主用于偶伤胎气，腰腹疼痛，甚或见红不止，势欲小产者。据我临证观察，凡妊娠4个月以上，因闪挫偶伤胎气，用于保胎多验。若未及4个月，或不是因跌仆闪挫而致胎动不安者，用之无效。

病例六 陈某，女，29岁，已婚，沙市市农药厂工人。

[初诊] 1978年10月9日。

[病史] 患者自述现已孕8个月。1个月前开始感腹部下坠，在本市某医院妇科检查为"先兆早产"，服西药苯巴比妥仅能卧床歇息，但起床后少腹仍坠甚，纳食差，二便尚可。

[查体] 脉搏92次/分。舌色红，舌苔灰，脉弦滑数。

[辨证论治] 证属气虚下陷，带脉失约，胎动不安。治宜益气升阳以载胎。

[方药] 补中益气汤加味。

白术9g，黄芪15g，陈皮9g，党参9g，柴胡9g，升麻9g，甘草3g，砂仁9g，黄芩9g，杜仲9g，桑寄生9g。4剂。

随访：患者因家居较远，行走不便，共抄服上方9剂，于11月顺产，母婴正常。

按语： 妊娠以后，胎儿需血以养，需气以载，胎儿渐长所需气血则愈多。若脾胃虚弱，中气不足，常导致气虚下陷，带脉失约，腹坠早产。

本例患者妊娠7个月时，感少腹坠胀，是早产之先兆。治当益气升阳以载胎。方用补中益气汤补中气，升清阳，举陷载胎，加杜仲、桑寄生补肾固胎；砂仁芳香醒脾和胃；脉数舌色红是兼有热象，佐黄芩以清热安胎。全方益气升阳，兼入补肾固冲之味，为治疗气虚下陷导致先兆早产的常法。

【体会】

先兆流产一证，临床所见以虚证为多，全实者较少。虚者多因血虚冲任不固、胎失所养，或脾虚气陷、胎失所载而致；实者多由跌仆闪挫所引起。

虚者补之。临床应根据不同主症，或补其血，或益其气，气血渐旺，冲任得固，其胎自安。

属血虚冲任不固者，临床以小腹痛、阴道下血为主症。治法当养血固冲任以安胎。用胶艾汤为主方补之固之。若兼有其他症状，又当根据不同情况随症加减。如例一患者孙某某，阴道下血，小腹隐痛，又见腰痛、恶心，则于主方之中加入续断以补肾安胎，竹茹以降逆止呕。例二患者关某某，主症具备又伴腰腹下坠，是血虚又兼气陷之症。故于原方中加升、柴，升举下陷之阳以载胎。

属气虚下陷者，临床以腰腹坠为其主症。治宜健脾益气升阳载胎。用补中益气汤补之举之。若脾胃失和，则又当健脾和胃。脾气升，胃气降，其胎自安。比如例三患者王某某及例六患者陈某，均以小腹坠为主症。虽前者为先兆流产，后者为先兆早产，但其病因病机一致。故都以补中益气汤为主方，服药数剂而安。再如例四患者乐某某，孕后亦见小腹下阴坠，但同时又感恶心欲呕，为脾虚胃失和降之症。所以于健脾益气升阳之中，又加和胃降逆之味。用六君子汤加升、柴，有升有降，补而不滞，胎动自安。

实者泄其有余，临床见症以跌仆闪挫为主。外伤所致的胎动不安，必见瘀血阻滞脉络，故治宜调和气血，使气行血和，胎自安宁。如例五患者沈某某，为打架所引起。初诊不悉原委，投调理肝脾之剂不效，复诊时方询知病因，故改用保产无忧散以调气活血。服药2剂，竟收全功。

因此，对于先兆流产患者，必先分清虚实，然后根据不同主症分别治之。若虚实不分，寒热不辨，贸然下药，易犯虚虚实实之戒。

在治疗过程中，尚应注意排除月经后期，以及难免流产、过期流产等几种可能。因此，妇科检查，很有必要。只有诊断明确，方可大胆投药遣方。不然不但用之不验，甚或延误病情。

十二、习惯性流产

自然流产连续发生 3 次以上者，称"滑胎"，西医学称"习惯性流产"。若自然流产虽只 2 次，但第 3 次已有流产之先兆，如腰酸腹坠，甚至阴道下血等，仍按习惯性流产论治。

病例一 王某某，女，29 岁，已婚，家住沙市胜利街 281 号。

[初诊] 1964 年 4 月 27 日。

[病史] 患者自述婚后连续流产 6 次，每产在 2～3 个月之间。初起腰痛，左少腹坠胀，随即阴道出血而流产。现妊娠 50 余天，左少腹又有坠胀感，白带甚多，口苦，睡眠不安。舌色红，舌苔黄色，脉缓无力。

[辨证论治] 证属脾虚肾亏。治宜脾肾双补。

[方药] 安奠二天汤加味。

党参 30g，白术 30g，扁豆 9g，山药 15g，甘草 3g，生地 30g，山茱萸 9g，杜仲 12g，枸杞 12g，黄芪 15g，升麻 6g，柴胡 6g，黄柏 6g。2 剂。

二诊：4 月 29 日。

患者服药后，少腹坠胀较前减轻，口苦亦减，但感大便燥结。舌色红，舌苔薄黄，脉软无力。继续脾肾双补为治。上方去黄柏，加玄参 15g。2 剂。

服上方 2 剂后，随即收其住院治疗，连服安奠二天汤加减 35 剂，诸症减轻，胎元渐固，于 6 月 6 日出院。出院后继续门诊治疗，并以安奠二天汤为丸常服。

三诊：7 月 7 日。

患者自述出院后，丸药只服 2 次，现感腰痛，头晕，小腹略痛，大便结。脉略滑。舌色红，舌苔薄黄。证属血虚阴伤，治宜双补脾肾之中佐以养血之味。予安奠二天汤加当归 9g，白芍 24g，具体如下。

党参30g，白术30g，扁豆9g，山药15g，甘草6g，生地30g，山茱萸9g，杜仲12g，枸杞12g，当归9g，白芍24g。3剂。

四诊：7月27日。

患者现妊娠4个半月，仍感腰痛。舌苔白，脉略滑。守上方去当归、白芍，加补骨脂9g。4剂。

五诊：8月17日。

患者诉值夜班后呕吐，少腹气坠。现呕吐已止，但仍感少腹坠痛，腰痛。右脉无力。舌色红，舌苔薄白。证属脾虚气陷，胞脉失养。治宜益气升阳，和营止痛。予补中益气汤加味，方药如下。

白术9g，黄芪18g，陈皮9g，升麻9g，柴胡9g，党参12g，甘草3g，当归9g，杜仲15g，白芍15g，枳实5g，桑寄生15g。2剂。

六诊：8月19日。

患者服上方后，少腹疼痛止，下坠减轻，仍感腰痛。拟上方去枳实、白芍，加补骨脂9g。3剂。

随访：患者诉连服安奠二天汤加味51剂，补中益气汤加味5剂，于12月14日顺产一女。以后妊娠正常，连续顺产3胎，后行绝育术。

按语：肾主藏精，为先天之本；脾主生化气血，为后天之源。肾精足则胎元固，脾气旺则胎有所载。脾肾功能正常，胎孕自然正常。若脾虚肾亏，胞胎失却精、气、血之载养，则易屡孕屡坠。

本例患者连续流产6次，每产在2～3个月之间。初起小腹坠胀，腰痛，随后阴道出血流产，属脾肾俱虚之故。初诊时已孕50余天，又见小腹坠胀，是流产之先兆。当急补脾养肾，使胎有所载养，以防患于未然。方用安奠二天汤加减治之。方中山茱萸、杜仲、枸杞、地黄滋肾益精，养先天；党参、黄芪、白术、扁豆、山药、甘草健脾益气，补后天，加升麻、柴胡升阳举陷以治小腹坠胀，佐黄柏之苦寒以治湿热白带。服药2剂，腹坠、腰痛减轻是脾肾功能渐复，白带减少是热象渐去，但感大便燥结则是阴液损伤之故。二诊时乃于上方中去黄柏加玄参滋阴润肠通便。三诊病程已2个月余。现感腰及小腹略痛，头晕，便结，证偏血虚，则于安奠二天汤中加当归、白芍养血。四诊仍感腰痛，腰为肾之外府，故加补骨脂补肾以治腰痛。五诊时以少腹坠痛为主症，是脾虚气陷的表现，治当益气升阳为主，佐以补肾，拟补中益气汤加味，补中益气汤健脾益气升阳举陷，杜仲、桑寄生补肾安胎，枳实、白芍调气养血，和营止痛。六诊时小腹坠痛减轻，仍感腰痛，乃于上方去枳实、白芍，加补骨脂。前后共服药 51 剂。在治疗过程中，随病情的变化，增益药味。偏于气虚者加升阳益气药或径用补中益气汤，佐以补肾药味，偏于血虚者加养血药。偏于热者加清热药，使二天得养，胎元得固，胎有所载，确保孕育正常。

病例二 曾某某，女，29 岁，已婚，沙市第二中学教师。

[初诊] 1973 年 9 月 28 日。

[病史] 患者自述婚后怀孕 4 次，均在 45 天左右流产。妊娠期间曾多方治疗以图保胎，均未收效。末次月经 8 月 2 日，现停经 56 天，查晨尿妊娠试验阳性，前来我院要求中药保胎。现感少腹两侧呈牵掣性疼痛，腰痛，大便几天解一次，但不结，胸闷阻。舌色红，舌苔黄，中间薄，脉滑。

[辨证论治] 证属脾肾亏损，经脉失养，兼有郁热。治宜脾肾双补，清热和营止痛。

[方药] 安奠二天汤加味。

党参 15g，白术 30g，扁豆 12g，山药 30g，炙甘草 6g，熟地 30g，山茱萸 9g，杜仲 12g，枸杞 12g，枳实 6g，白芍 24g，黄芩 9g。4 剂。

二诊：10 月 5 日。

患者服药后腹痛减轻，现腰仍感疼痛，伴呕吐，就诊以来大便一直未解。舌色红，舌苔淡黄，脉滑。继续双补脾肾，清热和营止痛。守前方，枳实改为 4g。4 剂。

三诊：10 月 12 日。

患者服上方 8 剂，气血得以调和，腰腹疼痛已止，大便已通，纳食一般。现感头晕，睡眠多梦，偶见呕吐，有时白带多。证属脾肾渐强，气血得调。治宜继续双补脾肾。守上方去枳实、白芍。4 剂。

四诊：10 月 17 日。

患者现妊娠 2 个月余，又感少腹双侧掣痛，有时作胀，头晕，腰稍痛，大便 3~5 天一次。舌色紫，舌苔黄色，脉滑，较有力。证属脾肾功能渐强，又见气血不调。治宜脾肾双补，调气和营，兼以清热。再守前方加味，具体如下。

党参 15g，白术 30g，扁豆 12g，山药 30g，炙甘草 6g，熟地 30g，山茱萸 9g，杜仲 12g，枸杞 12g，枳实 4g，白芍 24g，黄芩 9g。4 剂。

五诊：10 月 29 日。

患者服药后，少腹疼痛即止，停药后少腹又开始掣痛，有时腰痛，口干，现精神好转，饮食增加。脉搏 90 次/分。舌色红，舌苔薄黄，脉滑数。效不更方，仍守上方 4 剂。

六诊：11 月 5 日。

患者已孕 3 个月余，服以上诸方后，上述症状消失。近几天来，又出现阵发性下腹坠痛，有时腰痛，感恶心呕吐，但饮食仍渐增加。舌色红，舌苔薄，脉滑。证属脾虚肾亏，升降失司。治宜双补脾肾，升清降浊。予安奠二天汤加减，用药如下。

党参 30g，白术 30g，扁豆 9g，山药 15g，甘草 3g，熟地 30g，山茱萸 9g，杜仲 12g，枸杞 12g，黄芩 9g，升麻 6g，柴胡 6g，白芍 24g，竹茹 9g。3 剂。

七诊：11 月 9 日。

患者服药后，少腹坠痛减轻，仍阵发性隐痛，腰痛以下午为甚，仍感恶心，每日呕吐 1～2 次，头晕，有时心慌，白带多而稠。脉搏 90 次/分。舌色红，舌苔薄黄，脉滑数。守上方去升麻、柴胡。4 剂。

八诊：11 月 23 日。

患者服药后下腹坠胀感消失，呕吐已止，现小腹仍呈阵发性掣痛，腰痛，左下肢痉挛。脉搏 86 次/分。舌色红，舌苔中心薄黄，脉滑数。守 11 月 5 日方去升麻、柴胡、竹茹。4 剂。

九诊：12 月 7 日。

患者现孕 4 个月余，感腰略痛，小腹坠痛，下午小腹胀。舌苔黄滑，脉滑。证仍以气虚下陷为主。治宜益气举陷，辅以补肾养血清热止痛。予补中益气汤加减，用药如下。

黄芪 15g，党参 12g，白术 15g，甘草 6g，升麻 6g，柴胡 6g，陈皮 6g，当归 9g，白芍 15g，枳实 4g，桑寄生 15g，枸杞 12g，黄芩 9g。3 剂。

十诊：12 月 17 日。

孕妇服上方后，下午小腹胀好转。近 3 天来又感左少腹牵引疼痛，腰痛。舌色淡红，苔少，脉滑。证属清阳渐升，胞脉尚需营养。仍宜脾肾双补为法。

予安奠二天汤加味，用药如下。

党参 30g，白术 30g，扁豆 9g，山药 15g，甘草 3g，熟地 30g，山茱萸 9g，杜仲 12g，枸杞 12g，白芍 24g。3 剂。

十一诊：1974 年 2 月 11 日。

孕妇妊娠 6 个月余。近 2 天腰腹胀痛较剧，甚至影响睡眠。脉弦滑。舌苔淡黄。双补脾肾为主，佐以调和气血并清热药。继予安奠二天汤加味，用药如下。

党参 30g，白术 30g，扁豆 9g，山药 15g，甘草 3g，熟地 30g，山茱萸 9g，枸杞 12g，杜仲 12g，黄芩 9g，枳实 9g，白芍 30g。3 剂。

十二诊：3 月 22 日。

患者孕近 8 个月。服上方后，腹痛较前减轻，有时腰痛，检查有明显宫缩。守上方加减如下。

党参 30g，白术 30g，扁豆 9g，山药 15g，甘草 3g，熟地 30g，山茱萸 9g，杜仲 12g，枸杞 12g，白芍 30g。4 剂。

随访：患者服上方后诸症消失。于 5 月 26 日分娩。因胎儿过大，宫缩无力，剖宫取出一存活男婴，体重 4kg 余。

按语： 胎元系于脾肾。脾肾功能正常，胎元固，胎自不坠；若脾虚肾亏，胎失所固，孕后多致胎坠。

患者连续流产 4 次，是脾肾双亏无疑。脾虚胞脉失养则小腹隐痛；腰为肾之外府，肾虚则腰痛，小腹掣痛作胀，又是气血失调之故。治宜脾肾双补，佐以调和气血。前后 10 余诊均以安奠二天汤加减为主方。见小腹掣痛作胀，加枳实、白芍以调气活血止痛。九诊时患者呈少腹坠痛，乃脾虚气陷，带脉失约之征象，故以益气升阳载胎为治，用补中益气汤加减。方中补中益气汤升阳益气，白芍、枳实调和气血治小腹胀痛，桑寄生、枸杞补肾益精，黄芩清热，用方 3 剂，小腹坠减轻。尔后继进安奠二天汤加味以益脾补肾，养精血之源。

一般认为，白术、黄芩是安胎的要药。但必须分清寒热虚实选用之。属脾虚者，白术必不可少，补虚以安胎；有热者，黄芩在所必用，清热以安胎。本例患者为习惯性流产。脾虚肾亏是致病的主要原因，前后共诊 12 次，所用方药，均取白术为君，可见是虚证安胎的要药。然黄芩之用，有热时佐之，无热时去之，在虚证之中属于次要地位，而胎动不安属于血热者，则黄芩又为主药。因此随证遣药，方为万全之计。

病例三 杨某某，女，30 岁，已婚，沙市机床电器厂工人。

[初诊] 1974 年 10 月 23 日。

[病史] 患者自述婚后怀孕 4 次，皆于孕 2 个月余流产，在妊娠期间，中西医多法保胎无效。此次又停经 56 天，尿妊娠试验阳性。恐又流产而来我院就诊。现感腰痛，小腹坠，纳食差。舌色淡红，舌苔灰滑，脉滑。

[辨证论治] 证属脾肾两亏，胎动不安之候。治宜健脾补肾安胎为法。

[方药] 安奠二天汤加减。

党参 30g，白术 30g，扁豆 15g，山药 15g，炙甘草 3g，熟地 30g，杜仲 12g，山茱萸 15g，枸杞 12g，黄芩 9g，续断 9g，桑寄生 15g。3 剂。

二诊：10 月 27 日。

患者服上方 3 剂后，少腹坠减轻。现感小腹有时掣痛气胀，呃逆、矢气则舒。守上方加白芍 24g。3 剂。

三诊：11 月 2 日。

患者服药后腰痛已止，小腹掣痛减轻，小腹坠亦减轻。现已妊娠 2 个月余，正值既往习惯性流产期间。舌苔灰黄滑，脉滑数。守 10 月 27 日方，去续断、桑寄生。加升麻 9g，柴胡 9g，以升阳举陷。4 剂。

四诊：11 月 11 日。

患者少腹疼痛坠胀均减轻。脉滑数。守 10 月 23 日方，加佛手 9g，和中开胃。4 剂。

五诊：11 月 24 日。

患者纳食渐增，精神较前为好。现又感腰痛，左少腹坠。舌色淡红，舌苔灰黄，脉滑，右脉较左脉为弱。守 10 月 23 日方，加升麻 9g，柴胡 9g。4 剂。

六诊：12 月 21 日。

患者现已孕 3 个月余，少腹坠胀已愈。有时感腰痛或少腹牵引痛，溲黄便结，动则心悸气短，头晕，原有心动过速病史。脉搏 92 次/分。舌色红，舌苔根黄腻，脉滑数。予安奠二天汤加味，用药如下。

党参 30g，白术 30g，扁豆 9g，山药 9g，甘草 3g，熟地 30g，山茱萸 9g，

杜仲 12g，枸杞 12g，白芍 15g，黄芩 9g，车前子 9g。4 剂。

七诊：12 月 29 日。

患者服药后小腹痛止。仍感腰痛，小便黄，大便结。脉搏 95 次/分。舌色红，舌苔淡黄，脉滑数。守上方加减。

党参 30g，白术 30g，扁豆 9g，山药 15g，甘草 3g，熟地 30g，杜仲 12g，枸杞 12g，黄芩 9g，续断 9g，桑寄生 15g，炒栀子 9g，佛手 9g。4 剂。

八诊：1975 年 1 月 13 日。

患者已孕 4 个半月。现仍感腰痛，小便频短，大便结，饮食尚好。脉搏 80 次/分。舌色红，舌苔灰黄，脉滑。继守前方 4 剂。

随访：尔后，患者以上诸症均消失。于 6 月 9 日顺产一男，体重 3.5kg。

按语：患者婚后连续流产 4 次，属习惯性流产。是脾肾双亏之证。此次停经 56 天，有腰痛、少腹坠等症状，又是流产先兆。急宜健脾补肾以安胎，方用安奠二天汤加减。先后 8 诊主方不变。以党参、白术、熟地为君，然后根据临床上不同的兼夹症状用药，热者加黄芩以清热，少腹坠者加升麻、柴胡以升阳举陷，呃逆腹胀者加佛手以和中开胃，随证机变，共奏安胎之效。

病例四　杨某，女，37 岁，已婚，沙市农药厂工人。

[初诊] 1977 年 9 月 15 日。

[病史] 患者自述已流产 8 胎，每次均在妊娠 45～75 天时自然流产。末次月经 8 月 4 日。现停经 42 天，自停经以来，感头晕，畏冷，恶心呕吐，食少腹胀，四肢倦怠，少气懒言，于 9 月 12 日阴道流出少许咖啡色样液体，伴有腰酸痛，经我院门诊妇科治疗后，出血已止，昨晚门诊以"习惯性流产"收治入院。今天阴道又见少许出血。舌色红，舌苔黄略干，脉虚。

[辨证论治] 证属脾肾双亏。治当补脾益肾安胎。

[方药] 安奠二天汤化裁。

党参 15g，白术 15g，扁豆 9g，山药 12g，甘草 6g，制首乌 15g，黄精 15g，枸杞 15g，杜仲 12g，黄芩 9g，续断 12g，桑寄生 15g，艾叶炭 9g。3 剂。

二诊：9 月 18 日。

患者服上方后，阴道出血已止。现感少腹胀气，纳差，口干咳嗽。脉搏 76 次/分。舌色红，舌苔黄，脉虚，右脉弦弱。守上方去艾叶炭，加沙苑子

9g，党参、白术加至 30g。5 剂。

三诊：12 月 23 日。

患者服安奠二天汤为主方加味数剂后，腰及少腹疼痛愈，精神好转。入院 3 个月以来，经主管医生按上法加减，共用药百余剂。最近几天不思饮食，食后腹胀。舌色淡红，舌苔黄而干，脉沉滑。证属脾虚运化失职。治宜健脾和中，兼顾肾阴。予香砂六君子汤加减，用药如下。

党参 15g，白术 9g，茯苓 9g，甘草 6g，陈皮 6g，砂仁 6g，谷芽 9g，麦芽 9g，黄精 12g，石斛 12g，熟地 9g。6 剂。

四诊：12 月 30 日。

患者服香砂六君子汤加减 6 剂后，饮食增加，精神较前好，尚感腰痛。脉沉软滑。舌色红，舌苔黄腻。予安奠二天汤加减，用药如下。

党参 30g，白术 30g，扁豆 9g，山药 15g，炙甘草 6g，熟地 30g，枸杞 9g，杜仲 9g，黄精 15g，续断 9g，桑寄生 15g，补骨脂 9g。5 剂。

五诊：1978 年 1 月 16 日。

患者住院治疗 4 个月，共服安奠二天汤加减 118 剂，香砂六君子汤化裁 6 剂。现腰及小腹已不痛，一般情况较好。今已孕 5 个月余，查宫底脐上 1 横指，可监测到胎心、胎动，B 超示胎儿存活。现已超过既往流产时间，嘱咐带药出院休养。继予安奠二天汤加减，用药如下。

党参 30g，白术 30g，扁豆 9g，山药 15g，炙甘草 6g，熟地 30g，枸杞 9g，杜仲 9g，续断 9g，桑寄生 15g，黄精 15g，肉苁蓉 9g。5 剂。

随访：患者出院后，坚持每周服安奠二天汤加味 2 剂，于 5 月产一男婴。

按语：本例患者流产 8 胎，脾肾更虚。平素未能注重调补，身体尚未康复，乃又第九次受孕。孕后容颜憔悴，精神倦怠，食少腹胀，头晕，畏冷及腰痛等均为脾肾耗亏之证。若欲求其胎元得固，则需循序渐进，从缓计议，非一朝一夕所能收功。初诊时即抓住脾肾亏虚的特点，治以补脾益肾安胎。前后疗程 4 个月余，服安奠二天汤加减百余剂，坚持补脾滋肾为主，又随病情的变化用药，或偏于补肾，如加续断、桑寄生、补骨脂、肉苁蓉等；或侧重治脾，如用香砂六君子汤等，机动灵活，不超出规范。经过较长时间的治疗，使脾肾得以培补，胎元渐固，故达到了预期效果。

病例五 李某某，女，28 岁，已婚，沙市二轻局干部。

[初诊] 1977 年 5 月 24 日。

[病史] 患者自述早产 3 胎，每产均在妊娠 7 个月左右，婴儿每于产后十几天死亡。第一胎产于 1974 年 12 月。第二胎产于 1976 年 5 月。第三胎产于 1977 年 4 月 12 日，婴儿存活 15 天死亡，产后 5 天恶露排净。现月经未潮，因连续早产 3 胎，婴儿均死，气郁不疏，性情急躁，常感全身之气走窜疼痛。现周身畏寒，四肢发凉，少腹冷感，气候变凉时感腰痛，白带多，有气味。脉沉弦。舌色淡红，舌苔薄。

[辨证论治] 证属脾肾阳虚。治当温补脾肾两阳。

[方药] 温胞饮加减。

党参 9g，白术 9g，杜仲 9g，山药 9g，芡实 9g，肉桂 6g，附片 9g，补骨脂 9g，菟丝子 9g，巴戟天 9g。4 剂。

二诊：6 月 1 日。

患者服上药后，全身畏寒减轻，末次月经 5 月 28 日，4 天结束，此次经来较畅。脉舌同上。守上方 4 剂。继续温补脾肾两阳。

三诊：6 月 6 日。

患者服完上方后，全身走窜疼痛较前减轻。现感有时胃脘嘈杂。纳食少，腰痛，小便深黄色，有灼热感。脉搏 88 次/分。舌色红，舌苔黄，脉弦稍数。妇科检查示外阴经产型，宫颈上唇糜烂，少量黄白带，子宫前倾，大小正常，活动。附件（－）。续温脾暖肾，佐以和胃。予肾着汤加味，用药如下。

茯苓 9g，白术 9g，姜炭 3g，甘草 3g，半夏 9g，陈皮 9g，乌药 9g，牛膝 9g，巴戟天 9g，威灵仙 9g，神曲 9g，山楂炭 12g。5 剂。

四诊：7 月 25 日。

患者末次月经 5 月 28 日。现已停经 2 个月，7 月 18 日、19 日阴道有少许出血，20 日在某医院做尿妊娠试验示阴性，现感腰痛。舌色淡红，舌苔薄黄，脉弦滑。

五诊：8 月 10 日。

患者现已停经 72 天。B 超示子宫增大，其间现胎心反射，提示胎儿存活。

六诊：12 月 26 日。

患者妊娠 7 个月，此时正是前 3 次早产的时间。恐又早产，即来院求治。

患者平素阳虚，时值冬月，安奠二天汤虽属双补脾肾，但嫌温阳之力不足。乃于此方之中加入肉桂、附片、升麻、黄芪、艾叶等大辛大温及升阳益气之品，以固其胎元。予安奠二天汤加味，用药如下。

党参 30g，白术 30g，杜仲 15g，山茱萸 9g，黄芪 15g，肉桂 6g，熟地 30g，山药 15g，扁豆 15g，枸杞 15g，升麻 9g，附片 9g，炙甘草 9g，续断 9g，桑寄生 15g，白芍 12g，艾叶 9g。5 剂。

七诊：1978 年 1 月 2 日。

患者妊娠 7 个月余，尚感右侧腰痛，少腹下坠怕冷。脉弦滑。舌色淡红，舌苔薄黄。仍守前法，以巩固胎元。守上方 5 剂。

八诊：1 月 7 日。

患者服上方后腰痛减轻，仍感少腹畏冷。脉舌同上。仍守上方 5 剂。

九诊：1 月 12 日。

患者妊娠 7 个月余，一般情况好，为防早产，要求继续服药。守上方 5 剂。

十诊：1 月 17 日。

患者服药后少腹发冷渐好转，唯恐早产，要求继续服药。仍守上方 5 剂。

十一诊：1 月 21 日。

患者现已妊娠 8 个月，有时仍感少腹发凉。最近几天小腹似有下坠之状。夜间小腹阵发性收缩 2～3 次，白天少腹阵发性收缩多次。小便频数。脉搏 102 次/分。舌色淡红，舌苔薄，脉弦滑数。续予安奠二天汤加减。

党参 30g，熟地 30g，白术 30g，枸杞 12g，续断 9g，杜仲 12g，山药 15g，甘草 6g，补骨脂 9g，黄芪 18g，升麻 6g，白芍 30g，鹿角胶 9g。5 剂。

随访：患者服完上方后，于 1 月 28 日臀位难产一男孩，体重 2.5kg，1 年后再访，母子健康。

按语：本例患者平素畏寒肢冷，少腹发凉，婚后又连续早产 3 次，证属脾肾阳虚。脾阳虚则清阳下陷，胎失所载；肾阳不足则胞宫无火温煦，胎元不固，势必导致胎儿早产。患者初诊时又值第三胎早产之后，以周身畏寒，四肢发凉，少腹冷，气候变凉时即感腰痛等为其主症，此时之治亦应以温补脾肾两阳为法。投温胞饮原方治之。方中肉桂、附片大补脾肾之阳，阳气复，胞内寒冰之气方能驱散，党参、白术、山药、艾实健脾益气，使后天有所养，补骨脂、菟丝子、巴戟天补肾温阳，使先天之精气足，全方益气固精，脾肾双补。服药8剂，症状减轻。三诊时感腰痛，胃脘嘈杂是主症之中兼见胃失和降。乃于肾着汤中佐以和胃之品。方中茯苓、白术、干姜、甘草温脾暖肾，加入乌药、牛膝、巴戟天、威灵仙等专治腰痛，半夏、陈皮、神曲、山楂和胃而治其嘈杂。5剂后脾肾之阳渐复，胃得和降。此时正宜继续调理，乃又受孕。六诊时妊娠7个月，正是前3次早产之时，幸前段曾投大剂辛温壮阳药味，对胎元有所裨益，但毕竟病程迁延，非一日一时所能收功。故孕后更应注重温补，俾能正常孕育。乃于安奠二天汤中加入肉桂、附片、黄芪、升麻、艾叶等补脾温肾，升阳益气之品。守方30余剂，使阳得生，阴得长，庶几胎儿存活。

【体会】

冲为血海，任主胞胎。冲任之气固则能养胎载胎；冲任脉虚，无力载胎常导致坠胎小产。冲任二脉的盛衰，关键在于脾肾功能的强弱。所以说胎元受系于脾肾。若脾肾功能失常，则有坠胎小（早）产之虞。

临床所见的习惯性流产（早产），均由脾肾双亏所致，治当脾肾双补。每遇此类患者，我均取"安奠二天汤"为主方，以人参、白术、扁豆、山药、炙甘草补脾，熟地、山茱萸、杜仲、枸杞补肾，重用人参、白术、熟地，意在大补气血。使脾气旺，肾精足，则胎元自固。

由于脾肾双亏是导致习惯性流产的主要病因。所以临床上常表现为少腹坠胀，小腹隐痛或腰痛等症状。因此，我常于主方之中随症加味。若小腹隐痛加白芍24~30g，以养血和营止痛；若小腹胀痛加枳实、白芍，以调气活血止痛；若小腹坠加升麻、柴胡，以升阳举陷，少腹坠甚，可径投补中益气汤，以升举下陷之阳，益气安胎；若腹痛阴道下血者，先服胶艾汤以养血止血，固冲安胎；若阴道下血，腹不痛者则于主方中加阿胶、地黄炭即可；若口干舌红，脉数，属脾虚阴伤者，用加减黄土汤补脾坚阴，涩血固冲；若腰痛者，可选加续断、桑寄生、补骨脂、菟丝子，以补肾治腰痛；若口干便结脉数属热者，加黄芩以清热安胎；若形寒肢冷属寒者，加肉桂、附片、艾叶、姜炭之属，以温胞散寒。

前四例患者均系习惯性流产。因此持安奠二天汤主方不变，随症按上法加减，取得较好的疗效。例五则是习惯性早产患者，理应按习惯性流产的双补脾肾法治之，但因其素来形寒畏冷，少腹冰凉，是脾肾真阳不足，无火温煦胞宫之虚寒证。因此，治法先宜着重温阳，先服温胞饮，使阳气复后，再服"安奠二天汤"。但变方之后仍注意加入肉桂、附片等温阳药味，使阳生阴长，而收全功。

十三、妊娠水肿

妇女妊娠以后，面目浮肿，或由足上延，渐及外阴甚至全身浮肿的称"子气"或"子肿"。浮肿不明显而见少尿，体重迅速增加的，也属此范畴。若妊娠七八个月后，两足浮肿不甚，平卧后可自行消退，无其他不适者，不必治疗，产后可自行消退。

病例一 刘某某，女，29 岁，已婚，沙市床单一厂工人。

[初诊] 1978 年 2 月 24 日。

[病史] 患者 6 年前足月分娩一男婴，孕时不肿。现孕第二胎已近 5 个月，觉颜面及上肢肿胀，下肢浮肿。平素胸闷，稍事活动即感心慌。近 3 个月来感少腹两侧疼痛，时作时止，有时腓肠肌痉挛。查血压 120/70mmHg。小便未发现异常。

[查体] 脉搏 138 次/分。舌色红，舌苔灰色，脉沉弦数略滑。

[辨证论治] 证属脾气虚弱，气滞水渍。治宜健脾益气，行气利水。

[方药] 六君子汤合五皮饮加减。

党参 12g，白术 9g，茯苓皮 15g，甘草 3g，半夏 9g，陈皮 9g，生姜皮 9g，桑白皮 12g，大腹皮 9g，白芍 30g。3 剂。

二诊：3 月 18 日。

患者服上方后，面目、四肢肿胀均较前大减。心慌、少腹疼痛亦较前明显好转，未继续复诊，近来下肢又现肿胀，才来就诊。脉沉弦。舌色正，舌苔薄。继守上方 3 剂。

随访：患者称服完上药后，水肿基本消退，腹痛愈，腓肠肌痉挛明显减轻，后足月分娩一男，体重 4.5kg。

按语：脾为后天之本，主运化水谷。脾的功能正常，水谷得以消化运转，则肢体不肿胀。若脾失运化，水湿停聚，泛于经络肌肤之间，则发为水肿。

本例患者平素胸闷，稍事活动即心慌，已属脾虚痰阻，气血不足之证。孕后气血聚而养胎，则脾更现虚象。脾主四肢肌肉而运化水湿，虚则运化失职，故四肢肿胀。脾虚血少，经脉失养，故少腹隐痛，腓肠肌痉挛。治宜健脾行气利水，佐以柔肝养血。方用六君子汤合五皮饮加减。方中党参、白术、甘草补脾益气，半夏、陈皮和胃祛痰，茯苓用皮取其利水消肿，生姜皮辛散利水，大腹皮宽中利水，桑白皮泻肺利水，合之陈皮共奏行气利水消肿作用，佐以白芍30g养血柔筋，主治小腹隐痛及腓肠肌痉挛。全方有补有通，补而不滞，行气而不耗气，止痛而不伤血，为妊娠水肿兼有腹痛的有效方剂。

病例二 叶某某，女，27岁，已婚，沙市棉织五厂工人。

[初诊] 1978年7月3日。

[病史] 患者现已孕6个月余，1个月前开始颜面及四肢肿胀，以下肢为甚，按之凹陷，纳食稍差，小便短黄，大便溏，每日2~3次。查小便未发现异常。

[查体] 脉搏78次/分，血压120/80mmHg。舌色暗，舌边有齿印，舌苔灰黄，脉沉软。

[妇科检查] 宫底脐上2指，可闻胎心及胎动。

[辨证论治] 证属脾虚湿盛，气滞水停。治宜健脾益气，利水消肿。

[方药] 全生白术散加减。

白术9g，大腹皮9g，茯苓皮15g，生姜皮9g，陈皮9g，桑白皮9g，黄芪12g，党参9g。5剂。

二诊：7月10日。

患者服上方后，水肿明显消退，小便渐长，大便日一次。脉舌同上。按上法继服，以善其后。守上方5剂。

随访：患者就诊2次，服药后水肿明显消退，后足月早期破水，行剖宫产，得一男。

按语： 患者孕5个月时已开始四肢肿胀，就诊时已1个月有余，病势日进，尤以下肢肿为甚，属脾虚未得以及时治疗之故。

脾虚不能行其运化水湿之权，使水湿停于四肢，故发为肿胀。湿性重浊，故以下肢肿为甚。脾虚，故纳食差，大便溏，脉沉软，而舌有齿印。治宜健脾益气行水。拟全生白术散加减主之。全生白术散加党参，是采取四君之意以健脾益气，脾气旺，水湿得以运化，则肿胀自消。甘草有横中阻水之弊，故舍而不用。加黄芪益气升阳，黄芪又有消肿利尿之功，入上药之中，使其补中有消。全方补不滞邪，泻不伤正。是治疗脾虚子肿的代表方剂。

病例三 李某某，女，28 岁，已婚，沙市仪表厂工人。

[初诊] 1977 年 10 月 28 日。

[病史] 患者孕第一胎已 8 个月余，孕 4 个月时开始颜面胀，下肢肿，按之凹陷。现肿势渐渐向上蔓延，觉腰痛，纳差，大便正常，小便短黄。既往有"风湿性心脏病"史，曾行心脏瓣膜手术，术后身体情况尚好。

[查体] 血压 140/86mmHg。舌色红，舌苔黄，脉沉软。

[实验室检查] 尿常规检查无异常发现。

[辨证论治] 证属脾虚湿肿，久而伤肾。治宜健脾利水消肿，佐以补肾安胎。

[方药] 五皮散加味。

桑白皮 15g，大腹皮 9g，茯苓皮 15g，陈皮 9g，生姜皮 9g，续断 9g，桑寄生 12g，党参 12g，黄芩 9g。4 剂。

二诊：11 月 3 日。

患者服上方后，水肿逐渐消退。脉舌同上。守上方 3 剂。

随访：患者服药后，水肿明显消退，疗效较好，后顺产一婴。小孩健康。

按语： 本例患者脾虚湿渍未得及时疏利，以致肿势蔓延，日久则脾气更虚，故纳差，肿胀按之凹陷。脾虚累及于肾，故见腰痛。腰为肾府，乃胞脉之所系，肾气受伤而腰痛，当防其早产。因此于健脾利水消肿之中，辅以补肾安胎之品。脾气健，肾气旺，则水肿消退，胎孕自安。用五皮散加味治之。方中五皮散加党参健脾益气消肿，续断、桑寄生补肾安胎，因其湿邪郁久化热，而见舌色红，舌苔黄，小便短黄，故佐黄芩一味，以清热安胎，药对病症，数服而安。

【体会】

导致妊娠水肿的病因，责在脾、肺、肾，而以脾虚为主。如果脾的敷布运化功能正常，津液自能散布于周身，输注脏腑经络，则代谢正常。若脾气虚弱，则不能运化水湿，水湿停于肌肤之间，则为肿胀。后天既虚，母病累及子脏，则肺虚而难通调水道。若脾阳虚，累及肾阳，不能化气行水，亦可发为水肿。脾为后天之本，脾虚是主要原因。

临床常用五皮散主治，方中茯苓皮利水渗湿，生姜皮辛散助阳消水，大腹皮行气利水，使水气分消，桑白皮泻水之上源，使肺气清肃，水自下趋，陈皮理气和中，其性随和，同补药则补，同泻药则泻，同升药则升，同降药则降，加入消泻药中，灵通活泼，使气化水行，共奏健脾化湿、理气消肿之功。此方论消泻是其所长，言补益则稍嫌不足。因此应根据临床不同见症，偏虚者或加入健脾之品，或加入益肾之味，如黄芪、白术、桂枝、补骨脂等，以增其补益之力。属邪实者，则加入木通、防己、莱菔子、枳实之属，以增其利水理气消肿的作用。

例一患者刘某某，是脾胃受病，以四肢肿胀、平素胸闷为其主症，故于健脾之中加入和胃之品。例二患者叶某某，以脾虚为主症，临床表现纳差，便溏，所以专治脾虚。例三患者李某某则是脾虚日久及肾，以水肿、腰痛为主症，乃于扶脾方中参入补肾药物。因肾为系胞之脏，腰为肾之腑，肾气旺则胎元自固，若肾气弱则见腰痛，甚至引起早产坠胎。常加药物如续断、桑寄生、杜仲等以固胎元。

总之，临床所见，妊娠水肿纯属气滞或肾阳不足者较少，病脾虚者为多。若脾虚兼滞，或兼肾气虚，可按法随症加减。

十四、妊娠身痒

妊娠期间，孕妇身起大小不等之疹块，时隐时现，时发时止，隐时尚无痛苦，作时奇痒难忍，或畏寒发热，或身重肢肿，称之为妊娠身痒。

病例一 陈某某，女，28岁，已婚，沙市棉纺织印染厂工人。

[初诊] 1978年11月1日。

[病史] 患者现孕9个月。2个月前，下肢始肿，肿势逐渐加重。近1个月来四肢及下半身开始起小红疹，时隐时现，隐时无明显感觉，发时疹处奇痒难忍，甚至搔抓破皮亦难解痒，四肢到处可见抓痕，又感口干苦，欲冷饮，小便短。

[查体] 脉搏94次/分。舌色淡红，舌苔白，脉沉弦滑。

[辨证论治] 证属湿邪阻久化热，湿热化毒生风。治宜清热利湿，解毒

祛风。

[方药] 五皮饮合二妙散加减。

陈皮9g，大腹皮9g，桑白皮9g，茯苓皮9g，甘草3g，白鲜皮9g，豨莶草15g，地肤子9g，荆芥9g，金银花15g，连翘12g，苍术9g，黄柏9g，苦参9g。5剂。

随访：患者服上方后，下肢肿明显消退，身痒止，红疹未再复发。

按语：本例患者孕7个月时开始下肢肿，并逐渐加重，后见身起红疹，奇痒难忍，搔抓亦不能缓解。其舌色淡红，舌苔白，脉沉弦滑数。证属脾湿下注，日久化热，成毒生风之候。因湿邪为病之根源。故治以健脾除湿为主，辅以败毒祛风药味。方用五皮饮合二妙散加减。方中陈皮、大腹皮、桑白皮、茯苓皮健脾除湿，分消水气，苍术芳香化湿醒脾，黄柏苦寒燥湿清热，苦参、地肤子清热利湿止痒，白鲜皮、豨莶草祛风除湿止痒，荆芥祛风治疮疡，金银花、连翘、甘草清热解毒。全方表里两解，内外分消，使湿去，热清，风散，毒解。故仅服药4剂，肿痒均除，红疹未再复发。

病例二 李某某，女，29岁，已婚，沙市粮食储运站职工。

[初诊] 1978年10月27日。

[病史] 患者前2胎均于孕三四个月时流产，现又孕3个月6天，有时感腰略酸软。近8年来，每遇冷风则身起风团，昨晚起北风时，全身又起风疹，时伏时现，奇痒不可忍耐，身畏冷，心烦喜饮，纳食、二便尚可。脉软滑，舌正苔灰。

[辨证论治] 证属脾肾两虚，风湿外袭之候，治宜补脾肾，除风湿。

[方药] 安奠二天汤加减。

党参30g，白术30g，甘草3g，熟地30g，山药15g，山茱萸15g，枸杞9g，扁豆15g，杜仲9g，荆芥9g，防风9g，白鲜皮9g。3剂。

随访：半年后访问，患者诉服上方2剂后，症状即消失，风疹块未再复发。现胎孕正常。

按语：患者8年来，每遇冷风即发风团，是为卫外不固。卫气发源于下焦，滋养于中焦，宣发于上焦。三焦功能正常，卫气盛，自不发病。若三焦功能失常，卫外失固，风湿趁虚而入，则发为风团。患者就诊时，已孕3个月，全身起风团，曾流产2胎为主症。查其脉软而略滑，观其舌苔为灰色。

此时之症以脾肾两虚，卫外不固，风湿客于肌表为要。其治宜补脾肾，祛风湿为法。方用安奠二天汤加减。方中党参、白术、扁豆、山药、甘草扶脾益气补后天，熟地、山茱萸、杜仲、枸杞滋肾益精养先天，荆芥、防风、白鲜皮祛风除湿止痒。服药后，二天既养，卫气亦渐固，不但疹块消失，且胎孕正常。

【体会】

妊娠身痒，临床常见的有湿热化毒生风和脾、肺、肾虚两种类型。前者属实，后者以虚为主。

属实者，治当以祛邪为主，邪去则正自安。例一患者陈某某因湿久化热，成毒生风而发病。临床以全身瘙痒，口干苦，喜冷饮，小便黄，脉弦滑数为特点。其治宜清宜利，湿去热清，风散毒解，则痒疹自愈。

偏虚者，则应以扶正为先，正气盛则邪不可干。例二患者李某某病程迁延，且又连续流产两胎，责在脾、肺、肾三脏。本病未治，又因风湿之邪乘虚而入。治当以补为主，佐以祛风除湿之味，是扶正祛邪之法。

总之，本病之治，应顾及胎孕，亦需分别虚实。属实者当泻其有余，属虚者宜补其不足。若虚实不分，贸然投以祛风除湿之剂，则痒疹不去，恐有滑胎之弊。

十五、子嗽

妊娠期间，咳嗽不已，或恶寒发热，或五心烦热，或呕吐痰涎，或干咳无痰。轻者迁延数月，重者直至胎坠或产后方止。若偶见咳嗽，则不属于子嗽范畴。

病例一 刘某某，女，28岁，已婚，沙市容器厂工人。

[初诊] 1978年3月20日。

[病史] 患者第一胎孕3个月时因咳嗽甚，引起胎坠流产。第二胎又因咳嗽以致先兆流产，住院5个月，咳嗽未愈，出院后（妊娠7个月）即早产，产后咳嗽自止。第三胎孕6个月时仍因咳嗽甚而腹坠流产。现为第四胎，已孕6个月余。4个月前开始咳嗽，干咳无痰，咳甚时作呕，小腹痛坠，阴道少许出血，未治血而血自止，后每半月阴道出血一次，量少，同时咳嗽日增，

腹痛坠加重，曾多方治疗不效。半月前在本市某院住院治疗，阴道出血虽止，但腹痛坠未愈，咳嗽未止，经介绍前来我处求治。饮食、二便尚可。

[查体] 脉搏 104 次/分。舌色红略暗，舌苔黄，脉弦软略滑而虚数。

[辅助检查] 肺部 X 线检查未发现异常。

[辨证论治] 证属肺肾阴虚，虚火上炎，胞脉失养。治宜滋肾润肺，止咳安胎。

[方药] 百合固金汤加减。

熟地 9g，麦冬 9g，百合 24g，炒白芍 30g，酒当归 9g，甘草 15g，桔梗 12g，玄参 12g，沙参 9g，党参 12g，枇杷叶 12g，五味子 9g。4 剂。

二诊：4 月 5 日。

患者服上方后，咳嗽干呕渐止，腹痛坠渐愈，精神明显好转，停药 10 天后又开始咳嗽。患者要求继续服上方。脉弦略滑，较前有力。舌正苔薄。守上方 4 剂。

三诊：4 月 9 日。

患者服药后咳嗽已止，要求继续服药，以除病根。守上方 4 剂。以巩固疗效。

随访：半年后访问，患者诉服完上述方药后，干咳、腹痛未再复发，胎孕正常。后足月顺产一女，健在。

按语： 本例患者在妊娠期间咳嗽，三孕三坠，显系平素肺肾阴虚所致，而非一般外感疾病。现又孕 6 个月余，咳嗽已达 4 个月。平素肺肾阴虚之体在妊娠以后，阴血聚下以养胎，肺肾之阴则更显不足，肾阴不足，虚火上炎，熏灼肺胃，使肺失清肃，胃失和降，故每孕必发咳嗽干呕之症。因胞脉系于肾，肾虚胞脉失其系养，往往影响胎儿孕育，轻则腰腹坠痛，重则流产、滑胎。此时之治宜滋补肺肾之阴，以制其上炎之火。方用百合固金汤加减。方中百合、麦冬润肺生津，沙参生津而养肺胃，又治久咳久嗽，枇杷叶止嗽止呕，五味子敛肺，桔梗利咽，玄参、熟地滋肾清热，甘草配芍药缓解小腹挛急疼痛。更加党参一味，调补脾胃，使土旺金生，肺气清肃有权，共奏养阴润肺、止咳安胎之功。药进 4 剂，咳嗽干呕渐止，腹痛坠渐愈。二诊、三诊守方不变，以巩固疗效。前后共服药 12 剂，病根得以解除，胎孕正常，后足月顺产一女。

病例二 王某某，女，30 岁，已婚，沙市市毛巾总厂工人。

[初诊] 1981 年 1 月 3 日。

[病史] 患者于 1980 年 5 月因咳嗽而致流产 1 胎。现已孕 51 天，1 周前又开始咳嗽，干咳，咽痒，鼻塞，4 天前阴道流出黄色分泌物，后经治疗，咳嗽不见好转，阴道现有少许咖啡色分泌物，小腹持续疼痛。门诊以"子嗽，先兆流产"收入院。现仍咳嗽，咽痒，小腹持续疼痛，阴道出少量血液，饮食尚可，二便正常。

[查体] 脉搏 100 次/分。舌色红，舌苔薄黄，脉滑数。

[辅助检查] 肺部 X 线检查未发现异常。

[辨证论治] 证属肺肾阴虚，冲任不固。治宜养阴清热，止嗽固冲安胎。

[方药] 清燥救肺汤加减。

沙参 15g，炙甘草 6g，炙枇杷叶 9g，生石膏 18g，阿胶（兑）12g，杏仁 9g，桑叶 9g，麦冬 15g，黑芝麻 9g，炒白芍 15g，续断 9g，地黄炭 9g。2 剂。

二诊：1 月 5 日。

患者服药后，夜间咳嗽明显好转，白天仍干咳无痰，咳甚小腹仍痛，腰亦感疼痛，阴道出血较前减少，饮食、二便尚可。脉搏 80 次/分。舌色红，舌苔黄而干，脉滑数。守上方加石斛 15g，法半夏 9g。2 剂。

三诊：1 月 8 日。

患者服药后咳嗽尚愈，阴道出血已止。但有时感胸闷，腰仍痛，小便略坠。脉弦滑，舌色淡红，舌苔薄黄。证属脾肾两虚，胎动不安，治宜健脾滋肾安胎。予六君子汤加减，用药如下。

党参 12g，白术 9g，茯苓 9g，甘草 6g，陈皮 9g，沙参 15g，麦冬 9g，百合 9g，黄芪 15g，续断 15g，黄芩 9g，升麻 6g，柴胡 6g。3 剂。

四诊：1 月 11 日。

患者服药后咳嗽已止，胸闷已开，腰腹已不坠痛。舌脉同上。守上方 3 剂，带药出院。

半年后随访，患者诉经以上治疗后，咳嗽未再发作，现已孕 8 个月，胎孕正常。再访，诉于 8 月 27 日顺产一女。

按语： 本例患者因咳嗽甚曾流产 1 胎。初诊时第二胎已孕 51 天，又咳嗽不已。无痰，咽痒，鼻塞，阴道出血，小腹疼痛。证属肺肾阴虚，冲任不固，胎动不安。其治宜养阴润燥，止嗽安胎为法。方用清燥救肺汤加减。方中桑叶轻宣肺热，石膏清肺胃之热，沙参、麦冬、芝麻润肺止咳，杏仁、枇杷叶降逆止咳，白芍、甘草养血和营，缓急止痛，阿胶、续断、地黄炭补肾固冲，止血安胎。全方清热养阴，肺肾双补。服药 2 剂，症状得以缓解。二诊时于原方中加入石斛、半夏，以增强润肺降逆之力，使肺肾之阴逐渐恢复，肺肾功能逐渐加强，则咳嗽自愈，阴道出血停止。患者肺肾两虚，咳嗽动胎，是其主要矛盾。按法治疗得效后，其脾虚症状又显露出来，此时表现为胸闷、小便略坠以及腰痛等症状。治法应以扶脾为主，佐以补肺养肾之味。方用六君子汤加减。方中党参、白术、茯苓、甘草、半夏、陈皮扶脾和胃，开其胸闷，升麻、柴胡、黄芪升阳益气，疗其便坠，并以沙参、麦冬、百合润肺止咳，续断补肾安胎，少加黄芩苦寒坚阴，降其逆上之火。全方三脏同治，阴阳并调，辨证用药，故疗效满意。

病例三 周某某，女，25 岁，已婚，江陵县纪南公社社员。

[初诊] 1979 年 5 月 6 日。

[病史] 患者因妊娠咳嗽曾流产 2 胎。现为第三胎，已孕 3 个月。半月前又开始咳嗽，近来咳嗽加剧，痰涎多，胸闷阻，有时恶心欲呕，并感腰及小腹坠胀，小便频数。在本地治疗未效，经介绍特我求治。

[查体] 脉搏 76 次/分。舌色淡红，舌边有齿印，舌苔白腻。脉弦滑。

[辅助检查] 肺部 X 线检查未发现异常。

[辨证论治] 证属痰湿内阻，升降失司，胎动不安，治宜燥湿化痰，升清降浊，固冲安胎。

[方药] 二术二陈汤加减。

半夏 9g，陈皮 9g，茯苓 9g，甘草 3g，苍术 9g。白术 9g，杏仁 9g，苏叶 9g，升麻 9g，柴胡 9g，续断 9g，贝母 9g。3 剂。

二诊：5 月 11 日。

患者服药后，咳嗽胸闷较前减轻，痰涎减少，腰腹坠痛亦减。脉搏 76 次/分。舌色淡红，舌边有齿痕，舌苔白滑。脉弦滑。守上方 3 剂。

三诊：5 月 14 日。

患者服药后，咳嗽已止，胸闷渐开，现感心慌，纳食少，小腹略感下坠，腰有时隐痛。脉搏 72 次/分。舌色淡红，舌边有齿印，舌苔薄白，脉弦软滑。

证属痰浊渐去，脾虚未复。治宜健脾和胃，固冲安胎。予六君子汤加减，用药如下。

党参15g，白术9g，茯苓9g，甘草3g，半夏9g，陈皮9g，砂仁6g，升麻9g，柴胡9g，续断9g，桑寄生15g。3剂。

随访：患者诉经以上治疗后，咳嗽未再发生，腰腹坠痛等症愈，于年底足月顺产一男。

按语： 本例患者因咳嗽曾流产2胎，系脾肾已虚。此次孕后，又咳嗽不止，胸闷痰多，腰腹坠胀。证属本虚未复，又现痰浊中阻。其治宜祛邪扶正为法，邪去正复，其病自瘥。方用二术二陈汤加减，燥湿化痰，升清降浊，补脾滋肾安胎。方中半夏、陈皮、茯苓、甘草和胃降逆，燥湿化痰，苍术、白术扶脾除湿，苏叶行气宽中而安胎，杏仁、贝母清肺化痰而止嗽，升麻、柴胡升阳举陷治腹坠，续断补肾固冲止腰痛。全方以燥湿化痰为主，辅以补正之味。服药6剂，痰浊渐去，咳嗽渐止。三诊时小腹略坠，腰隐痛，胃纳仍差，乃是邪去而正未复，故用六君子汤加减扶脾补肾，培养先后二天以善后。

【体会】

子嗽一证，我临床常见的有肺肾阴虚和脾虚痰阻两种类别。前者其证纯虚，后者虚中夹有实证。

属肺肾阴虚者，治宜补其阴之不足。待正气足，肺肾得养，咳嗽自止。例一患者刘某某、例二患者王某某，虽然取方各异，但其治均以补肺肾之虚为主。只是第二例患者又兼脾虚，病情较为复杂，故在滋补肺肾之阴以后，又需健脾益气，以六君子汤为主，再辅以润肺补肾药味，辨证明确，药有针对性，故取得满意效果。

属脾虚痰阻者，应以健脾燥湿化痰为治，假使屡孕屡咳，连续流产，正气受到损害，在治疗时若一味祛邪，必然导致正气更虚，若一味扶正，又必留邪于内，导致病情缠绵。此时之治，唯以祛邪扶正为上策。待到邪去正复，咳嗽亦止。例三患者周某某属于上述类型。就诊时咳嗽痰多，胸闷呕恶，证系痰湿中阻。纳差，腰腹坠胀又是脾肾两虚。初治之时，以燥湿化痰为主，加入补脾养肾之味，使邪去正不受损。三诊时痰浊已去，咳嗽已止，仅见纳差，小腹略坠，腰隐痛。证系标病既去，本虚未复，此时即宜放胆扶正，巩固疗效。

治病必求其本，治疗妊娠咳嗽亦然，不可见咳止咳，必须辨明病因，分清虚实，或祛邪为先，或扶正为法，或祛邪扶正并治。如此辨证治疗，方能收止咳安胎之效，若专意止咳，不顾病因，不但咳嗽难止，势必屡孕屡堕。

十六、产后恶露不尽

恶露是产后阴道排出的血性液体，其中包括血、黏液和坏死的子宫内膜组织。恶露一般在产后 2~3 周内应完全排尽，过期仍淋漓不断者，称产后恶露不尽。

病例一 高某，女，28 岁，已婚，沙市胜利房管所干部。

[初诊] 1978 年 8 月 2 日。

[病史] 患者于今年 6 月 14 日足月分娩一婴，至今已 50 天，恶露仍淋漓不尽，量少，色淡，小腹略感胀痛。纳食可，二便正常。曾多次就医，服中西药不效。

[查体] 脉搏 64 次/分。舌正，舌苔黄，脉沉软略滑。

[辨证论治] 证属瘀血未净，气血不调。治宜去瘀生新，调气止血。

[方药] 生化汤加味。

川芎 9g，当归 24g，桃仁 9g，炮姜 6g，甘草 3g，香附 9g，蒲黄炭 9g，艾叶炭 6g，益母草 15g。4 剂。

随访：患者服上方 3 剂后，恶露即净。现经行正常。

按语：患者产后恶露 50 天未尽，曾多次就医，服中西药不效。原因是医者多围于"胎前多实，产后多虚"之论，从虚入手，用补血止血之法。更何况本患者又兼见"恶露量少，色淡，脉沉软"等一派虚象，因而蛮补蛮涩，未见效果。

此患者感小腹略胀略痛，常不为人注意，此即是气血不调，瘀血为患的指征。我以祛瘀生新，调气止血为法，拟生化汤加减。方中川芎、当归养血活血，桃仁活血祛瘀，蒲黄炭活血止血止痛，艾叶炭止血止痛，姜炭引血归经，益母草活血调经，香附理气，气行则血亦行。全方甘温通络，使瘀血得去，气血调和，其病痊愈。

病例二 魏某某，女，27 岁，已婚，荆州船队职工。

[初诊] 1979 年 3 月 6 日。

[病史] 患者于 1 月 13 日足月分娩一婴，至今已 50 多天，仍恶露淋漓不尽，量少。觉左侧腰痛，纳食、二便正常。脉沉软。舌色暗红有瘀点，舌苔黄色。

[辨证论治] 证属产后瘀血未尽。治宜祛瘀生新，活血止血。

[方药] 生化汤加减。

炮姜 3g，当归 24g，甘草 3g，川芎 9g，桃仁 9g，丹皮 9g，续断 9g，益母草 15g，蒲黄炭 9g。2 剂。

二诊：3 月 9 日。

患者服上方后，昨天恶露已净。现仍感左侧腰酸痛，补述有高血压病史。脉沉软。舌色暗红。守上方加减，具体如下。

炮姜 3g，当归 15g，甘草 3g，川芎 9g，桃仁 9g，丹皮 9g，续断 12g，杜仲 9g，怀牛膝 9g。2 剂。

随访：患者服初诊方后恶露即净。进二诊药，腰痛明显减轻，现月经正常。

按语： 产后恶露不尽，往往是瘀血郁阻胞脉，或因生产时产道损伤之故。本例患者产后近 2 个月恶露未净，且舌色暗有瘀点，为旧血未去，新血不生所致，左侧腰痛则属产后肾虚。血瘀是主症，肾虚是兼症，抓住主要矛盾，活血祛瘀。用生化汤甘温通络，去瘀生新，加丹皮、益母草活血去瘀，蒲黄炭活血止血，佐续断补肾以治腰痛。服药 3 剂，瘀血得去，恶露排净。二诊时仍感腰痛是肾虚未复之征象。且补诉有高血压病史，故守前方加杜仲、牛膝以增强补肾治腰痛之力，兼顾血压。服药 2 剂，腰痛明显减轻，病证基本治愈。

病例三 李某某，女，27 岁，已婚，家住沙市市解放路 9 号。

[初诊] 1976 年 7 月 12 日。

[病史] 患者于 4 月正常分娩。产后恶露淋漓不止，迄今已近 3 个月，伴小腹痛，腰痛，右半身麻木，畏冷，时而又恶寒发热。近来头昏，心悸，纳呆，小便短频，大便尚可，平素白带多。

[查体] 脉搏 108 次/分。舌色淡红，舌苔薄白，脉细数。

[辨证论治] 证属产后血瘀，中气不足。治宜活血化瘀，健脾益气。

[方药] 生化汤合四君子汤加味。

炮姜6g，当归15g，桃仁6g，甘草3g，川芎9g，续断9g，制香附12g，蒲黄炭9g，五灵脂9g，鸡血藤9g，党参9g，白术12g，茯苓9g。3剂。

二诊：7月16日。

患者服上方后，恶露已止，腰腹痛大减，但右侧半身麻木未愈，时感烦燥头昏。脉搏104次/分。舌色淡红，舌苔薄白，脉细数。证属瘀血虽然渐去，但新血未能速生，气血尚未复旧，故治宜强后天之本，补气血之源，兼散未尽之瘀血。予四君子汤加味，用药如下。

党参12g，白术9g，茯苓9g，甘草3g，炮姜6g，蒲黄9g，五灵脂9g，枸杞9g，菊花9g。4剂。

随访：患者服药后，腰腹疼痛止，身麻木渐愈，月经正常。

按语： 患者产后3个月恶露仍未排净，且伴腰痛，小腹痛，"不通则痛"，可知属瘀血为患。产后瘀血未能尽下，阻滞脉络，则腰腹疼痛，血不能循其常道，则离经下溢而致恶露淋漓不止，气血不得畅行则身麻木畏冷，营卫不调则时寒时热，其纳呆、带下则为脾虚中气不足，运化无力，收摄无权所致。脉细数，舌色淡，亦属脾虚之征象。是证虚实夹杂，治当虚实兼顾，初诊用生化汤合四君子汤加味。方中生化汤加蒲黄、五灵脂、鸡血藤活血祛瘀止痛，香附行气，以增其和血化瘀之力，四君子汤健脾益气。全方活血益气，有补有通，服药3剂瘀血得去，恶露即止。复诊时半身麻木仍未愈，是新血未能速生之故。脾胃乃后天之本，气血生化之源，拟四君子汤为主方，补脾益胃，养气血之源，佐蒲黄、五灵脂散未尽之瘀，使气血活泼流通，麻木自愈，病久及肾，阴虚肝风上扰，故见烦燥头晕，乃于方中加枸杞滋养肝肾，菊花清肝除风，4剂后，正气已复，且瘀血去尽。诸病基本治愈，而月经正常。

病例四 苏某某，女，28岁，已婚，荆州机械厂工人。

[初诊] 1978年8月18日。

[病史] 患者于28天前足月分娩一婴。恶露至今未净，色略暗，量不多。一周前感受风寒，至今仍觉两肩、两臂酸痛畏冷，两股酸软乏力，多汗，纳食二便无异常。

[查体] 脉搏100次/分。舌色略淡，舌苔灰黄，脉沉弦数。

[辨证论治] 证属产后瘀血未尽，复感寒邪，营卫不和。治宜活血祛瘀，调和营卫。

[方药] 生化汤合桂枝四物汤加减。

炮姜6g，当归15g，甘草3g，川芎9g，益母草15g，桂枝6g，白芍12g，大枣9g，熟地9g。3剂。

二诊：患者服上方后，恶露基本排净。肩臂酸痛较前减轻，出汗减少。舌正苔薄，脉沉弦。守上方3剂。

随访：患者称服上方后，恶露即净。出汗亦止，肩臂痛愈，半年来肩臂痛未复发。

按语： 脉数而有力为实，脉数而无力为虚。脉象虚实迥然不同。临床不难分辨。难在脉数而似虚似实，介于有力无力之间，此时若差之毫厘，则失之千里，最易犯虚虚实实之戒。虚者补之，实者泻之。属虚实夹杂者则当分清主次，或以补虚为主兼祛邪实，或以祛邪为主兼顾其虚。

本例患者脉沉弦且数，在有力无力之间，察其舌色略淡，恶露量少，淋漓不尽，证属血虚血瘀。患者肩臂酸痛，畏冷，身多汗又属产后感受风寒，营卫失调之故。治宜养血活血，调和营卫。方用生化汤合桂枝四物汤加减。方中生化汤活血祛瘀生新，桂枝四物汤养血和营卫。全方祛瘀而兼养血，是祛邪扶正法。二诊时恶露基本排净，其他诸症亦减，是血瘀渐活，血虚渐复之征象。故守方3剂，继续养血调和营卫。共服药6剂，竟收全功。

病例五 刘某某，女，32岁，已婚，沙市日光灯厂工人。

[初诊] 1977年11月17日。

[病史] 患者平素月经正常。今年10月6日在某医院引产，1天后娩出胎儿。产后持续低热数日，又复忧烦忿怒，渐至面肿，周身胀痛。产后至今已40余天，恶露仍时隐时现，量不多，伴有小腹痛。近来纳食差，小便较少，肿胀日增。

[查体] 脉搏80次/分。舌色红暗，有瘀点，脉沉弱。

[辨证论治] 证属气滞湿阻，血瘀胞络。治宜理气消肿，活血逐瘀。

[方药] 生化汤合五皮饮加减。

当归24g，川芎9g，桃仁9g，红花9g，益母草15g，生姜皮9g，陈皮9g，大腹皮9g，茯苓皮9g，桑白皮9g，防己15g，木通6g，莱菔子15g，枳实9g。

4 剂。

二诊：11 月 21 日。

患者服上方后，恶露净，小腹已不痛。肿胀均较前大减，但活动后肿胀即增加，觉腹胀，矢气则舒，大便每日 2 次，质稍稀。两寸脉滑。舌色暗红，有瘀点，舌苔灰色。证属胞宫瘀血已活。宜继续除湿散满。予五皮饮加减，用药如下。

桑白皮 15g，大腹皮 9g，茯苓 15g，陈皮 9g，生姜皮 9g，苏叶 9g，薄荷 9g，枳实 9g，莱菔子 12g，防己 15g，木通 6g，益母草 15g。3 剂。

三诊：11 月 25 日。

患者服上方后，肿胀已减六七成，身疼痛亦减轻，纳食增加，大便正常。脉软滑。舌色暗红，舌苔灰色。守上方 4 剂。

随访：患者诉服初诊第一剂药后恶露即净。服二诊方加减 10 余剂后，其他诸症均愈，现已 1 年半，未见复发，月经正常。

按语：患者产后因忧患忿怒，而致肝气郁结，气行不畅，血瘀胞络，不循常道，则见恶露不尽，小腹疼痛；气机失利，津液不能上下输通，则为肿为胀。治宜活血祛瘀，理气消肿。方用生化汤合五皮饮加减。方中当归、川芎、桃仁、红花、益母草祛瘀生新，生姜皮辛温宣散，陈皮和中理气，大腹皮行气消肿，桑白皮宣肺下气，通调水道，茯苓用皮意在利水消肿，防己、木通利水，莱菔子、枳实行气。全方具有利气、活血、消肿之功，服药 4 剂，瘀血得去，故恶露即净，小腹痛止。肿胀虽较前减轻，但活动后肿势有加，且大便日 2 次，质稍稀，是兼有脾虚之征象，故二诊时治以健脾利湿理气消肿为法，取五皮饮加木通、防己、莱菔子、枳实、苏叶、薄荷、益母草等治其肿胀。服药 3 剂，肿胀减轻六七成，三诊时守方 4 剂，病告痊愈。

病例六 许某某，女，27 岁，已婚，家住沙市市东风大楼。

[初诊] 1976 年 12 月 31 日。

[病史] 患者平素体弱。今已产后 66 天，恶露仍淋漓不尽，色时红时暗，如屋漏水。现头昏痛，左侧腰痛，腹部无不适感，纳食欠佳，大便结，小便正常。

[查体] 脉搏 76 次/分。舌正，舌苔灰色略黄，脉沉弦软。

[辨证论治] 证属气血亏虚，气不摄血。治宜健脾益气，补血止血。

［方药］八珍汤加减。

党参 12g，白术 9g，茯苓 9g，甘草 3g，当归 9g，白芍 9g，地黄炭 9g，益母草 12g，枸杞 12g，续断 9g，牛膝 9g，棕榈炭 18g。3 剂。

二诊：1 月 3 日。

患者服上方 2 剂后，恶露即止。头昏痛、腰痛明显减轻，现白带多，大便仍结。脉搏 67 次/分。舌色淡红，舌苔黄，脉沉弦软缓。守上方去牛膝，3 剂。

随访：患者诉服药后恶露止，诸症较前减轻，现月经正常。

按语： 患者平素体质较弱，新产之后耗气伤血则气血更虚。气虚失其统摄之权，故冲任不固，时下血少许，色红。血虚不能上举于脑，故头昏痛，血虚胞脉失养累及于肾，故腰痛，又因时见暗色恶露少许，是气血虚弱之中兼有瘀血作祟，治宜益气养血，少佐活血之味，方用八珍汤加减。方中党参、白术、茯苓、甘草健脾益气，补生化之源，白芍、地黄炭、棕榈炭养血止血，枸杞、续断补肾固冲，当归、牛膝、益母草养血活血祛瘀。全方有补有通，寓祛邪于扶正之中，是扶正祛邪法。

病例七 王某某，女，29 岁，已婚，沙市市内燃机配件厂工人。

［初诊］1976 年 5 月 10 日。

［病史］患者平素月经正常。2 个月前足月分娩一婴，产后 25 天恶露止。数天后又行恶露少许，色淡红，如此反反复复，时行时止，一直至今。现下腹坠胀，腰痛，纳食可，大便正常，小便黄。

［查体］脉搏 74 次/分。舌色略淡红，舌苔黄色，脉沉弦略滑。

［辨证论治］证属产后血虚，瘀血未尽。治宜补血、活血、行瘀。

［方药］益母胜金丹加减。

当归 9g，川芎 9g，白芍 9g，熟地 12g，牛膝 9g，益母草 9g，丹参 15g，香附 12g，木香 6g，续断 9g，桑寄生 15g，枸杞 12g。3 剂。

随访：半年后随访，患者服上方后，恶露遂止，腰酸痛、腹胀坠渐愈。

按语： 新产之后，气血受损，机体虽处于正气不足的状态，往往夹杂瘀血为患，此时若不及时治疗，则常导致其他疾病的发生。

本例患者属产后血虚血瘀，肝肾失养。血虚挟瘀则产后恶露时止时作，血虚无以养肝，则肝失疏泄，气行不畅而小腹胀坠，腰为肾之外府，血虚肾亏则腰酸痛。究其本源乃产后失血，肝肾失养所致。治宜养血活血，滋养肝肾为法，方用益母胜金丹加减。方中当归、川芎、白芍、熟地、丹参养血活血，牛膝、益母草活血祛瘀，木香、香附开郁行气，气行血活，瘀血得去，恶露即止。枸杞补肾益精，滋养肝血，续断、桑寄生补益肝肾而治腰痛。全方气血并调，肝肾得养，其病自瘥。

【体会】

产后恶露不尽，前人多从气血虚弱论治。据我临床所见，乃以瘀血为患者居多，虚损不足者较少，即使是虚证，亦往往兼夹瘀血，为虚中夹实之证。

证属实者，以活血祛瘀为治。代表方剂为生化汤。该方行血补血，化瘀生新，溶二法为一体，既合产后多瘀的病情，又照顾产后失血的体质。我常于原方中加益母草，以增强活血祛瘀之力。临床可随症加减，灵活机变。例一患者高某瘀血之中又兼气郁，证见恶露不尽，小腹胀痛。治以祛瘀为主，佐以调气，瘀血既去，气顺血和，恶露遂止。例二患者魏某某血瘀胞脉又有肾虚之象，恶露不尽，仍是主症。治以活血兼补肾为法。例三患者李某某，瘀血与脾虚并见。故先于活血之中兼入健脾益气之品，后即径用补法少佐活血药味。例四患者苏某某产后血虚血瘀，又因感受风寒之邪，而致营卫不和。治疗以活血祛瘀，养血和营为法。例五患者刘某某在瘀血中又见气滞湿阻。理气消肿，活血祛邪是其大法。以上病例说明，恶露日久不止，总是瘀血为患，治法首先应考虑活血化瘀，然后治其兼夹症。

证属虚中夹实者，治宜扶正为主，辅以祛邪，正气足，瘀血去，则恶露自净。例六患者许某某，证属气血亏虚，本当以健脾益气摄血为法，但因恶露色暗，看出瘀血尚未散尽，故于大队益气养血药中佐以牛膝、益母草，配合当归以活血祛瘀，寓祛邪于扶正之中。例五患者刘某某，产后失血，肝肾受损，治宜滋阴养血为治，因恶露不尽，仍是瘀血作祟，故补虚不忘祛瘀，服药数帖，其病痊愈。

总之，临床所见产后恶露不尽，十有九瘀。其治当以祛瘀为主，至于虚中夹实或实中有虚，当根据临床症状，或以扶正祛邪为治，或以祛邪扶正为法。

十七、产后发热

产后一两日内，由于阴血骤虚，常有轻微的发热，不属于病态。如果持续发热不减，伴有其他症状者，称为"产后发热"。

病例一 曾某某，女，29 岁，已婚，沙市市床单一厂工人。

[初诊] 1977 年 6 月 17 日。

[病史] 患者于 5 月 31 日足月顺产一婴。数天后，因外出捡收衣服，即感畏寒，发热，口干喜饮，服银翘解毒片 2 天未见好转，在厂医务室查体温为 40℃，经西药抗感染治疗仍不收效，体温持续在 40℃ 左右，继而发生呕吐，不能进食，胸闷，头昏重，口淡无味，白天多汗。最近几天检查，体温每天上午在 38℃ 左右。晚上无汗，体温在 39℃ 以上。

[查体] 脉搏 110 次/分。舌色红暗，舌苔黄腻，脉弦滑数。

[实验室检查] 血常规：血红蛋白 120g/L，红细胞 $4.12 \times 10^{12}/L$，白细胞 $17.2 \times 10^9/L$，中性粒细胞 82%，淋巴细胞 18%。

[辨证论治] 证属产后感受时令之邪，湿热阻滞中焦。治宜清热利湿，表里两解。

[方药] 黄芩滑石汤合半夏泻心汤加减。

黄芩 9g，滑石 30g，茯苓皮 15g，砂仁 6g，竹叶 9g，厚朴 9g，竹茹 9g，大腹皮 9g，藿香 9g，半夏 9g，黄连 6g，通草 6g，姜炭 3g。2 剂。嘱其 1 日内服完，并收住院。

二诊：6 月 18 日。

患者昨天连续服药 2 剂，体温开始下降，夜间降到正常。胸闷减轻，呕吐显著好转，能进少许饮食，但有时仍感畏寒，多汗，左膝关节处酸软。脉搏 86 次/分。舌色红暗，舌苔淡黄，脉弦软滑。复查血常规：白细胞 $7.8 \times 10^9/L$，中性粒细胞 78%，淋巴细胞 22%。继守上方去姜炭，加薏苡仁 15g。共 2 剂。

三诊：6 月 20 日。

患者现体温在 37.4℃ 以下。恶寒发热、胸闷均较前减轻。脉搏 63 次/分。舌色暗红，舌苔淡黄，脉弦软。证属热势渐退，湿邪未尽。治宜清热利湿和胃为法。予黄芩滑石汤合二陈汤加减。

黄芩9g，滑石30g，茯苓皮12g，砂仁6g，大腹皮9g，通草6g，藿香9g，竹叶9g，厚朴9g，陈皮9g，半夏9g，薏苡仁15g。2剂。

四诊：6月22日。

患者服完上方后，体温已经正常。精神大振，但多食后略感胸闷。脉搏57次/分。舌色淡红，舌苔淡黄薄，脉弦软缓。证属湿邪羁留未净，治宜辛凉淡渗为法。予三仁汤加减，用药如下。

杏仁9g，砂仁6g，薏苡仁15g，半夏9g，滑石18g，通草6g，厚朴9g，竹叶9g，藿香6g。2剂。

五诊：6月24日。

患者体温正常4天。一般情况好，唯进食后略感胸闷。脉搏68次/分。舌色淡红，舌苔淡黄，舌根部较腻，脉弦软。守上方加石斛12g。3剂。

住院7天，今日带药出院。

按语：本例患者因产后感受时令之湿邪而致病。湿邪困阻中焦，脾失运化之职，胃失和降之功，则见胸闷，食后呕吐；湿郁化热，湿热相蒸，营卫失调，则见发热、恶寒、多汗。病属湿热两伤，表里俱病，治不可偏。用黄芩滑石汤合半夏泻心汤化裁以清热利湿，表里双解。方中黄连、黄芩苦寒清热燥湿，茯苓皮、大腹皮、通草淡渗利湿，湿去则热得解，藿香、砂仁芳香化浊，除湿醒脾，半夏、竹茹、姜炭，和胃降逆止呕，大腹皮和厚朴又可宽肠理气，滑石、竹叶清热利尿解表，全方清热利湿，两解表里。服药2剂，湿热缓解，故体温下降，胸闷呕恶减轻。二诊时感右膝关节处酸软，仍是湿阻经络之征象。乃守前方去姜炭加薏苡仁除湿舒筋。三诊时脉已不数，体温在37.4℃以下，热势减轻。故于前方中去黄连。四诊时发热已退，食后仍感胸闷，是湿邪羁留未净。故以辛凉淡渗为法，用三仁汤开其上焦肺气而愈。

病例二 蒋某某，女，29岁，已婚，沙市市荆江内衣厂工人。

[初诊] 1977年7月16日。

[病史] 患者自述于7月2日足月顺产一婴。现恶露基本排净。昨天半夜突然发热，畏寒，测体温38.6℃，用复方氨苄西林、银翘散加减治疗后体温不降，仍感恶寒发热。今天体温上升到39.5℃。伴有胸闷、恶心欲吐、口苦等症。

[查体] 脉搏90次/分。舌色红，舌苔黄色，脉弦数。

[辨证论治] 证属邪入少阳，病在半表半里。治宜和解少阳，宣通内外为法。

[方药] 小柴胡汤加味。

柴胡9g，半夏9g，党参15g，甘草6g，黄芩9g，大枣12g，生姜9g，薄荷9g，金银花15g，蒲公英15g。3剂。

二诊：7月19日。

患者服完上方后，体温逐渐下降，今天测体温为37.3℃。恶心欲吐较前减轻，胸闷阻渐开。现略有咳嗽，略感发热。脉搏76次/分。舌色淡红，舌苔薄黄，脉弦软。药已收效，继守前法。予小柴胡汤加味，用药如下。

柴胡9g，半夏9g，党参15g，甘草6g，黄芩9g，生姜9g，大枣9g，薄荷9g，金银花15g，杏仁9g，蒲公英15g。2剂。

随访：患者服上方后，体温降到36.8℃，以上诸症均消失，现身体已恢复健康。

按语： 汉代张仲景《伤寒论·辨太阳病脉证并治》云："血弱气尽，腠理开，邪气因入，……正邪分争，往来寒热，休作有时，嘿嘿不欲饮食，……小柴胡汤主之。"本例患者产后气虚血弱，正气不足，阳气不能卫外固表，以致腠理疏松，外邪乘虚而入，邪正交争，出现恶寒发热。热邪内郁气机不畅，胃失和降则见胸闷，恶心呕吐。用小柴胡汤和解表里，加金银花、蒲公英以增强清热解毒之力。服药后表解里和，体温下降，胸闷渐开。复诊时又感咳嗽，乃于原方之中，加入杏仁以宣肺利气止咳。服药2剂，体温降至正常，咳嗽等症均愈。

病例三 吴某某，女，29岁，已婚，家住沙市市中山后街。

[初诊] 1977年4月28日。

[病史] 患者产后3天开始发热，时冷时热，寒热交错，测体温39℃～40℃。自以为患感冒，服银翘解毒片4片发热不退，又服复方阿司匹林2片，出汗一阵，汗止热不退。现感口苦欲呕，胸闷纳差，恶露量少，小腹有时隐隐疼痛。

[查体] 脉搏98次/分。舌色红，舌苔黄，脉弦数。

[辨证论治] 证属邪入少阳，瘀血阻络。治宜和解少阳，活血祛瘀。

[方药] 小柴胡汤加味。

柴胡9g，半夏9g，党参9g，甘草3g，姜炭3g，黄芩9g，山楂炭12g，蒲黄炭9g，炒荆芥9g。2剂。

二诊：4月30日。

患者服药后体温开始下降，最高时只在38.5℃左右，恶寒减轻，胸阻渐开，略有呕恶感。脉搏80次/分。舌色淡红，舌苔黄，脉弦数。诸证减轻，继守上方2剂。

三诊：5月3日。

患者现体温在37.0℃～37.2℃之间。口已不苦，呕恶感已消失，但恶露未净，小腹有时仍感隐痛。脉舌同上。证属少阳之邪已解，而瘀血未去尽。治当养血活血，祛瘀止痛。予四物汤加味，用药如下。

当归9g，川芎9g，白芍9g，地黄9g，炒荆芥9g，山楂炭12g，蒲黄炭9g，黄芩9g。2剂。

随访：患者服完上方后，小腹已不疼痛，体温正常，精神好转。

按语：本例患者产后3天即发热，寒热往来，伴胸闷欲呕，纳差，口苦，小腹时隐痛，病属邪入少阳，兼有瘀血之证。治宜和解少阳，活血祛瘀为法。方拟小柴胡汤加减。方中柴胡苦平，轻清升散，疏肝解郁，黄芩苦寒，清热除烦，二药合用以解半表半里之邪，姜炭、半夏降逆止呕，党参、甘草扶正达邪，山楂炭、蒲黄炭活血止痛，荆芥炭入血分，又助柴胡解表祛邪。全方表里双解，活血祛瘀。服药4剂，恶寒发热即止，是少阳之邪得以和解。三诊时小腹仍有时隐痛，为瘀血尚未去净之故。乃用养血活血，祛瘀镇痛法。取四物汤加味，使血有所养，瘀血得去，腹痛自止。

病例四　刘某某，女，28岁，已婚，沙市市织布厂工人。

[初诊] 1979年1月14日。

[病史] 患者于1周前足月顺产一男。昨天下午开始发热，体温在39℃～39.5℃之间。感胸闷、恶心，昨天呕吐一次。小腹胀，有时疼痛，恶露未净，色暗量少。大便结。询知患者居处低洼，喜食辛辣厚味。今日到我院求治，门诊以"产后发热"收入院。

[查体] 脉搏100次/分。舌色红，舌苔黄腻，脉弦滑数。

[实验室检查] 血常规：白细胞18.0×10^9/L，中性粒细胞82%，淋巴细胞18%。

［辨证论治］证属湿热兼夹瘀血。治宜清热除湿，活血祛瘀。

［方药］加减半夏泻心汤化裁。

半夏9g，黄连6g，黄芩9g，枳壳9g，厚朴9g，陈皮9g，杏仁9g，郁金9g，当归15g，白芍15g，益母草15g，荆芥9g。2剂。1日服。

二诊：1月15日。

患者服药后体温开始下降，今日测体温在38℃左右。胸闷渐开，呕恶渐平，小腹胀痛亦减轻，恶露较前为少。脉搏86次/分。舌色红，舌苔黄，脉弦滑。药已收效，继守前法。守上方2剂。1日服完。

三诊：1月16日。

患者服药后体温正常，测体温在37℃～37.1℃之间，小腹已不胀痛，恶露排净。现仅觉四肢酸软。脉搏76次/分。舌色红，舌苔薄黄，脉弦软。证属湿热渐清，治宜淡渗利湿，养血活血。予黄芩滑石汤加减，用药如下。

黄芩9g，滑石18g，猪苓9g，茯苓皮15g，大腹皮9g，通草6g，蔻仁9g，当归15g，白芍15g。3剂。

四诊：1月18日。

患者服上方后，四肢酸软基本痊愈，纳食增加，余无特殊不适。复查血常规：白细胞7.0×10^9/L，中性粒细胞72%，淋巴细胞28%。脉搏76次/分。舌色淡红，舌苔薄黄，脉弦软。守上方3剂。带药出院。

按语：本例患者久居湿地，喜食辛辣，以致湿热内蕴。产后阴血骤虚，湿热之邪又作，故发热，胸闷呕吐。小腹胀痛，恶露未净乃是瘀血为患。治宜清热除湿，活血祛瘀。方用加减半夏泻心汤化裁。方中黄连、黄芩苦寒清热燥湿，半夏、陈皮和胃降逆止呕，枳壳、厚朴、郁金调理气机，杏仁宣肺利气，润肠通便，加当归、白芍、益母草活血祛瘀，佐荆芥辛散透表。全方湿热两解，气血并调。因其病势急，故日投药2剂，湿热得以渐清，气血得以渐活，体温亦随之下降，胸闷恶心等症均减。二诊时，仍守前方2剂，1日服完。三诊体温已降至正常，胸闷呕恶止，小腹不疼痛，恶露亦排净，仅见四肢酸软。故改用黄芩滑石汤苦辛化气，淡渗利湿，佐当归、白芍养血活血，去病调经两顾。服药3剂，湿邪得去，四肢酸软基本痊愈。四诊时无特殊不适，乃守原方3剂，以巩固疗效，防其复发。

【体会】

产后发热一证，临床常见的有湿热蕴结和邪入少阳两类。

属湿热为患者，其治宜清热利湿，用苦辛淡法，始终以清利为主，邪去则正自复，切忌辛温发表，助长湿热为患。若有兼夹症状，则于清热利湿药中兼治之，主次分明，方能药到病除。例一患者和例五患者均系湿热致病。其中例一患者，湿热并重，故治以清热利湿并举。例四患者是湿热之中又兼瘀血，则以清利湿热为主，佐以活血祛瘀。随诊时灵活机变，故都收到满意的效果。

病属邪入少阳者，因其邪在半表半里之间，证见表里不和，药宜解表和里，用苦辛甘温服法。若单纯解表或攻里，则病邪难除。例二、例三患者病属邪入少阳，其治均以表里两解为法，小柴胡汤是主方。其中例二患者少佐清热解毒之味，是为其增强清热之力。例三患者兼有瘀血，故于主方中加入蒲黄炭，山楂炭等以活血祛瘀。

产后发热，不论病属湿热蕴结，或邪入少阳，大多兼有瘀血。所以清热利湿或解表和里之中，每加活血祛瘀药味。偏血虚者常加当归、白芍之类；偏血瘀者则佐桃仁、红花、五灵脂、益母草之属。瘀血得活，其发热亦可减轻。

十八、附件炎性包块

妇女少腹一侧或两侧疼痛或胀痛，妇检时附件处可触及大小不等的肿块，或按之坚硬，推动不移，或柔软可动，有囊性感。常伴有月经失调，带下量多，临床称为附件炎性包块。属中医学"癥瘕"的范畴。

病例一 吴某某，女，35岁，已婚，江陵县关音垱公社社员。

[初诊] 1977年3月1日。

[病史] 患者自述下腹疼痛4天，自己在下腹部扪到包块。昨晚下腹疼痛加剧，不能忍受，伴腰痛，经当地卫生院诊断为"腹部包块待查"转来我院。患者结婚9年未孕。月经周期20~30天，末次月经2月7日，经来血量中等，3天结束，1~2天后又淋漓不断，至今仍点滴未净。现感小腹胀痛拒按，腰痛。

［查体］脉搏60次/分。舌色淡红，有瘀点，舌苔薄黄，脉弦迟。

［妇科检查］外阴未产型。阴道光滑。宫颈光滑。子宫后倾，大小摸不清。在宫体前方偏右可摸到儿头大小一包块，质软欠活动，包块右侧压痛明显。附件触诊不满意。腹外测包块范围约为16cm×12cm。腹壁穿刺抽出黄色液体约5ml。

［辨证论治］证属寒凝血瘀，水湿聚积而成包块，治宜温经通络，利水消包块。

［方药］桂己合方加减。

桂枝9g，茯苓9g，桃仁9g，丹皮9g，赤芍9g，椒目9g，防己15g，葶苈子9g，大黄6g，昆布15g，海藻15g，牛膝9g，泽兰9g，莪术9g。2剂。

二诊：3月4日。

患者服药后，解稀水样大便4次，腰及小腹疼痛减轻，包块明显减小，腹外查包块约7cm×15cm大小，质软。现感胸闷。脉搏72次/分。舌色淡红，有瘀点，舌边有齿痕，舌苔灰薄，脉弦缓。继续活血祛瘀，利水散结为治。守上方去大黄，加乌药9g（上方缺椒目、桃仁）。3剂。

三诊：3月7日。

患者服药后，小腹疼痛减轻，大便每日3次，已成形，包块缩小，腹外查包块约5cm×3cm。现左侧腰部仍痛，胸闷，腹胀。末次月经3月5日，经来量少。脉搏72次/分。舌体胖，舌色淡红，舌苔灰白，脉弦缓。继予桂己合方加减，用药如下。

桂枝9g，茯苓15g，赤芍9g，丹皮9g，葶苈子9g，防己15g，昆布15g，海藻15g，牛膝9g，莪术9g，乌药9g，厚朴9g。3剂。

四诊：3月10日。

患者服药后，胸闷渐开。现感小腹微胀，仍有腰痛，最近两天每晚解大便两次，呈稀糊状。末次月经3月5日来潮，8日结束，今天又回潮少许。外阴部痒，白带多。脉搏62次/分。舌左侧可见二粒绿豆大瘀点，舌色淡红，舌苔少，右脉弦缓，左脉沉弦软。妇科检查示外阴未产型。宫颈光滑。黄色泡沫状白带，量中等，子宫体后倒，正常大小，活动受限。右侧附件可触及到鸭蛋大小形状不规则包块，有压痛，欠活动。左侧附件可扪及桃子大小包块。治宜继续活血化瘀，消包块。继予桂己合方加减，用药如下。

桂枝9g，茯苓15g，赤芍9g，丹皮9g，葶苈子9g，防己15g，昆布15g，海藻15g，莪术9g，厚朴9g，乌药9g，牛膝9g，丹参15g。2剂。

五诊：3月12日。

患者服药后，少腹痛减轻，腰骶部疼痛亦减轻，大便5次，小便频短，白带多，色黄。自感五心烦热。脉搏66次/分。舌体胖，边有瘀点，舌色淡红，舌苔薄黄，脉弦缓。证属瘀血阻滞脉络，湿从热化。治宜继续活血祛瘀，清热利湿。予桂己合方合三妙散加减，用药如下。

桂枝9g，茯苓15g，赤芍9g，丹皮9g，葶苈子9g，防己15g，昆布15g，海藻15g，莪术9g，乌药9g，牛膝9g，苍术9g，炒栀子9g，丹参15g。2剂。

六诊：3月14日。

患者服药后，现小腹已不胀痛，但腰仍痛，阴道有时有少许血性分泌物，白带仍多，色黄。脉搏80次/分。舌体胖，边有瘀点，舌色淡红，舌苔白滑，脉弦软。仍守前方，加三棱9g。3剂。

七诊：3月16日。

患者经以上治疗后，现仅感腰部略有疼痛，其余诸症均已消失，患者要求出院。妇科复查示子宫体前倾偏右，正常大小。右侧附件正常，左侧附件处可摸到乒乓球大小界限不清包块，无明显压痛，移动性差。病情尚愈，准予出院。嘱患者继续在当地中药治疗。并带3月14日方10剂。

按语： 本例患者系农村妇女，婚后9年未能孕育。心情抑郁，肝气不疏，气郁则血行不畅。又因长期感受风寒湿邪，寒性收引，湿性留连，寒凝血瘀，水湿停聚，日久蕴结而成包块。其治宜温经通络，利水散结为法。方用桂枝茯苓丸合己椒苈黄丸加减。方中桂枝茯苓丸为活血化瘀，缓消癥块之剂，主治寒湿凝滞，瘀血与水饮阻滞经脉而成的癥块。己椒苈黄丸为攻坚决壅，分消水饮之方，主治水走肠间的腹满证，借用于此而消包块积水。二方合用，共奏温经散寒，活血祛瘀，逐水化癥之效。加昆布、海藻软坚散结；泽兰活血利水；牛膝活血祛瘀，利关节，治腰痛。二诊时大便稀，日数次，故去大黄加乌药之辛温，以顺气止痛，散寒温肾。三诊见胸闷腹胀，再加厚朴之苦辛温，以燥湿散满，合乌药以降其逆止之气。四诊包块明显缩小，仅如鸭蛋大，由于包块缩小，左侧附件包块得以暴露触及。此时胸闷渐开，只感小腹微胀，属病邪渐解。虽其临症白带多，阴痒，但不能视为疾病之增加，而应辨为浊湿得以温化，病邪渗出下行之兆。故守前法再加丹参活血祛瘀，乘势利导之。五诊、六诊其他各羔均减，证见白带多，色黄，五心烦热，是因连进辛温通络，利水化湿之剂，使寒湿得以下行，湿邪有从热化之势，此虽佳象，但若一味辛温通利，则不能适应病情之机转，故去厚朴，再合三妙散以燥湿清热，因缺黄柏，乃以炒栀子代之。七诊诸症均已消失，病情向愈，但感腰部略有胀痛，左侧尚存乒乓球大小之包块，本应继续治疗，因患者要求出院，故嘱其带药回当地就医。

病例二 闵某某，女，34 岁，已婚，钟祥县冷水公社卫生院医生。

[初诊] 1978 年 10 月 27 日。

[病史] 患者结婚 10 年未孕。月经周期尚属正常，每值经前胸乳疼痛，小腹及腰亦胀痛，经来量多。末次月经 10 月 10 日，6 天结束。1967 年妇检时，发现患者右侧附件处有混合性包块，10 多年来多次治疗未效，经介绍特来我院求治。现仅感小腹胀痛，其他无特殊不适。

[查体] 脉搏 94 次/分。舌色淡红，舌苔薄。脉弦滑。

[辅助检查] B 超示右侧附件混合性包块，左侧附件炎性增厚。

[辨证论治] 证属瘀血阻滞络脉，水湿停聚，日久结成包块。治当活血祛瘀，利水散结。

[方药] 桂己合方加减。

桂枝 6g，茯苓 9g，桃仁 9g，丹皮 9g，赤芍 9g，防己 15g，椒目 9g，葶苈子 9g，酒大黄 9g，泽兰 9g，丹参 12g，柴胡 9g，酒当归 9g，萹蓄 15g。5 剂。

二诊：1979 年 3 月 26 日。

患者因在外地工作，不能及时前来复诊，自己按上方共服药 70 余剂。最近因返本市省亲，来院复查，末次月经 3 月 16 日，6 天结束。现小腹略有胀痛，其他均无不适感。脉搏 72 次/分。舌色红略暗，舌苔黄，脉弦滑。B 超示双侧附件炎性粘连。患者包块虽然消失，但双侧附件粘连，并小腹疼痛，是瘀血尚未祛净。治宜理气活血祛瘀止痛。予四逆散加减，用药如下。

柴胡 9g，炒枳壳 9g，白芍 15g，甘草 3g，川牛膝 9g，丹参 15g，泽兰 9g，丹皮 9g，制香附 12g，炒栀子 9g。5 剂。

半年后信访，患者回信称附件包块消失，但附件炎症仍存，有时略感小腹胀痛，其他无特殊不适，在当地继续中药治疗。

按语： 本例患者在农村工作，长期感受风寒湿邪。寒主收引，湿性留连，寒湿凝滞脉络，日久蕴结而成包块。其治应活血化瘀，利水散结为法。用桂枝茯苓丸合己椒苈黄丸为主方。又患者婚后 10 余年未孕，情志不疏，肝气郁结，故每于经前即感胸乳胀痛。气郁则血结，血行受阻，则包块日益增大。乃于主方之中，佐以调理肝气之味，气行则血行，气散则包块亦散。故加柴胡、当归疏肝解郁，又加萹蓄以增强利水散结之力。前后共服药 70 余剂，使寒湿渐去，瘀血得活，包块逐渐消失。二诊时，但感小腹胀痛是肝气仍结。此时之治则应以调肝理气为法。方用四逆散加减。方中柴胡、枳壳、白芍、甘草疏肝解郁，加炒栀子、丹皮清肝热，散气郁之火，佐以香附散肝郁，治小腹胀痛。更加丹参、泽兰、活血祛瘀镇痛。川牛膝疏利泄降，既能活血祛瘀，又可利尿通淋。全方使肝气得疏，瘀血得活，浊湿下行，故疗效较好。

病例三 张某某，女，26 岁，已婚，沙市市仪表厂工人。

[初诊] 1978 年 11 月 3 日。

[病史] 患者于 5 月 30 日足月顺产一婴，8 月份因小腹胀痛，在本市某医院行妇科检查发现左侧附件处有一鸡蛋大之囊性包块，经治疗包块未消失，小腹疼痛未减，特来我处求治。末次月经 10 月 15 日，经来 9 天方净，现感左侧少腹胀痛，腰痛，有时全身关节疼痛。白带多，色白，外阴瘙痒。

[查体] 脉搏 88 次/分。舌色淡红，舌苔薄，脉沉弦软。

[辨证论治] 证属瘀血阻络，水湿停聚，结而成块，治宜活血祛瘀，利水散结。

[方药] 桂枝茯苓丸合己椒苈黄丸加减。

桂枝 6g，茯苓 9g，桃仁 9g，丹皮 9g，赤芍 9g，防己 12g，椒目 9g，葶苈子 9g，昆布 15g，海藻 15g，泽兰 9g，木香 9g，郁李仁 9g。5 剂。

二诊：11 月 10 日。

患者服上方后，少腹痛减轻，外阴痒亦减轻，现又感腰痛，大便溏，头昏思睡，口干。脉搏 74 次/分。舌色暗红，舌苔薄，脉沉弦软。继续守上法，祛瘀利水散结。守上方去郁李仁。5 剂。

三诊：1979 年 3 月 9 日。

患者自述照 1978 年 11 月 10 日方抄服 10 剂后行妇科检查，鸡蛋大之囊性包块已缩小如乒乓球大。现感左侧小腹痛，左侧腰部仍痛，其他无异常。脉搏 80 次/分。舌色暗红，舌苔薄，脉沉弦。继予桂枝茯苓丸合己椒苈黄丸加减，用药如下。

桂枝 6g，茯苓 9g，桃仁 9g，丹皮 9g，赤芍 9g，防己 12g，椒目 9g，葶苈子 9g，大黄（兑）9g，昆布 15g，海藻 15g，泽兰 9g，萹蓄 9g。5 剂。

四诊：3 月 14 日。

患者服 3 月 9 日方后，大便溏泻，左侧小腹及腰仍痛，白带多，质稠如脓。脉搏 80 次/分。舌色暗红，舌苔薄，脉沉弦软。继守上方加减，具体如下。

桂枝 6g，茯苓 9g，桃仁 9g，丹皮 9g，白芍 15g，防己 12g，椒目 9g，葶苈子 9g，大黄（兑）6g，昆布 15g，海藻 15g，泽兰 9g，萹蓄 9g，牛膝 9g。5 剂。

五诊：4 月 11 日。

患者服药后，左侧小腹及腰疼痛减轻，现白带减少，质清稀，但有时仍然如脓状。时感手心发热。末次月经 3 月 27 日。妇科检查示左侧附件处未触及包块。B 超示左侧附件炎，包块基本消失。仍守上法，继续治疗。守前方 5 剂。

六诊：4 月 18 日。

患者经以上治疗后，少腹包块基本消失。现白带多，质稠如脓状，小便黄，有时小腹和腰仍有疼痛或下坠感。脉搏 74 次/分。舌色红，舌苔薄。脉沉弦软。证属瘀血得通，湿热尚结之征象。治宜清热除湿止带。予苍白二陈汤加减，用药如下。

苍术 9g，白术 9g，陈皮 9g，茯苓 9g，甘草 3g，黄柏 9g，牛膝 9g，柴胡 9g，枳壳 9g，白芍 15g，泽兰 9g，车前子 9g，升麻 9g，败酱草 15g。5 剂。

随访：经以上治疗，患者附件包块消失。除有时略感腰腹疼痛外，其他均无不适之感。

按语： 本例患者新产之后，瘀血留滞胞脉，风寒湿邪乘虚而入，与恶血相搏结而成包块。瘀血内阻不通而少腹疼痛；湿邪积聚成块，故柔软而有囊性感。用桂己合方祛瘀通络利水，消包块。因大黄能下瘀血，破癥痕，逐宿食，荡肠胃，推陈致新，通利水谷，调中化食，安和五脏，故于二诊之后，皆取大黄兑服，虽大便溏而仍用之，是取其下瘀血，破癥痕，消积聚的作用，同时也使水湿从大便而去，促包块之消失。又因萹蓄有利尿作用，能加速包块内积液的排出，故常加入主方之中，以增强利水消包块之力。六诊时包块基本消失，但见白带多，质稠如脓状，是瘀血渐去，湿热尚结之征象。即以苍白二陈汤加减，清热除湿止带善后。

病例四 罗某某，女，23岁，已婚，公安县雷洲公社高峰一队社员。

[初诊] 1977年6月18日。

[病史] 患者产后8个月，因停经40天，自疑为孕，前来我院检查。面色萎黄，消瘦，精神差，右少腹痛，带下色黄。

[查体] 脉搏82次/分。舌色淡红，舌苔薄黄，脉沉弦软。

[妇科检查] 外阴产型。阴道光滑。宫颈光滑。子宫偏左，大小正常。右侧附件处可触及超鸭蛋大之包块，质硬，局部有囊性感，边缘不规整，并与子宫相连，压痛明显。

[实验室检查] 血常规：血红蛋白70g/L，红细胞3.20×10^{12}/L，白细胞5.6×10^9/L，中性粒细胞52%，淋巴细胞48%，血沉51mm/h。

[辅助检查] B超示右侧附件炎性包块伴囊性小包块。

[辨证论治] 证属寒凝血瘀，兼夹湿毒。治宜温通经络，利水消坚，佐以清热解毒。

[方药] 桂枝茯苓丸合己椒苈黄丸加减。

桂枝6g，茯苓9g，桃仁9g，丹皮9g，赤芍9g，葶苈子9g，椒目9g，大黄（兑）15g，昆布15g，海藻15g，三棱9g，莪术9g，白花蛇舌草30g，半枝莲30g。5剂。

二诊：8月20日。

患者服上方后症状改善，因农忙不能及时前来，在当地抄服上方20余剂，症状基本消失，现特来复查。妇科检查示附件处未发现包块。B超示右侧附件（包块处）增粗。血常规示血红蛋白85g/L，红细胞3.50×10^{12}/L，白细胞6.4×10^9/L，中性粒细胞72%，淋巴细胞28%，血沉26mm/h。继服上方5剂。

随访：半年后信访，患者诉经以上治疗后，自觉症状消失，在当地多次行妇科检查未发现包块。

按语： 本例证属寒凝血瘀，挟有湿毒为患。初诊时包块已经形成，且见带下色黄,其治宜温经散寒,清热解毒为法。用桂己合方加减。方中桂枝温散寒邪,通利脉络,茯苓、葶苈子、椒目利水消积,桃仁、丹皮、赤芍活血祛瘀,昆布、海藻化痰软坚,三棱、莪术破血下瘀,大黄下积滞而活血,白花蛇舌草、半枝莲清热解毒。全方有温有清,寒热并治。前后共服药20余剂,使寒得温化,瘀血得活,湿毒得解。故包块得以消失。

【体会】

附件炎性包块(癥瘕),多因经期或产后不慎,风寒湿邪乘虚侵袭,寒凝湿聚,血行不畅,日久蕴结而成。

病由寒凝血瘀湿聚所起,其治宜温宜通,桂枝茯苓丸合己椒苈黄丸合方是治疗的代表方剂。若兼夹其他症状,可随证灵活加减,如前三例患者主症基本相似,故都用温阳利水祛瘀法,使寒湿得以温化,瘀血得以流通,但因病程较长,湿从热化,后期在不同程度上呈现热象。此时之治,又应在原法之基础上,加入清热燥湿药味。例四患者初诊即是寒热夹杂之证,寒凝血瘀兼夹湿毒,治当温通与清热并举。乃于桂己合方中加白花蛇舌草、半枝莲等以清热败毒。所举四例虽然机变地运用了清泻药物,但始终以温经散寒为主,主次明确,故疗效较好。

十九、不孕症

夫妇同居3年以上不能受孕者,称为不孕症。婚后从未受孕者,为原发性不孕;曾有生育或流产,未采取避孕措施,又连续3年以上不孕者,为继发性不孕。

病例一 马某某,女,26岁,已婚,沙市市柴油机厂工人。

[初诊] 1977年3月14日。

[病史] 患者结婚3年未孕。平素月经量少,色淡,经期无腰腹痛,经前每感胸乳胀痛,经后常觉心悸,头晕。末次月经于2月28日来潮,3天结束,经量不多,色淡红。现感头昏肢软,失眠多梦,心慌,纳差。

[查体] 脉搏70次/分。舌色淡红,舌苔薄黄,脉沉弦软。

[妇科检查] 子宫较正常略小。

[辨证论治] 证属血虚胞脉失养不孕。治当养血调经种子为法。

［方药］益母胜金丹加减。

当归 9g，川芎 9g，白芍 9g，熟地黄 9g，丹参 15g，炒白术 9g，制香附 12g，益母草 15g，茺蔚子 9g，枸杞 12g，菊花 9g，首乌藤 30g。5 剂。

二诊：3 月 25 日。

患者服药后，精神略有好转，睡眠较前好，现感腰痛，有时小腹痛。脉搏 70 次/分。舌色红，舌苔黄，脉沉弦软。继守上方 5 剂。

三诊：4 月 4 日。

患者以往月经周期正常。末次月经 2 月 28 日，现已 37 天未潮。感头昏，心慌，腰痛。脉搏 88 次/分。舌色红，舌苔薄黄，脉弦而数。月经过期未至，应注意其孕育。乃去活血药味，增加补益之品。予益母胜金丹加减，方药如下。

当归 9g，川芎 9g，白芍 9g，熟地黄 9g，炒白术 9g，制香附 12g，枸杞 12g，菊花 9g，续断 9g，首乌藤 30g。4 剂。

四诊：4 月 18 日。

患者已停经 50 天。现感不思饮食，肢软无力，胸闷欲呕。为证实是否早孕，乃行妇科检查，阴道黏膜着色。宫颈光滑。宫体后位如正常大，质软，可移动（原子宫较小）。诊断为早孕。脉搏 86 次/分。舌色红，舌苔薄黄，脉弦滑。胞脉需血以养。治宜养血补肝肾。予四物汤加味，用药如下。

当归 9g，川芎 9g，白芍 9g，熟地黄 9g，制香附 12g，白术 9g，枸杞 9g，菊花 9g，首乌藤 15g。4 剂。

随访：1 周后，患者行妇科检查，子宫较正常增大，质软。尿妊娠试验阳性，证实为早孕。1 年后又访，患者于 1977 年底顺产一婴。

病例二 吴某某，女，28 岁，已婚，沙市市袜厂工人。

［初诊］1976 年 4 月 7 日。

［病史］患者平素月经周期 28 天，经来量少，色淡红。因结婚 4 年未孕，在本市某医院做妇科检查，子宫为杆状。后经多次治疗仍不受孕。末次月经 3 月 17 日，经来量少，色淡红，3 天结束。经前头晕，肢软，心慌，白带多，纳食少。

［查体］脉搏 72 次/分。舌色淡，舌苔薄黄，脉沉弱。

［辨证论治］证属血虚，胞脉失养，不能摄精种子。治当养血调经种子。

［方药］益母胜金丹加减。

当归9g，白芍9g，川芎9g，熟地黄9g，制香附12g，炒白术9g，丹参15g，茺蔚子9g，益母草15g。3剂。

二诊：4月10日。

患者服药后，精神较前好转，纳食增加，白带减少。脉搏72次/分。舌色淡，舌苔薄黄，脉沉弱。继续养血调经种子。守上方5剂。

三诊：4月16日。

患者月经于昨天来潮，此次经量较前增多，色一般。精神较好，但有时仍感心慌。脉搏76次/分。舌色淡红，舌苔薄黄，脉软滑。此次经量增加，是血气渐旺之征象，时值经期，正当养血、活血、种子。仍守上方加党参15g。5剂。妇科内用药3粒，嘱其月经结束当天服，分3次服完。

四诊：4月22日。

患者月经于20日结束，此次经来顺利，色量正常。服上药后，白带减少，精神较前好转。脉搏76次/分。舌色淡红，舌苔薄黄，脉沉软，较前有力。继续养血种子。守上方5剂。

随访：患者自在我处治疗以后，经停未潮，后经本市某医院检查为妊娠。并于1977年1月足月顺产一男。

病例三 吴某某，女，30岁，已婚，江陵县机械厂工人。

［初诊］1977年1月20日。

［病史］患者结婚6年未孕。月经周期28～30天，每次经来量少，色淡如粉红色，末次月经1976年12月30日。此次经来两天结束，量少色淡红。患者面黄体弱，心慌，心悸，失眠，饮食差。白带较多，如水样。

［查体］脉搏70次/分。舌色淡，舌苔薄，脉沉弱。

［妇科检查］子宫小于正常，附件（－）。

［辨证论治］证属血虚，胞脉失养，心脾俱虚。治宜养血健脾宁心，调经种子。

［方药］益母胜金丹加味。

当归9g，白芍9g，川芎9g，熟地黄9g，制香附12g，丹参15g，炒白术9g，茺蔚子9g，益母草12g，党参15g。3剂。

二诊：1月28日。

患者服药后，心慌，失眠较前好转，带下减少。月经于昨天来潮，经量较前增多。脉搏 74 次/分。舌色淡红，舌苔薄。脉沉软滑。继续养血活血，调经种子。予益母胜金丹加味，用药如下。

当归 9g，白芍 9g，川芎 9g，熟地黄 9g，制香附 12g，炒白术 9g，丹参 15g，茺蔚子 9g，益母草 12g，党参 15g，菟丝子 9g，枸杞子 9g。5 剂。

妇科内用药 3 粒，嘱月经结束当天分 3 次服完。

三诊：2 月 1 日。

患者月经于 1 月 30 日结束。现一般情况好，无特殊不适之感。脉舌同上。继守上方 5 剂。

随访：患者服上药后精神好转，随即停经。在本市某医院做妇科检查时，诊为"早孕"。以后胎孕正常，足月顺产。

按语：女子到了 14 岁以后，生殖功能逐渐发育成熟，任脉通畅，太冲脉旺盛，血海满溢，月经就按期来潮，并可以孕育后代。若血虚，冲任胞脉失养，则往往胎孕不成。

以上 3 例，均属血虚不孕。临床共同症状是经量少，经色淡，头昏，心慌，肢软，纳差，所以治疗都以养血调经种子为法，方以益母胜金丹为主。其中四物汤养血活血补血虚，白术补脾虚，益生化之源，香附疏肝开郁理气，丹参养血活血通瘀，茺蔚子活血补阴种子，益母草活血祛瘀生新。全方以补为主，补中有通，使肝脾得养，气顺血生，血海满溢，自能孕育。3 例主证相同，故治法不变。若兼他症，则需随机应变，灵活加减。例一患者证兼失眠多梦，腰痛，脉沉弦软，证属血虚又见肝肾不足，乃于主方之中佐以养肝滋肾之味，如枸杞、续断、首乌藤等。例二、例三患者则兼白带量多，脾虚之象比较突出。故于方中加入党参以扶脾益气止带。

总之，血虚不孕，应以养血调经种子为治。临床可据不同兼夹症状，随症加入补益肝、脾、肾药味，以增强补血益精种子之效。

病例四 石某某，女，30 岁，已婚，沙市市棉纺织印染厂工人。

[初诊] 1978 年 7 月 14 日。

[病史] 患者结婚 5 年，4 年前曾因早孕伴发急性肾盂肾炎而导致流产 1 胎，以后一直未孕。从此月经后期而潮，每 37～48 天行经一次。经前半月胸乳胀痛拒按，经来腰腹胀痛，量少色暗。末次月经 1978 年 6 月 20 日来潮。现

值经前，感胸乳胀痛，小腹及腰亦胀，胸中如物阻塞，纳食差，白带较多。

［查体］脉搏 72 次/分。舌色淡红，舌苔薄黄，脉沉弦软。

［辨证论治］证属肝郁气滞，月经失调。治宜疏肝解郁，理气调经。

［方药］逍遥散加减。

柴胡 9g，当归 9g，白芍 9g，白术 9g，茯苓 9g，甘草 3g，郁金 9g，香附 12g，川芎 9g，牛膝 9g，乌药 9g，益母草 12g。4 剂。

二诊：7 月 18 日。

患者服药后，胸乳胀痛消失，但小腹仍胀，腰仍痛，月经于 7 月 17 日来潮，经来量不多，色暗红。脉搏 74 次/分。舌色正，舌苔薄黄，脉沉弦滑。证属肝气渐疏，瘀血未去。治宜继续活血祛瘀，佐以理气。予生化汤加味，用药如下。

川芎 9g，当归 24g，桃仁 9g，姜炭 6g，甘草 3g，益母草 12g，制香附 12g，川牛膝 9g。3 剂。

妇科内用药 3 粒。

三诊：7 月 25 日。

患者服完上方，月经于 7 月 21 日结束，经期小腹及腰部疼痛减轻，血块亦较前减少，现仍有时感胸闷，叹息后减轻。白带有时仍多。脉搏 72 次/分。舌色正，舌苔薄黄，脉沉弦。证属瘀血渐去，肝郁尚需疏解。治宜继续疏肝开郁。予逍遥散加味，用药如下。

柴胡 9g，当归 9g，白芍 9g，炒白术 9g，茯苓 9g，甘草 3g，郁金 9g，制香附 12g，川芎 9g，益母草 12g，茺蔚子 9g。3 剂。

妇科内用药 3 粒。

四诊：10 月 26 日。

患者服药后，月经于 8 月 17 日来潮，经行顺利，小腹及腰部不痛。现月经 2 个月未来，在本市某医院诊断为早孕。现感小腹坠痛，腰痛。脉搏 74 次/分。舌色淡红，舌苔薄黄，脉软滑。证属脾肾虚弱，胎元不固。治当双补脾肾，固涩冲任以载胎。予安奠二天汤加减，用药如下。

党参 30g，白术 30g，扁豆 9g，山药 15g，甘草 3g，熟地 30g，杜仲 12g，枸杞 12g，升麻 9g，柴胡 9g，白芍 15g，续断 9g，桑寄生 15g。5 剂。

随访：患者经以上治疗后，胎孕正常，足月顺产。

按语：心情舒畅，肝气条达，气顺血和，是孕育的条件之一，若平素情志郁闷，导致肝气不疏，气血失调，则难以孕育。

本例患者自流产后，一直心情抑郁，以致肝失条达，气行不畅，临床表现以经前胸乳胀痛，叹息为主。气滞则血行不畅。瘀血留阻经脉，不通而痛，故经来小腹及腰疼痛。初诊时正值经前，感胸乳胀痛拒按，小腹及腰亦胀，白带多，纳食差。证属肝气郁结无疑，经前以行气为治，故用逍遥散，疏肝理脾，行气活血调经。方中柴胡、当归、白芍疏肝开郁，郁金、香附理气治胸乳胀，乌药、牛膝行气活血治腰胀痛，川芎、益母草活血调经，白术、茯苓、甘草扶脾，全方调气活血之中，又有扶脾之味，是治疗经前诸证的常用方剂。二诊时正值经期，又当以活血为主，佐以行气。用生化汤祛瘀生新，加香附行气消胀，牛膝活血镇痛，以使气血调和。三诊时诸症均减，仍以疏肝开郁为法，继续调理气血，并佐以妇科内用药，以温通胞脉。四诊时气顺血调，胞脉通畅，遂有子。但因平素肝气横逆，日久克伐脾土，导致脾虚。后天不足，又常影响先天，以致脾肾俱虚。证见腰痛，小腹坠痛。此时治法，又当以补虚固胎元为主。用安奠二天汤加减。使冲任脉盛，胎元固，则胎孕正常。

【体会】

不孕症临床常见的以血虚和肝郁两种类型居多。前者属胞脉失养，后者为气血失调。

虚实有别，治各有异。属血虚者，治当养血调经种子为法，益母胜金丹是治疗的代表方剂。此方养血调经，理气扶脾，常与五子衍宗丸合用，以补肾益精种子。若见兼夹症状，则当随机应变，灵活加减。如前三例患者，主证相同，均属血虚不孕，因此治疗大法一致，都以益母胜金丹为主方，但因三例患者兼症不同，其加减亦各有异。如兼见肝肾不足者，则加养肝滋肾之味，如兼见脾虚者，则佐以扶脾益气之品。

属肝气郁结、气血不调者，则当以疏解肝气，调和气血为治。我常用逍遥散加香附、郁金、川芎、益母草之类，以调肝脾，理气血。例四患者即为此类。初诊时经前症状明显，故用本法，使肝脾得调，气血得和而有孕。孕后腰痛，腹坠，是脾虚及肾，二天俱虚之故。乃用双补脾肾，固冲安胎之安奠二天汤而收效。

无论养血调经种子或调气和血种子，我常配合我院所制妇科内用药3粒，于月经结束当天服。此方温通经脉，以助孕育，是临床常用的辅佐药物。

据我临床观察，血虚不孕患者，妇科检查多属子宫发育不良。子宫发育不良者，临床又以血虚为主要症状。因此，凡遇此类患者，多以养血调经为主要治疗措施。然后根据不同兼症，分别加减用药。而气血不调的患者，则往往无明显的器质性病变，只是月经不调。若将月经调理得当，自然孕育。因此，对这类患者，每以疏肝调经为法。

总之，不孕患者，有病当先去病，无病则当调经。病去，经调，孕育乃成。

二十、乳腺病

妇女乳房内出现一至多个大小不等的硬结，界线清楚，不与周围组织粘连，患部常感刺痛或胀痛，经前症状较为明显，此属中医学"乳癖"的范畴。若初起乳房肿胀，乳汁不畅，恶寒发热，继而肿块增大，焮红剧痛，寒热不退，酝酿成脓，中医学则称之为"乳痈"。

病例一 王某某，女，30 岁，已婚，沙市民主街第一小学教师。

［初诊］1976 年 8 月 13 日。

［病史］患者自述于 1976 年 6 月足月顺产一婴。产后乳汁不畅，产后第十天，右侧乳房突然红肿，有硬块，随即发热。经用青霉素 10 天，发热虽退，但红肿不散，后又服中药数剂，仍未见效。现右侧乳房处仍有红肿硬块，按之痛，表面可见两处如蚕豆大的溃疡面，外侧一处已趋愈合，内侧一处仍时有血性分泌物流出。

［查体］脉搏 90 次/分。舌色红，舌苔灰黄，脉滑数。

［辨证论治］证属乳汁停滞，外感热毒之邪。治宜清热解毒，化瘀通络为法。

［方药］仙方活命饮加减。

穿山甲珠 6g，皂角刺 12g，当归 15g，甘草 3g，金银花 15g，制乳香 12g，制没药 12g，栝楼根 9g，防风 9g，大贝母 9g，白芷 9g，陈皮 9g，赤芍 9g，黄芪 12g，蒲公英 30g。4 剂。

二诊：8 月 17 日。

患者服药后，乳房红肿减轻，但溃疡面仍未愈合。脉舌同上。继续以清热解毒，活血通络为治。守上方去穿山甲。3剂。

三诊：8月30日。

患者服完上药后，溃疡面已愈合，右侧乳房处已不红肿，但触之仍硬，乳汁仍不通畅。脉搏74次/分。舌色红，舌苔薄黄，脉滑数。证属热毒渐解，瘀结未散。治宜散结通络兼清热毒为法。予通气散加减，用药如下。

青皮9g，陈皮9g，瓜蒌15g，穿山甲6g，菊花9g，连翘9g，甘草3g，蒲公英15g，赤芍9g，鸡血藤12g。4剂。

四诊：10月18日。

患者服完上药后，乳房红肿未复发，触之无硬块，现感乳房时有掣痛。脉搏80次/分。舌色红，舌苔黄，脉滑数。证属血络瘀阻，挟有热毒。治宜活血通络，兼清热毒。予仙方活命饮加减，用药如下。

皂角刺12g，甘草3g，金银花9g，赤芍9g，制乳香12g，制没药12g，栝楼根9g，防风9g，大贝母9g，白芷9g，陈皮9g，丝瓜络9g，大黄（另包）9g。4剂。

随访：1年后随访，患者诉经以上治疗后，乳房掣痛已止，红肿硬块俱消失，病告痊愈。以后未再复发。

按语： 本例患者因产后乳汁不畅，复感风热毒邪，风热与乳汁搏结于乳管之间，以致右侧乳房结块，且红肿焮痛，日久失治，而变生溃疡。治宜疏散风热，通络祛瘀，排脓生肌为法。用仙方活命饮加减。方中金银花、蒲公英、甘草、栝楼根、贝母清热解毒散结，当归、赤芍活血通络，乳香、没药散瘀止痛，防风、白芷消风散肿，穿山甲、皂角刺消肿溃坚，陈皮理气化滞，黄芪益气排脓，诸药合用，共奏消热解毒，消肿溃坚，活血止痛之功。三诊时热毒渐解，溃疡面已愈合，但瘀血尚未尽去，右侧乳房处虽然已不红肿，但触之仍硬，乳汁仍不通畅。故治以散瘀通络为主，少佐清热解毒之味。方用通气散加减。方中青皮疏肝理气，气行则瘀血得活，鸡血藤、赤芍、穿山甲活血通络，血活则硬块自消，陈皮、甘草和中调气，瓜蒌开胸散结，菊花、连翘、蒲公英清热解毒。服药4剂，气行血活，故乳房硬块消失。四诊时感乳房时有掣痛。脉仍滑数，且舌红苔黄。仍属瘀血、热毒未尽。乃投仙方活命饮以清热解毒，消肿溃坚，加丝瓜络通络下乳，大黄活血祛瘀。全方有清有通，药症相符，使瘀血、热毒得以尽去，故服药 4 剂而安。

病例二 李某，女，28 岁，已婚，沙市市东方红纸箱厂工人。

[初诊] 1976 年 5 月 21 日。

[病史] 患者于去年年底开始感胸乳疼痛，尤以经前为甚，同时发现右侧乳房有硬块。在本市某医院检查时发现"右侧乳房有散在性多个结节"。患者平素月经后期，一般两月而潮，经前胸乳胀痛而以右侧为甚。经来量少不畅，小腹胀痛，腰痛，头晕。平时白带多，色白，有气味。末次月经 5 月 20 日，现正在行经期。舌色红，舌苔薄黄，脉沉，左手反关脉。

[辨证论治] 证属肝郁气滞，挟痰成块。治宜疏肝解郁，化痰散结。

[方药] 逍遥散加减。

柴胡 9g，当归 9g，白芍 9g，炒白术 9g，茯苓 9g，甘草 3g，瓜蒌 15g，郁金 9g，制香附 12g，青皮 9g，陈皮 9g，白芥子 6g。5 剂。

二诊：6 月 18 日。

患者服上方 15 剂后，乳房结节已触不到，现偶感胸乳胀痛，腋下疼痛，腰痛，有时胃脘胀痛，泛酸水。脉沉弦，左手反关脉弦。舌色红，舌苔薄黄。证属肝胃不和。治当疏肝和胃为法。予逍遥散合平胃散加减，用药如下。

柴胡 9g，酒当归 9g，白芍 9g，苍术 9g，茯苓 9g，甘草 3g，厚朴 9g，陈皮 9g，半夏 9g，乌药 9g，黄芩 9g，夏枯草 15g。3 剂。

三诊：7 月 5 日。

患者服药后诸症消失，仅有时感腰痛。舌色淡红，舌苔薄黄，脉弦软滑。证属肝脾渐和，气机渐畅。治宜继续调理肝脾，行气开胸善后。予逍遥散加减，用药如下。

柴胡 9g，酒当归 9g，白芍 9g，炒白术 9g，茯苓 9g，甘草 3g，瓜蒌 18g，郁金 9g，制香附 12g，青皮 9g，陈皮 9g，乌药 9g。3 剂。

随访：患者诉经以上治疗后，胸乳胀、腰腹胀痛等症均消失。后在本市某医院复查多次都未发现结节。

按语： 本例患者平素月经后期，且经前胸乳胀痛，是由肝郁气滞所致。肝气未得疏泄，又与顽痰相搏，日久结而成块，故乳房可扪及硬节。郁者达之，结者散之。初诊即以疏肝解郁，理气散结为法。用逍遥散加减。方中柴胡、当归、白芍、香附、郁金疏肝气之郁结，疗胸乳之胀痛，瓜蒌、青皮、陈皮、白芥子开胸散结，化痰软坚，白术、茯苓、甘草扶脾补虚。服药 15 剂后，患者乳房胀痛减轻，乳房内结节消失，乃是痰化结散，肝气渐疏之征象。二诊时又见腋下疼痛，胃脘疼痛，泛酸，其证属肝胃不和，湿阻中焦，治以调肝和胃为法。用逍遥散合平胃散加减。方中柴胡、当归、白芍疏肝散郁，苍术、厚朴、陈皮、半夏、茯苓、甘草除湿和胃，随症加入乌药、黄芩、夏枯草顺气清热散结。服药 3 剂，肝胃得以调和，故诸症悉解。三诊时仅感腰痛，唯恐其宿疾复发，乃投调理肝脾、开胸散结之剂以善后。

病例三 庄某某，女，54 岁，已婚，住本市便河东路。

[初诊] 1978 年 7 月 12 日。

[病史] 患者已绝经 5 年。近 30 年来，经常感胸乳胀痛。近日浑身作胀，尤以胸乳为甚，同时发现右乳左下方处有一小枣大包块，质软。在本市某医院穿刺检查诊断为"脂肪瘤可能性大"。

[查体] 脉搏 80 次/分。舌色暗红，舌苔黄，脉沉弦软。

[辨证论治] 证属肝郁气滞，痰湿结块，治当疏肝解郁，开胸散结。

[方药] 逍遥散合复元通气散加减。

柴胡 9g，酒当归 9g，白芍 9g，甘草 3g，青皮 9g，陈皮 9g，瓜蒌 15g，穿山甲 9g，金银花 15g，连翘 15g，郁金 9g，制香附 12g，昆布 15g，海藻 15g。5 剂。

二诊：7 月 17 日。

患者服药后乳房胀痛减轻。现感口苦，咽干，有时咳嗽。脉搏 78 次/分。舌色红，舌苔黄，脉沉弦软。守上方加减。

柴胡 9g，当归 9g，赤芍 9g，郁金 9g，制香附 12g，川芎 9g，青皮 9g，陈皮 15g，瓜蒌 15g，黄芩 9g，厚朴花 9g，炒枳实 9g，杏仁 9g。5 剂。

三诊：7 月 26 日。

患者服完上方后，乳房包块消失，但有时仍觉乳房作胀，现感全身发痒。脉搏 78 次/分。舌色略暗红，舌苔黄，脉沉弦软。证属肝气渐疏，兼见风湿郁阻肌表。治宜疏肝开郁，活血散风为法。予逍遥散加减，用药如下。

柴胡 9g，酒当归 15g，赤芍 9g，茯苓 9g，甘草 3g，郁金 9g，制香附 9g，丹皮 9g，鸡血藤 15g，豨莶草 15g，瓜蒌 15g，黄芩 9g。4 剂。

随访：患者诉经以上治疗后，乳房硬块消失，饮食增加，精神较前好，心情舒畅，病告愈。

按语： 本例患者常感胸乳胀痛，症因肝气不疏所致。肝气未得及时疏利，郁结 30 余载，日久逐渐形成乳房肿块。欲散肝郁，当服辛散疏通之味，故治以理气散结为法。方用逍遥散合复元通气散加减。方中柴胡、当归、白芍、青皮疏肝解郁，郁金、香附调肝散结，瓜蒌开胸散结，穿山甲活血通络，昆布、海藻化痰软坚，金银花、连翘清热解毒，陈皮、甘草和中调气，全方疏肝散结之中，又有活血通络之味。服药 5 剂，症状得以减轻。二诊时，肝气虽得渐疏，然又感口苦，咽干，咳嗽，证属气火上逆所致。乃于疏利肝气药中加入杏仁、黄芩等宣肺清热之品。三诊乳房包块消失，但有时仍乳胀，又兼全身发痒。是气血尚未完全流通，又兼风湿阻滞肌表。其治以疏肝开郁，理血散风为法。用逍遥散加丹皮、鸡血藤、豨莶草等 4 剂而愈。

病例四 万某某，女，49 岁，已婚，沙市第三棉纺织厂检验车间工人。

[初诊] 1978 年 4 月 24 日。

[病史] 患者于 3 月 31 日突然感左乳房胀痛，同时发现左乳头出血，量不多，但日久不止，经治疗后乳房疼痛减轻，出血较前减少。就诊时左乳头仍出血，左乳房轻度掣痛，并感头昏心慌。末次月经 4 月 9 日来潮，经来色鲜红，量多，10 天结束。

[查体] 脉搏 88 次/分。舌色淡红，舌苔淡黄滑，脉弦数，右脉较左脉大。

[辨证论治] 证属肝气郁结，日久化火，肝火迫血外溢。治宜疏肝解郁，清热止血。

[方药] 八味逍遥散加减。

柴胡 9g，当归 9g，白芍 12g，茯苓 9g，甘草 3g，蒲公英 15g，蒲黄炭 9g，炒栀子 9g，丹皮 9g，丹参 15g，贯仲炭 9g，郁金 9g，制香附 12g。5 剂。

随访：患者诉服完上方后，乳房疼痛减轻，左乳头出血减少，按上方又抄服 28 剂，乳房已不出血。

按语： 足厥阴肝经布胁肋，络胸乳。肝气疏，则胸乳无恙，若肝失条达，气行不畅，则胸乳诸疾发作。

本例患者属肝郁化火，肝火迫血外溢的乳头出血证，郁者散之，热者清之。治宜疏肝泻火为法，方用八味逍遥散加减。方中柴胡、当归、白芍、郁金、香附疏肝解郁，理气散结，气散则火亦散，炒栀子、丹皮清泄肝火，火去则血自安宁，丹参、蒲黄炭活血止血，蒲公英、贯仲炭清热解毒止血，茯苓、甘草扶脾补虚。全方清肝火，调气血。服药28剂，使郁火得以散尽，血不再受干扰，则乳病自愈。

【体会】

乳腺疾病，临床以乳痈（急性乳腺炎）、乳癖（慢性乳腺病）二类较为常见，乳房出血，临床则较少见到。

乳痈之起，多因风热之邪与乳汁搏结于乳管之中，酝酿成毒。临床以乳房红肿、疼痛、畏寒发热为主要特征。其治应以清热解毒、化瘀通络为法。仙方活命饮是代表方剂。例一患者为乳痈久治不愈，乃循上法用仙方活命饮加减，其中重用蒲公英清热解毒，治乳腺红肿疼痛，加黄芪托脓生肌，疗乳房溃破流水。药症相符，故四诊而安。

病属乳癖者，往往因肝郁血瘀与顽痰互结于胸乳络脉之间。临床主症见乳房硬块，胀痛。治疗又应以开郁散结为法，若兼夹其他症状，可随症加减，灵活变通。例二患者初起肝郁挟痰成块，其后又见胃失和降。故先治以疏肝开郁，化痰散结，继而调理肝胃，使肝胃安和，病自向愈。例三患者证见肝郁兼夹风湿阻滞肌表。乃于疏肝开郁药中，佐入活血散风之味，3诊而病瘳。

至于乳房出血，责在肝郁未得及时疏利，郁久化火，火邪迫血妄行。治疗又应以疏肝清热为法。例四患者证见左乳胀痛出血，纯系肝郁化火所致，乃投八味逍遥散加清热、凉血、活血、止血之味。服药28剂，肝气得疏，郁火得散，血行正常，乳房自不出血。

由此观之，乳痈一证，病起内外二因，来势较急，治当从速；乳癖、乳房出血，则多因肝郁所致，病势较缓，治可缓图。但不论病之轻重缓急，均须辨证论治。不然，寒热不分，虚实不辨，则往往贻误病情，迁延岁月。

二十一、脂膜炎

病例 李某某，女，32岁，已婚，家住沙市民乐直街。

[初诊] 1974年10月26日。

[病史] 患者因家庭纠葛，情志抑郁，常感胸乳腰胁胀痛，烦躁易怒。5

年前发现躯体有散在之皮下结节，以股部、臀部为多。结节大小不等（1～6cm²），数目不定（4～20个），边缘清楚，表面呈红色，触之疼痛，妨碍坐卧，结节每于经前发生，经后逐渐消失，仅留下褐色色素沉着。此状周而复始，反复发作，在本市某医院组织切片送检，病理诊断为"脂膜炎"，历经其他医院治疗未效。经介绍特来我处求治。

患者形体肥胖，面罩愁容。自诉因上证折磨，甚为痛苦。近来又添月经先期来潮。或提前7天而至，或经停半月又潮，经来量少色暗。末次月经10月19日来潮，5天结束。现感头晕口苦，胸乳略胀，脘腹胀痛，腰痛，白带多。舌色红，舌苔黄略干，脉弦滑数。

[辨证论治] 证属痰湿与气血搏结，化火伤阴。先以清热养阴，理气活血为治。

[方药] 清经汤加减。

柴胡9g，酒黄柏9g，茯苓9g，丹皮9g，地骨皮15g，生地15g，白芍9g，蒲黄炭9g，五灵脂9g，枳壳9g，川牛膝9g，川厚朴9g。4剂。

二诊：11月9日。

患者服上方12剂后，腰腹胀痛减轻，白带减少。现仍感头晕，口干不欲饮。舌色红，舌苔黄，脉弦滑。证属肝气渐疏，郁火未解。治宜清热解毒，佐以散结。予清经汤加减，用药如下。

柴胡9g，丹皮9g，地骨皮15g，生地15g，白芍12g，酒黄柏9g，土茯苓15g，夏枯草15g，野菊花9g，连翘9g，金银花15g。5剂。

三诊：11月16日。

患者服上方后，头晕、口干等症状消失。现值经前，胸乳已不胀痛，仅感腰腹胀，纳差。舌正苔黄，脉沉弦略滑。证属热清阴复，肝郁待疏。治宜行气活血，化痰散结为法。予乌药散加减，用药如下。

乌药9g，槟榔12g，木香9g，制香附12g，甘草3g，延胡索9g，砂仁6g，川芎9g，当归9g，制乳香12g，制没药12g，夏枯草15g，桃仁9g。3剂。

四诊：11月20日。

患者服上方后，腹胀腰痛均减轻。末次月经10月19日。时值经前，数天前，在臀部仅发现2个皮下结节，且不红肿，今已消退。现稍感畏寒。脉舌同上。证属热清阴复，月经已不先期来潮，但肝气尚未疏利。继以疏肝散结为法。予乌药散加减，用药如下。

乌药9g，槟榔12g，木香9g，制香附12g，甘草3g，川芎9g，酒当归9g，川牛膝9g，续断9g，威灵仙12g，夏枯草15g。6剂。

五诊：11月25日。

患者月经已潮3天，量多，色暗红，伴有血块。现感胸乳胀，腰酸背痛，腹部胀气。脉弦。舌色红，舌苔薄黄。继续疏肝理气，活血调经。予调经一号方加减，用药如下。

柴胡9g，当归9g，白芍9g，甘草3g，炒栀子9g，丹皮9g，郁金9g，香附12g，乌药9g，木香9g，鸡血藤9g，夏枯草15g。4剂。

六诊：12月28日。

患者上次月经11月23日，本次月经12月26日来潮，量中等。色红有血块。伴腰胁痛。5天前发现皮下结节2个，色红，按之痛。舌色红，舌苔黄，脉弦。仍按前法化裁。予调经一号方加减，用药如下。

柴胡9g，当归9g，白芍9g，甘草3g，炒栀子9g，丹皮9g，郁金9g，香附12g，乌药9g，木香9g，昆布15g，海藻15g，制乳香12g，制没药12g。5剂。

七诊：1975年1月18日。

患者又值经前，仅见右臂皮下有一结节。腰胁痛较前减轻。舌色略紫，舌苔黄，脉弦软。证属气郁血瘀，痰湿阻滞递减。治宜乘势行气活血，消痰散结。予调经一号方合消瘰丸加减，用药如下。

柴胡9g，当归9g，白芍9g，炒栀子9g，丹皮9g，郁金9g，香附12g，川芎9g，大贝母15g，牡蛎30g，玄参15g。5剂。

3年后随访，患者诉共服上方40余剂，月经周期已准，经前症状消失，皮下结节未再发生。"脂膜炎"治愈。

按语："脂膜炎"一病，我在临床上所见较少。本例患者，其形肥硕，实属痰湿之体，又因家庭纠葛，情志抑郁。肝郁则见经前胸乳胀痛，气郁化火则月经先期来潮，气滞则血瘀，气血与痰湿相搏结，瘀阻脉络，于是发生皮下结节。及至经后，经血已行，气机渐畅，痰湿渐消，皮下结节即随之消失。因其发病与月经有关，故治疗应从调经入手，气顺血和，虽有痰湿，亦难凝聚，结节自不再生。初诊见其月经先期，经来量少色暗，头晕口苦，脉数舌红，伴有胸乳腰腹胀痛等症。此为肝郁气滞，化火伤阴。其治本应以理气开郁为法，但理气之品多辛窜香燥，若一味疏理，恐气机未畅，肝火愈炽，反使阴液重伤。故先用清经汤加减，以大剂清热养阴，凉血解毒之品，滋其阴之不足，泻其火之有余。方中以柴胡易青蒿，疏肝理气，加枳壳、厚朴宽肠行气，蒲黄、五灵脂、牛膝活血祛瘀镇痛。服药4剂，腰腹胀痛减轻，仍感头晕，口干不欲饮，是肝气渐疏，血热未解。其治仍守上法不变。再加土茯苓、菊花、连翘、银花等清热解毒之味。三诊、四诊头晕口干诸症消失，月经已不先期来潮。但还见腰腹胀痛，证属热清阴复，气郁结痰未解，乃拟乌药散为主方，以行气活血，化痰散结。五诊、六诊胸乳又现胀痛，均为经期气血不调症状，故用调经一号方加减。七诊时胸乳腰腹胀痛减轻，皮下结节仅见一个，治宜因势利导，仍以行气活血，散结消痰为治，用调经一号方合消瘰丸加减，共服药40余剂，使热清阴复，肝气疏理，血活经调，痰消结散，则皮下结节无从发生。前后7诊，其治条理分明，先后有序。不治结节而治其所以致病之因。病因解除，症状即随之消失。数年顽疾，不再复作。

第三章　常用验方

一、月经先期

清经汤
（《傅青主女科》方）

[组成] 丹皮 9g，地骨皮 9g，白芍 9g，熟地 9g，炒青蒿 9g，茯苓 9g，黄柏 9g。

[功效] 清热，凉血，滋阴。

[主治] 月经先期，月经过多，崩漏量多，色红质稠黏。口干溲黄，脉弦数或弦滑数。舌色红，舌苔黄。

[加减]

（1）经来量多色红，经期延长可选加地榆炭 9g，炒贯仲 9g，紫草根 15g 等，以清热止血。

（2）舌干口渴可加玄参 15g，知母 9g，以清热养阴止渴。五心烦热可加女贞子 15g，旱莲草 15g，以养阴清热止血。

（3）经来量多、腰痛是血去肝肾亏损所致。可于本方中加续断 9g，阿胶（兑）9g，以补益肝肾止血。

（4）若胸乳或胁下或小腹有胀痛感，口苦脉弦是兼夹肝郁气滞。可去青蒿加柴胡以疏肝解郁散热。

（5）若经来色暗有块，或舌色暗有瘀点，甚或小腹痛，是兼夹血瘀的证候。可于本方中加入蒲黄炭 9g，茜草 9g，以活血、止血、止痛。

（6）若大便结，脉数有力，可于方中加大黄（兑）12g，以泻热通便。

方解： 本方是一首清热凉血养阴的方剂。方中丹皮、黄柏清热泻火凉血，地骨皮、熟地清热养阴，白芍养血敛阴，茯苓扶脾宁心，青蒿炒用芳香透络，宣散血热。适用于月经先期、月经过多、崩漏之属于血热者。其特点是热邪伤阴，属实中夹虚证。

因本病是血热而阴不足，故以生地易熟地。本病常挟肝郁气滞，故每以柴胡易青蒿，取其疏肝解郁，散气分之热结。

补中益气汤
（《脾胃论》方）

[组成] 白术9g，黄芪18g，陈皮9g，升麻9g，柴胡9g，党参15g，当归9g，炙甘草3g。

[功效] 升阳益气，摄血固脱。

[主治] 月经先期，崩漏，经来量多，色淡或鲜红，小腹或前阴下坠。脉虚大无力，或沉弱。舌色淡，舌苔薄白，或舌边有齿印。

[加减]

（1）若经来量多如注，经期延长是冲任不固，可加赤石脂30g，牡蛎30g，棕榈炭9g等，以固涩冲任。

（2）腹痛畏寒，可加艾叶炭9g，姜炭9g，以温经止血，散寒止痛。

（3）经期延长，舌淡红，苔黄，属血虚阴伤者，可加入地黄9g，或地黄炭9g，阿胶（兑）9g，以养阴止血。

（4）若经来量多，腹痛绵绵，是血去经脉失养之故，可加白芍24g，炙甘草加至9g，以养血和营止痛。

（5）兼肾亏腰痛者，可加续断9g，杜仲9g，枸杞12g等，以补肾止痛。

（6）经来水肿，可于本方中加茯苓30g，或与五皮饮合用，以健脾除湿，利水消肿。

方解： 本方是一首益气升阳举陷的方剂，历代医家皆用治疗脾虚中气不足所致的少气懒言，或阳气虚弱的发热证。我们运用本方主要取其益气升阳、摄血固脱的作用，来治疗清阳下陷，气不摄血的月经先期、月经过多、崩漏等证。

因气虚而致病者，其治或补中气，或固命门，不宜过用寒凉药物。本方甘温益气，升阳举陷。方中党参、黄芪、白术、炙甘草健脾益气，陈皮和胃利气，使补而不滞，当归活血补血，升麻、柴胡升阳举陷。全方补中气之不足，举下陷之清阳，气固则血亦固。

二、月经后期

当归四逆汤
（《伤寒论》方）

〔组成〕当归9g，桂枝9g，白芍15g，炙甘草6g，大枣9g，通草6g（即今之木通），细辛3g。

〔功效〕温经散寒，养血止痛。

〔主治〕月经后期，少腹寒痛，手足厥寒，或周身疼痛。脉沉弦细，或脉细欲绝。舌色淡，舌苔白。

〔加减〕

（1）少腹寒痛或呕吐者，可加吴茱萸9g，生姜9g，以温经散寒，降逆止呕。

（2）经行小腹畏寒胀痛，可加高良姜6g，香附9g，以温经散寒，行气镇痛。

（3）少腹疼痛拒按，或舌见瘀点，为有血瘀。可选加蒲黄9g，五灵脂9g，桃仁9g，红花9g等，以祛瘀止痛。

（4）腰痛者，加牛膝9g，以活血止痛。腰胀痛者，加乌药9g，以行气止痛。

（5）若婚久不孕，少腹冷痛，经来量少色淡，是寒凝血虚，胞脉失养。可在方中加入茺蔚子9g，益母草15g，菟丝子9g，补骨脂9g等，以调补冲任。

（6）寒凝血瘀日久化热，症见舌红苔黄，脉数，口干，溲黄，便结者，可选加黄连3g，黄柏9g，炒栀子9g，丹皮9g等，用以清热。

方解：手足厥寒为阳虚，脉细欲绝为血虚。妇人平素血虚，阳气不足，经期感受寒邪，以致气血运行不畅。内则寒凝血瘀，小腹冷痛，外则阳气外虚而手足厥寒。方中桂枝、细辛散寒止痛，当归、白芍养血和营，甘草、大枣扶脾益气，通草通经络，利关节。全方为温经散寒，养血定痛之剂。我们常用于治疗月经后期、痛经及平素少腹冷痛，效果较好。

【比较】

当归四逆汤是治外受寒邪，寒凝血虚血瘀的小腹痛，为寒厥用方，治法为温经散寒。四逆散（见附件炎）是治阳气内郁不得外达的小腹痛，为热厥用方。治法为解表清里。

逍遥散
（《太平惠民和剂局方》方）

[组成] 柴胡 9g，当归 9g，白芍 9g，白术 9g，茯苓 9g，甘草 3g，生姜 9g，薄荷 6g。

[功效] 疏肝扶脾，养血调经。

[主治] 月经后期及经前诸证。常见症状为胸乳胀痛或胸胁胀痛，或寒热往来，或少腹胀痛。脉弦软或沉弦而虚。舌色淡红，舌苔薄。

[加减]

（1）头晕痛，口干便结，经来色红质稠黏，五心烦热。舌红苔黄，脉弦数者，是肝郁化火。可于方中去生姜，加炒栀子 9g，丹皮 9g，以疏肝清热。

（2）经前或经期胸乳胀或胸胁胀痛者，常加香附 12g，郁金 9g，川芎 9g，益母草 15g，以活血调经。脾不虚者，去白术、茯苓、甘草。

（3）腹挛痛者，重用白芍。腹胀痛加枳实 9g。

（4）腰胀痛者，加乌药 9g，牛膝 9g，以行气活血止痛。

方解： 肝主疏泄，性喜条达。妇女善郁，最易引起肝郁气滞。若肝气不疏，则胸胁胀痛，寒热诸证随之而起。肝气横逆，克伐脾土，脾虚失运，生化之源不足，养肝之血少则肝气愈横，必然月经失调。或为后期，或为经前诸症。

本方之治，为肝郁脾虚的月经疾患。方中柴胡疏肝解郁，当归、白芍养血柔肝，白术、茯苓、甘草培补脾土，少加生姜、薄荷以增其疏散条达之力。全方疏肝扶脾，养血调经，随症加减，并有种子的作用。为妇科最常用的方剂之一。

八珍汤
（《正体类要》方）

[组成] 党参 12g，白术 9g，茯苓 9g，甘草 3g，川芎 9g，当归 9g，白芍 9g，地黄 9g。

[功效] 益气补血。

[主治] 气血两虚，月经后期，量少色淡，或伴有心慌气短，面色不华。脉虚无力。舌色淡，舌苔薄白。

[加减]

（1）气虚阳陷，少腹下坠者，可加黄芪18g，升麻9g，柴胡9g，以升阳举陷。

（2）形寒肢冷，可加黄芪18g，桂枝9g（或肉桂6g），名十全大补汤，兼以助阳固卫。

（3）气血虚弱，胞宫失养，婚久不孕者，可加茺蔚子9g，菟丝子9g，益母草15g，淫羊藿9g等，以调经种子。

（4）经来腰痛者，可选加续断9g，桑寄生15g，杜仲9g，枸杞12g，以调补肝肾。

方解：本方所治月经后期，是因为气血虚弱，无血可以行经。气血双补，气血旺盛，则经自行。方中四物汤养血活血，补血之不足，四君子汤补脾益气，气生则血长。全方益气养血，是治疗气血两虚的良方。

益母胜金丹
（《医学心悟》方）

[组成] 当归12g，川芎6g，熟地12g，白芍9g，丹参9g，白术12g，茺蔚子12g，香附12g，益母草15g。

[功效] 补血活血，调经种子。

[主治] 月经后期，经量少，或婚久不孕由血虚所致者。舌色淡红，舌苔薄。脉多较弱。

[加减]

（1）经行腰痛者，可加牛膝9g，补骨脂9g，枸杞12g等，以补肾治腰痛。

（2）肢冷，舌色淡，舌苔薄，脉沉弦弱，属血寒者，可加肉桂6g或桂枝6g，以温散寒邪。

（3）肝郁气滞，胸乳胀痛者，可加柴胡9g。小腹胀痛者可加柴胡9g，枳实9g，以疏肝解郁。

（4）补肾益精，可加鹿角胶（兑）9g，菟丝子9g，枸杞12g，淫羊藿9g等。

（5）血虚漏下，可加阿胶（兑）9g，棕榈炭9g，续断9g等，以养血固冲。

方解： 益母胜金丹是一首治疗血虚而致月经后期或不孕症的有效方剂。方中当归、川芎、熟地、白芍养血活血补血，白术健脾补生化之源，丹参活血养血通瘀，香附疏肝理气开郁，肝脾得调，气顺血生，则月经按时来潮。芜蔚子、益母草活血调经种子。全方使气血调和，故能有子。治疗子宫发育不良者，临床常使用本方合五子衍宗丸。

三、痛经

当归四逆汤
（《伤寒论》方）

［组成］［功效］［主治］［加减］均见"月经后期"。本方所治之痛经，常是月经后期而至者，其用法可参照月经后期"当归四逆汤"的证治。

当归建中汤
（《备急千金翼方》方）

［组成］［功效］［主治］［加减］可参照月经前后诸证"当归建中汤"。本方是治经后少腹疼痛绵绵，属血虚有寒者。

【比较】

当归四逆汤和当归建中汤，都可用于虚寒型痛经。但当归四逆汤以温经散寒，活血通络为主，多用于寒凝血瘀的痛经，常用于经前或经期。而当归建中汤偏于养血活血，是一首补中祛寒，以补益为主的方剂，多用于经后的腰腹疼痛证。

生化汤
（《景岳全书》引钱氏方）

［组成］［功效］［加减］见产后恶露不尽中的"生化汤"。

［主治］经行腹痛属血瘀者。

方解： 我于临床所见痛经者，多为瘀血阻滞经脉所致，常表现为腰腹疼痛，经行不畅。经期以活血为治，根据生化汤祛瘀生新的原理，列为痛经的常用方剂。

【比较】

生化汤与当归四逆汤、当归建中汤均治痛经。当归四逆汤以温经散寒为主，当归建中汤以补中祛寒为主，生化汤亦属甘温之剂，其功用不在于温散寒邪，而在于活血化瘀。故当归四逆汤、当归建中汤多用于慢性腹痛，生化汤之用则以行经期及产后为宜。

温经汤
（《金匮要略》方）

[组成] 吴茱萸9g，当归9g，白芍9g，川芎9g，桂枝6g，党参9g，丹皮9g，阿胶（兑）9g，半夏9g，麦冬9g，甘草3g，生姜9g。

[功效] 温中散寒，养血祛瘀。

[主治] 冲任虚寒，瘀血阻滞所致的痛经、月经后期、崩漏，或小腹冷痛，久不受孕。

[加减]

（1）经来少腹寒痛合良附丸（即：高良姜6g，香附12g），瘀血疼痛合失笑散（即：蒲黄9g，五灵脂9g），腰痛加牛膝9g，以活血止痛。

（2）方中半夏、麦冬润燥降逆，若口唇不干燥则去麦冬，气不上逆去半夏。

方解：温经汤主治冲任虚寒而兼有瘀血的病证，是妇科调经的要方。方中桂枝、吴茱萸、生姜温经散寒止痛，当归、白芍、川芎、丹皮养血祛瘀，阿胶补血止血，半夏、麦冬润燥降逆，人参、甘草补益中气，是扶正祛邪并用之法。

【比较】

温经汤和当归四逆汤均治虚寒痛经，但温经汤长于养血祛瘀，当归四逆汤偏于温经散寒。

少腹逐瘀汤
（《医林改错》方）

[组成] 当归9g，川芎9g，赤芍9g，蒲黄9g，五灵脂9g，延胡索9g，没药9g，小茴香9g，桂枝6g（或肉桂3g），干姜6g。

[功效] 活血祛瘀，温经散寒。

[主治] 痛经，小腹疼痛拒按，或经来不畅有血块。脉沉弦，舌色暗或有瘀斑，舌苔薄。

[加减]

（1）经行不畅，可加桃仁9g，红花9g，以增强活血化瘀之力。

（2）腹胀为气滞，可加香附 12g，木香 9g 等，以行气消胀。

（3）小腹冷痛，属寒邪客于胞络，可加吴茱萸 9g，细辛 3g，以温经散寒止痛。

（4）婚久不孕，可加茺蔚子 9g，菟丝子 9g，益母草 15g，以调经种子。

方解： 本方适用于寒凝血瘀的痛经或月经后期证。方中当归、川芎、赤芍养血活血祛瘀，蒲黄、五灵脂、延胡索、没药活血止痛，小茴香、桂枝（肉桂）、干姜暖胞散寒。全方活血祛瘀，散寒止痛。

【比较】

温经汤治痛经是养血活血，益气散寒，用于血虚气弱。少腹逐瘀汤治疗痛经是活血祛瘀，暖胞散寒，用于血瘀。前方偏补虚，后方偏泻实。

四、崩漏

胶艾汤

（即芎归胶艾汤，《金匮要略》方）

［组成］当归 9g，白芍 12g，地黄 18g，川芎 6g，甘草 6g，艾叶炭 9g，阿胶（兑）9g。

［功效］补血调经，安胎止漏。

［主治］崩漏或月经过多，小腹痛属于冲任虚损者。常见脉虚无力，舌淡苔少。

［加减］

（1）若腰痛可加续断 9g，桑寄生 15g，杜仲 9g，以调补肝肾。腹痛甚，白芍加至 30g，甘草加至 15g，以养血和营止痛。

（2）经量多，腹痛不甚者，可加赤石脂 30g，以固涩冲任。

（3）脉数舌红属血热者，可选加黄芩 9g，炒贯仲 9g，地榆炭 9g 等，以清热凉血止血。

（4）若纳少便溏，证兼脾虚者，可加白术 9g，砂仁 6g，以健脾和胃；心慌气短者，可加党参 12g，黄芪 15g 等以益气。小腹坠胀可加升麻 9g，柴胡 9g，以升阳举陷。

方解： 本方原用于妊娠胞阻下血。方中当归、白芍、川芎、地黄养血调经，阿胶和甘草长于止血，艾叶炭温经暖胞，止血止痛。全方补血调经安胎止漏，是治疗妊娠胞阻下血的主要方剂，我们常用此方治疗冲任虚损的崩中漏下，疗效亦好。

清经汤
（《傅青主女科》方）

[组成] [功效] [加减] [方解] 见"月经先期"。

[主治] 崩漏下血量多，色红，质稠黏，口干溲黄，脉数或弦滑数，舌色红，舌苔黄。

芩连四物汤
（《医宗金鉴》方）

[组成] 当归9g，生地9g，川芎9g，白芍12g，黄芩9g，黄连6g。

[功效] 清热和营，凉血止血。

[主治] 崩漏或月经先期属实热者，经量多，色红有血块。

[加减]

（1）热甚者，可选加炒栀子9g，丹皮9g，黄柏9g等，以清热凉血。

（2）大便秘结者，可加大黄（兑）12g，以泻热通便。

（3）口干少津者，可加知母9g，玄参15g，麦冬9g，以养阴止渴。

（4）凉血止血，可选加地榆炭12g，炒贯仲9g，紫草根15g。补血止血，可选加阿胶（兑）12g，地黄炭9g。

方解：本方是一首清热和营、凉血止血的方剂。方中四物汤养血活血，合芩连之苦寒，以泻血分实热，共奏清热和营，凉血止血之功。

【比较】

芩连四物汤和胶艾汤均治崩漏，胶艾汤是治血热妄行，脉洪数有力，舌色深红，舌苔黄腻属实热者。芩连四物汤之用，则以小腹隐痛为主要特点，常见脉弱，舌淡红。胶艾汤偏于甘温，是补血止血法，芩连四物汤苦寒清热，是凉血止血法。

黑蒲黄散
（《陈素庵妇科补解》方）

[组成] 当归9g，川芎9g，熟地9g，白芍9g，香附12g，丹皮9g，阿胶（兑）12g，荆芥炭9g，棕榈炭9g，地榆炭9g，血余炭9g，蒲黄炭9g。

[功效] 调和气血，止血固冲。

[主治]　崩漏，腰和小腹略感胀痛，脉沉弦，舌色略暗，舌苔薄黄。

[加减]

（1）口干，脉数，舌红苔黄者，可选加黄芩9g，炒贯仲9g，紫草根15g等，以清热止血。

（2）腹痛有瘀血者去白芍、熟地、阿胶，加赤芍9g，五灵脂9g，红花9g等，以活血祛瘀。

（3）若腰痛者，可加牛膝9g，续断9g等，以补肾止痛。

（4）崩漏日久气虚者，加黄芪18g，党参15g，以益气摄血。

方解：本方是一首调和气血、止血固冲的方剂。方中四物汤活血补血，阿胶补血止血，丹皮、炒蒲黄活血止血，在养血活血的基础上，更佐以炭类药物以止血，妙在香附行气以活血，气血调和，血液循经运行，则崩漏自止。

【比较】

胶艾汤和黑蒲黄散都治崩漏。胶艾汤养血固冲任，用于临床表现是崩漏、腹痛喜按，属血虚偏寒的证候。黑蒲黄散调和气血，止血固冲，用于临床主要表现为崩漏，略感腰腹胀痛，属气血失调所致者。前方主症属虚，后方主症偏实。

活血化瘀方
（验方）

[组成]　蒲黄炭9g，赤芍9g，泽兰9g，川芎9g，桃仁9g，红花9g，莪术9g，卷柏9g，续断9g，炙甘草6g。

[功效]　活血化瘀。

[主治]　血瘀崩漏，阴道出血或多或少，或有血块，腹痛拒按，下血后腹痛减轻，脉沉弦，舌色暗，或有瘀点，舌苔薄。

[加减]

（1）腹痛甚加五灵脂9g，或三七末（冲服）3g，以活血祛瘀，止血止痛。

（2）腹胀是兼有气滞，可加香附12g，枳壳9g，以理气行滞。

（3）兼有热象，可选加黄芩9g，炒栀子9g，丹皮9g，以清热凉血。兼有寒象者，可加姜炭6g，艾叶炭9g，以温经散寒通络止血。

（4）补血止血加阿胶（兑）12g，棕榈炭9g等。

（5）气虚者加黄芪18g，党参12g，以益气摄血。

方解：本方是一首活血祛瘀、通因通用的方剂，用以治疗瘀血阻滞脉络，血不循经的崩漏证，常遇正虚用益气摄血法无效者，采用本方往往有效。

方中川芎、赤芍、桃仁、红花、泽兰、莪术等皆为活血化瘀之要药，续断治腰痛补肾而止血，蒲黄炭、卷柏活血化瘀而止血，炙甘草调和诸药，整个方剂以活血祛瘀为治，是一首治疗血瘀崩漏的验方。

【比较】

黑蒲黄散和活血化瘀方都用以治疗崩漏。黑蒲黄散所治是以气血失调为其特征，在临床上表现为轻度腰腹胀痛，治疗上以调和气血为主，属于气血俱病。活血化瘀方所治以瘀血为特征，主要表现是少腹疼痛拒按，下血后腹痛减轻，属血瘀证。

调补肝肾方
（仿魏玉横法）

[组成] 熟地30g，地黄炭9g，白芍15g，枸杞30g，酸枣仁15g。

[功效] 调补肝肾，止血固冲。

[主治] 崩漏下血，腰痛，头昏，耳鸣，失眠。脉沉细或虚弱，舌色红少津，舌苔薄。

[加减]

（1）脉数，舌色红，舌苔黄，热盛者可选加黄连3g，地榆炭9g，炒贯仲15g等，以清热止血。五心烦热者，可加女贞子15g，旱莲草15g，以养阴清热止血。

（2）腰痛甚者，可选加续断9g，桑寄生15g，山茱萸9g等，以补肾止痛止血。

（3）崩漏下血量多，可加赤石脂30～60g，牡蛎30g，以固涩冲任。

（4）兼血瘀腹痛者，可选加茜草9g，炒蒲黄9g等，以活血止血。

（5）心慌气短者，可加党参15g，黄芪18g等，以益气摄血。

方解：本方是一首调补肝肾、养血固冲的方剂。方中熟地、地黄炭养血补肾，白芍、枸杞养血柔肝，酸枣仁补肝宁心安神，全方补肾，固冲任，适用于肝肾阴虚，冲任不固的崩漏下血证。

【比较】

胶艾汤养血固冲任，以养血活血为主，常用于崩漏腹痛不甚者。调补肝肾方滋补肝肾，养血固冲，以补肝肾之阴血为主，常用于少女崩漏腰痛者。

补中益气汤
（《脾胃论》方）

［组成］［功效］［加减］［方解］见"月经先期"。

［主治］崩漏下血量多，色淡或鲜红，小腹或前阴下坠，脉虚大无力或沉弱，舌色淡，舌苔薄白或舌边有齿印。

归脾汤
（《济生方》方）

［组成］白术9g，黄芪18g，当归9g，甘草3g，茯神9g，远志6g，木香3g，酸枣仁12g，龙眼肉9g，党参12g。

［功效］益气摄血，健脾养心。

［主治］脾虚气弱，气不摄血，阴道出血较多，或漏下不止，心悸，失眠，少食。舌色淡红，舌苔薄，脉虚无力。

［加减］

（1）失血过多，面色萎黄，经色淡者，可选加熟地18g，地黄炭9g，阿胶（兑）12g，姜炭6g，棕榈炭9g，血余炭9g等，以补血止血。

（2）有热象者，可加炒栀子9g，丹皮9g，以清热止血。

（3）气虚甚者，去木香，重用党参、黄芪，以益气健脾摄血。

（4）腰痛头昏，可加续断9g，枸杞12g，以补肾止血。

方解：思虑过度，劳伤心脾，脾虚生化功能失职则血少，心失血养则怔忡失眠，脾虚气弱，则不能摄血而为崩漏。

本方是一首健脾养心，益气摄血的方剂，方中党参、黄芪、白术、甘草甘温补脾益气，茯神、远志、酸枣仁、当归、龙眼肉养血补心安神，木香理气醒脾，使补而不滞，适用于心脾两虚的崩漏证。

【比较】

归脾汤与补中益气汤同治崩漏，都以补气为主，其不同点在于归脾汤所治以惊悸失眠为主要特点，补中益气汤所治以小腹下坠为主要特点。补中益气汤偏治阳虚，归脾汤偏养阴血。

加减黄土汤
（验方）

[组成] 黄芩 9g，白术 9g，地黄炭 9g，白芍 12g，甘草 3g，阿胶（兑）12g，姜炭 6g，赤石脂 30～60g。

[功效] 健脾坚阴，固涩冲任。

[主治] 崩漏下血，量多色红，口干，纳差，四肢无力，脉虚数或沉软，舌色红而干或淡红，舌苔黄。

[加减]

（1）畏寒腹痛，加艾叶炭 9g，以温经止血。下血量多，可选加棕榈炭 9g，牡蛎 18g，龙骨 9g 等，以固涩冲任。

（2）舌色红，脉细数或手足心热，是阴虚之候，可加女贞子 15g，旱莲草 15g，以滋阴清热止血。

（3）腰痛者，加杜仲 9g，续断 9g，以补肾止血。

（4）气虚者，加党参 15g，以益气摄血。

方解：脾为统血之脏，脾虚不能摄血，故血外溢，日久肝肾阴伤，冲任不固，则为崩漏下血量多。

本方是一首治疗脾虚阴伤，崩漏下血的良方。方中黄芩苦寒坚阴，阿胶、地黄炭养血滋阴止血，白芍养血敛阴，姜炭、赤石脂涩血固冲任，白术、甘草健脾益气。全方养血敛阴，健脾摄血，固涩冲任，多用于老年血崩。

【比较】

加减黄土汤和胶艾汤都是治疗冲任不固、崩漏下血的方剂。胶艾汤养血调经而止痛，加减黄土汤补脾养阴而固涩。胶艾汤用于崩漏腹痛不甚，加减黄土汤应用重在纳差、口干。辨证处方，各有攸宜。

固本止崩汤
（《傅青主女科》方）

[组成] 党参 9g，黄芪 9g，白术 30g，熟地 30g，当归 9g，姜炭 6g。

[功效] 大补气血，摄血固脱。

[主治] 崩漏不止，两目昏暗或眩晕，跌仆，脉细弱急数，或虚大无力。

舌色淡，舌苔薄白。

［加减］

（1）若崩漏伴汗出肢冷，心慌气短，脉微弱，可加用人参 9～15g，以益气固脱。

（2）冲任损伤，崩漏下血量多，可选加阿胶（兑）12g，乌贼骨 12g，赤石脂 30g，牡蛎 30g，以养血涩血固冲任。

（3）若无腹痛可去当归，避其辛温香窜。

方解：崩漏下血量多如注，临床证见黑矇眩晕，病属气虚血脱。此时应急补其气，气生则血长，若先补血而忽视益气，则有形之血，不能迅速生长，而无形之气，势必亦将耗尽，这就是不先补血而先益气的道理。

本方补气摄血固脱，适用于气血两虚，血不归经的崩漏证，尤以治崩见长。方中党参、黄芪、白术健脾益气，摄血固脱，当归、熟地养血补血，姜炭引血归经止血，是补血之中又有收敛的妙用。

【比较】

固本止崩汤和补中益气汤都是治疗崩漏的方剂。补中益气汤益气升阳以摄血，固本止崩汤补气摄血而固脱。补中益气汤用于小腹坠胀，固本止崩汤用于黑矇昏晕。固本止崩汤是治大崩，气随血脱，气血两虚证候之剂，病势较补中益气汤为重。

五、闭经

十全大补汤
（《太平惠民和剂局方》方）

［组成］党参 15g，白术 9g，茯苓 9g，炙甘草 3g，当归 9g，川芎 9g，熟地 9g，白芍 9g，黄芪 18g，肉桂 6g（或桂枝 6g）。

［功效］益气，养血，调经。

［主治］气血虚弱的闭经，或因失血过多，心慌气短，肢软乏力，恶寒，头晕，脉虚无力。舌色淡，舌苔薄。

［加减］

（1）心悸失眠，可加柏子仁 15g，以养血宁心安神。

（2）腰痛可加杜仲 9g，怀牛膝 9g，以补肾止痛。

方解： 本方是一首气血双补的方剂，适用于素体气血虚弱，或因失血过多，偏于阳虚的闭经证，方中党参、白术、茯苓、甘草健脾益气，当归、川芎、地黄、白芍养血活血，黄芪升阳益气，桂枝温经通络，全方补气养血，使冲任通盛，月经自潮。

香草汤

（《近代中医流派经验选集》方）

[组成] 香附 12g，益母草 15g，泽兰 9g，当归 9g，鸡血藤 18g，川芎 9g，柏子仁 15g，红糖 30g。

[功效] 理气和血调经。

[主治] 气滞血瘀闭经。少腹略胀略痛，脉沉弦或涩，舌色暗，舌苔薄或舌边有瘀斑。

[加减]

（1）若腹痛拒按，是瘀血阻滞经脉，不通而痛，可加桃仁 9g，红花 9g，以活血通经。或加蒲黄 9g，五灵脂 9g，以活血化瘀止痛。

（2）腰痛者，可加牛膝 9g，以补肾通经，引血下行。

（3）胁下胀，是肝气郁结，可加柴胡 9g，白芍 9g，以疏肝解郁。

方解： 本方是一首理气活血调经的方剂，适用于气滞血瘀的闭经。方中当归、川芎、鸡血藤、泽兰、益母草养血活血调经，柏子仁养血宁心通经，红糖活血，香附理气，使肝气得疏，气血和顺，血循常道，则月经自潮。

柏子仁丸

（《妇人良方》方）

[组成] 柏子仁 15g，泽兰 9g，熟地 15g，续断 9g，卷柏 9g，牛膝 9g。

[功效] 养血通经。

[主治] 血虚经闭而有瘀滞。常伴有心慌，腹痛，脉涩，舌色淡暗，舌苔薄。

[加减]

（1）养血活血，可选加丹参 15g，当归 9g，白芍 9g，鸡血藤 15g 等。

（2）活血化瘀，可选加桃仁 9g，红花 9g，赤芍 9g，益母草 15g 等。

（3）腹胀者，可选加香附 12g，木香 9g，以理气调经。

方解：本方是一首养血祛瘀通经的方剂，适用于血虚兼瘀的闭经证。方中柏子仁补血养心通经，熟地、续断补肝肾而益冲任，卷柏、泽兰、牛膝活血祛瘀而通经闭，使虚有所养，瘀得以祛，则月经自调。

【比较】

香草汤和柏子仁丸均治闭经。香草汤理气活血，养血调经，适用于小腹略胀略痛属气滞血瘀的闭经证。柏子仁丸养血祛瘀调经，适用于心慌腹痛，属血虚挟瘀的闭经证。

四二五合方
(《刘奉五妇科经验》)

[组成] 当归9g，白芍9g，川芎3g，熟地12g，覆盆子9g，菟丝子9g，五味子9g，车前子9g，牛膝12g，枸杞子15g，仙茅9g，淫羊藿12g。

[功效] 养血补肾调经。

[主治] 肾虚血少的闭经。常伴有腰痛，头昏，脉细或沉弱。舌色淡红，舌苔薄。

[加减]

(1) 若小腹胀者，为气行不畅，可加香附12g，以理气消胀调经。

(2) 兼有血瘀者，可加红花9g，益母草15g，以活血祛瘀调经。

方解：本方是一首养血补肾调经的方剂。方中五子衍宗丸补肾气，其中菟丝子益精髓，覆盆子固肾涩精，枸杞子补肝肾之阴，五味子大补五脏之气，因其入肾，故补肾之力更强，车前子有下降利窍之功，且能泻肾浊补肾阴而生精液。仙茅、淫羊藿补肾壮阳，四物汤养血益阴，牛膝补肾通经。全方的功用，不在于通而在于补，肾气充，肾精足，则月经自调。

闭经一证，实者易治，虚者难医。虚者血海空虚，无血可下，所以其治较难，因精血需逐日生长，病宜缓图，难收速效，临床试用"四二五合方"于肾虚血虚的闭经患者，时有效应。

六、经行吐衄

凉血地黄汤
(《血证论》方)

[组成] 黄连6g，黄芩9g，炒栀子9g，玄参15g，生地12g，甘草6g，当

归9g。

[功效] 凉血泻火。

[主治] 热邪迫血妄行，经期吐血衄血的"倒经"证。脉洪数或滑数，舌色红，舌苔黄厚。

[加减]

(1) 凉血止血，可加侧柏炭9g，白茅根30g。

(2) 大便干结者，可加大黄（兑）12g，以泻热通便。

(3) 兼腰痛者，可加牛膝9g，以引血下行。

(4) 舌红，苔少，口干喜冷饮者，是热盛伤阴，可加旱莲草15g，麦冬9g，知母9g等，以清热养阴。

(5) 心烦呕吐者，仿泻心汤意，加半夏9g，或竹茹9g，以止呕除烦。

方解："倒经"属血热气逆，经血妄行所致者，治法宜清之、平之。本方清热凉血泻火，热去血自安。方中黄连、黄芩、炒栀子清热泻火，直折热邪，当归、生地养血凉血，玄参清热滋阴，甘草调和诸药，我们常在方中加大黄一味，推陈致新，损阳和阴以降其逆上之火，疗效更好。

加味麦门冬汤
（《医学衷中参西录》方）

[组成] 麦冬15g，半夏9g，党参12g，甘草6g，大枣9g，山药12g，白芍9g，丹参9g，桃仁9g。

[功效] 生津益胃，活血降逆。

[主治] 肺胃阴伤，虚火上炎，瘀血阻滞经脉的"倒经"证。舌色红，舌苔黄，脉虚数。

[加减]

(1) 腰痛者，加牛膝9g，以引血下行。

(2) 腹痛拒按者，加蒲黄9g，五灵脂9g，以祛瘀止痛。

(3) 清热止血，可选加白茅根30g，炒贯仲15g，地榆炭30g等。

方解：本方是一首治疗虚火上炎"倒经"的有效方剂。方中大剂麦冬生津养肺胃之阴，党参、甘草、大枣益气健脾，加半夏安胃降逆，山药补肾固冲，使血不上逆，冲气能安其宅，更用白芍、丹皮、桃仁开其下行之络，全方益胃生津，活血通经，降逆而疗经行吐衄。

【比较】

凉血地黄汤和加味麦门冬汤均治"倒经"。前方是治热入血分，血热气逆的鼻衄，其脉洪数，舌苔黄厚，常伴大便结。后方是治肺胃阴伤，虚火上炎的鼻衄，其脉虚数，舌色红，口干或咳嗽恶心。前方苦寒降逆，以清血分之实热为主。后方甘润益气养阴，活血降逆，以清肺胃虚热为主。

七、月经前后诸证

调经一号方
（验方）

［组成］柴胡9g，当归9g，白芍9g，甘草3g，香附12g，郁金9g，川芎9g，益母草15g。

［功效］疏肝开郁，理气活血。

［主治］经前胸乳作胀，喜呃逆叹息，脉沉弦软，舌色淡红，舌苔薄黄。

［加减］

（1）肝郁化火，脉弦数，舌色红，头晕，便结者，加炒栀子9g，丹皮9g，以泻郁火。

（2）脘腹胀，食少，脉弦者，加苍术9g，川朴9g，陈皮9g，以开胃除满。

（3）恶心呕吐者，加半夏9g，陈皮9g，茯苓9g，以和胃除痰。

（4）小腹胀痛者，可选加枳实9g，青皮9g，木香9g等。腹胀甚者，加槟榔12g，以理气消胀。

（5）腰胀痛者，可加乌药9g，牛膝9g，以理气活血，治腰胀痛。

（6）气虚者，加党参、白术、茯苓，以健脾益气。

方解： 本方是一首疏肝开郁、理气活血调经的方剂，适用于肝气郁结所致的经前诸证。方中柴胡、当归、白芍疏肝解郁，香附、郁金理气疏肝，主治胸乳胀，川芎、益母草行气活血调经，甘草调和诸药。经前主治在气，肝气得疏，气顺血活，则经前诸证不再发作。

调经二号方
（验方）

［组成］乌药9g，木香9g，香附12g，槟榔12g，甘草3g，当归9g，川芎

9g，牛膝9g，益母草15g。

[功效] 理气活血调经。

[主治] 经前腰部胀痛，小腹胀，脉沉弦，舌色红，舌苔薄。

[加减]

(1) 兼小腹痛者，可选加延胡索9g，五灵脂9g等，以活血祛瘀调经。

(2) 小腹冷痛者，加高良姜6g，以疏肝行气，散寒止痛。

(3) 气郁化火者，可加炒栀子9g，丹皮9g，以散肝火。

(4) 气虚者，加党参9g，用以益气，助其气机之流通。

方解： 本方是一个理气活血调经的方剂，方中乌药、木香、香附、槟榔疏肝理气，川芎、当归、牛膝、益母草活血调经，佐以甘草调和诸药，为经前理气调经的常用方。

【比较】

(1) 调经一号方调经，以经前胸乳胀痛为主症。

(2) 调经二号方调经，以经前腰腹胀痛为主症。

(3) 经前以行气为主，因气为血帅，血随气行，经前气顺，则经血按时而下，自无所苦。若情志抑郁则气滞，肝气布胁肋，络小腹，肝气郁结，故胸胁胀满，小腹胀痛，小腹之胀痛，往往涉及腰臀，故临床常腰腹胀痛并见。

当归建中汤
（《备急千金翼方》方）

[组成] 当归12g，桂枝9g，白芍18g，甘草6g，生姜9g，大枣9g。

[功效] 养血和营，散寒止痛。

[主治] 产后或经后小腹隐隐疼痛，喜按，得热则减，属血虚有寒不能濡养经脉者。其脉弱或虚急，舌色淡，舌苔薄。

[加减]

(1) 经期失血过多者，可加地黄9g，阿胶（兑）12g，以养血补虚。

(2) 小腹疼痛较剧，畏寒肢冷，得热则减者，可选加吴茱萸9g，高良姜6g，制香附12g，以温经散寒止痛。

(3) 兼腰痛者，可选加续断9g，牛膝9g，杜仲9g，补骨脂9g，鹿角霜9g等。

(4) 气虚者，加黄芪18g，即合黄芪建中汤，以增强补虚益气的作用。

方解：本方是一首养血和营补虚的方剂。方中当归、白芍养血活血，甘草、生姜、大枣益气和胃，桂枝配白芍又可调和营卫，全方养血和营补虚，适用于血虚经脉失养的经后腹痛。

本方原用于妇人产后失血过多，虚羸不足，腹中刺痛不止，呼吸少气，阴阳气血俱不足者。我们用治经后血虚小腹隐痛，此与产后失血过多之痛，病理机转一致。素体阴阳气血俱虚的患者，最易罹致此症，故常加黄芪，以增强益气补虚之力。

五皮散

（又名"五皮饮"。《古今图书集成医部全录》引《澹寮方》方）

[组成] 桑白皮15g，陈皮9g，大腹皮9g，生姜皮9g，茯苓皮15g。

[功效] 健脾化湿，理气消肿。

[主治] 经前、经期全身水肿，小便不利，纳差，肢软无力，脉沉或软滑，舌色淡红，舌苔薄。

[加减]

（1）伴有经行不畅者，可选加牛膝9g，川芎9g，泽兰9g，益母草15g等，以活血调经利尿。

（2）腹胀者，加枳实9g，莱菔子15g，以理气消胀。

（3）腰以上肿者，可选加苏叶9g，防风9g，荆芥9g等，以宣散风湿。

（4）腰以下肿者，加防己15g，木通9g，车前子12g等，以增强利尿作用。

（5）脾胃虚弱，食少便溏者，可与异功散合用，以增强其健脾益气的作用。

（6）气虚下陷，小腹坠胀，可合补中益气汤，以益气升阳，利水消肿。

方解：本方健脾益气，消肿利水，适用于经前、经期水肿，或妊娠水肿。方中陈皮理气和胃，茯苓皮健脾利水，二药相配，气行湿化，脾健水行，桑白皮泄肺降气，通调水道，肺气清肃，水自下趋，大腹皮下气利水，生姜皮辛散水气，全方健脾理气，化湿消肿，是一个治疗脾虚气滞水肿的有效方剂。

本方亦可治妊娠水肿，消水之中兼有健脾安胎之效。

八、带下病

完带汤
（《傅青主女科》方）

[组成] 柴胡 3g，陈皮 6g，白芍 15g，炒荆芥 3g，党参 12g，甘草 3g，炒白术 30g，苍术 9g，山药 30g，车前子 9g。

[功效] 健脾益气，升阳除湿。

[主治] 带下色白或淡黄，无臭味，如涕如唾，面色㿠白，食少便溏，肢软无力，脉软缓或沉弱，舌色淡，舌苔薄白。

[加减]

（1）白带如崩，可选加乌贼骨 9g，煅牡蛎 30g，龙骨 18g，赤石脂 30～60g 等，以固涩止带。

（2）阳虚腰痛者，可加鹿角霜 9g，巴戟天 9g，补骨脂 9g，杜仲 9g 等，以暖肾止带。

（3）白带色黄或有气味者，是兼夹湿热，可加黄柏 9g，以清热燥湿。

方解： 本方是一首健脾除湿止带的良方。方中党参、白术、山药、甘草健脾益气，苍术、车前子除湿止带。柴胡、白芍疏肝和营，柴胡和陈皮又有一升一降之功，重用山药、白术以扶脾，少取荆芥、柴胡以升散肝气，全方补而不滞，脾健湿除，则白带自止。

加减苍白二陈汤
（验方）

[组成] 霜苍术 9g，炒白术 9g，法半夏 9g，陈皮 6g，茯苓 9g，甘草 3g，升麻 9g，柴胡 9g。

[功效] 升清降浊，燥湿止带。

[主治] 痰湿内阻，带下色白或黄，胸闷纳差，小腹坠胀，或下阴坠，脉软滑，舌色淡红，舌苔白腻。

[加减]

（1）湿郁化热，脉滑数，舌色红，舌苔黄腻者，可加黄柏 9g，以清热除湿。

（2）腰痛者，可加牛膝 9g，萆薢 12g，以利湿止痛。

（3）心慌气短者，可加党参 15g，山药 30g，以健脾益气止带。

（4）小便短而频数者，可加滑石 18g，车前草 15g，以清热利尿。

方解：带下为湿所生，本方燥湿和胃，调理脾胃功能，清升浊降，则白带自止。方中苍术、白术健脾燥湿，半夏、陈皮、茯苓、甘草降中焦之浊湿，升麻、柴胡升下陷之清阳，脾气升，胃气降，湿除带止。

【比较】

完带汤健脾益气，以补为主，加减苍白二陈汤燥湿化痰，以和为主。完带汤所治以食少乏力，脉虚舌淡为主，加减苍白二陈汤所治以胸闷小腹坠胀或下阴坠，脉滑舌苔腻为主。

黄芩滑石汤
（《温病条辨》方）

［组成］黄芩 9g，滑石 18g，猪苓 9g，大腹皮 9g，茯苓皮 9g，蔻仁 6g，通草 6g。（我每于方中加竹叶 9g，效果更好。）

［功效］苦辛化气，淡渗利湿。

［主治］头昏，身重肢软，胸闷腹胀，白带色黄，小便短黄，脉软滑或弦软滑，舌色红，舌苔淡黄滑。

［加减］

（1）腹胀满者，加厚朴 9g，以理气散满。

（2）身痛者，可加木防己 12g，薏苡仁 15g，以除湿止痛。

（3）腰酸痛者，可加牛膝 9g。腰胀痛者，加乌药 9g，以活血理气消胀痛。

（4）若无蔻仁，可用藿香 9g 代之。

方解：本方苦辛化气，淡渗利湿，适用于湿热阻滞中焦，流注下焦的白带。方中黄芩、滑石清湿中之热，猪苓、茯苓皮、通草淡渗利湿，蔻仁芳香化湿开痞，气化则湿化，湿去则热减，湿热去则白带自止。

本方出自《温病条辨·中焦篇》63 条，原治湿热外袭经络，内阻脾胃的急性发热病，是常用验方。沙市地处卑湿，多病湿热证，今患者症状相同，但不发热而为白带，病的表现同中有异，但其机制则一，虽是带下证仍选用此方，以除湿清热，效果尚好。

【比较】

加减苍白二陈汤治带下，以胸闷小腹坠为主。黄芩滑石汤治带下，以胸闷腹胀，身重肢软，小便短黄为主。前方治证，湿中挟痰，湿痰随清阳下陷。后方治证，湿中挟热，湿热延及经络。

止带汤
（《世补斋·不谢方》方）

[组成] 猪苓9g，茯苓9g，泽泻9g，车前子9g，炒栀子9g，酒黄柏9g，丹皮9g，茵陈15g，赤芍9g，川牛膝9g。

[功效] 清热，除湿，解毒。

[主治] 下焦湿热黄带，稠黏腥臭，或小腹痛，脉弦大滑数，舌色红，舌苔黄厚。

[加减]

（1）外阴瘙痒者，可选加苦参15g，苍术9g，白鲜皮9g，百部9g，蛇床子9g，以燥湿止痒。甚者，可配合外用熏洗药。

（2）有霉菌、滴虫者，可配合使用霉菌胶囊（见外用药）、灭滴灵等。

方解：本方清热除湿，解毒止带，适用于湿热蕴结下焦，侵入血分或外感毒邪证。方中猪苓、茯苓、泽泻、车前子利水除湿，茵陈清热利湿，黄柏、炒栀子泻热解毒，丹皮、赤芍活血凉血，川牛膝活血利尿，引药下行，全方之妙，在于清热利湿解毒药中加入活血药味，故效果较好。

【比较】

黄芩滑石汤证为湿热阻滞三焦，而以中焦见症为主，以胸闷腹胀、身重肢软为主要特点。止带汤之治为湿热毒邪郁结下焦，以带下质稠腥臭或阴痒，其脉滑数有力，舌红，苔黄厚为特点。

龙胆泻肝汤
（《兰室秘藏》方）

[组成] 龙胆草6g，炒栀子9g，酒黄芩9g，柴胡9g，生地9g，车前子9g，泽泻9g，木通6g，甘草3g，酒当归9g。

[功效] 清泻肝经湿热。

[主治] 肝经湿热下注，黄白带。胁痛，口苦，小便赤涩，或外阴肿痒，

脉弦数或弦滑数。舌色红，舌苔黄。

[加减]

（1）若大便秘结者，可加大黄12g，以泻热通便。

（2）外阴瘙痒者，可加苦参15g，蛇床子9g，以清热燥湿止痒。

方解：本方清肝经湿热而止带。方中龙胆草苦寒，泻肝经实火，佐以黄芩、栀子苦寒泻火，车前子、木通、泽泻清利湿热，火盛入血分，唯恐伤及阴液，故以生地、当归养肝血而护阴，柴胡条达肝气，甘草和中解毒，并协调诸药。全方祛邪而不伤正，是治肝经湿热带下的要方。

【比较】

龙胆泻肝汤所治带下，以口苦，胁痛，脉弦数，或外阴部肿痛等肝经湿热症状为主要特点。止带汤所治，是以脉滑数有力，下阴部症状为主的下焦湿热白带病。龙胆泻肝汤清泻肝经湿热，佐以养血滋阴；止带汤清下焦湿热，兼以凉血活血。

清肝止淋汤
（《傅青主女科》方）

[组成] 酒当归30g，炒白芍30g，生地15g，黄柏6g，阿胶（兑）9g，牛膝6g，制香附3g，丹皮9g，黑小豆30g，红枣10枚。（我每于本方中加沙参30g，以清热养阴，解毒止带。）

[功效] 清肝扶脾，活血解毒。

[主治] 带下色红或赤白相杂，淋漓不断。脉弦细数或弦软。舌色红，舌苔黄色。

[加减]

（1）心慌气短，纳差者，是气虚之候，可加党参15g，白术9g，以健脾益气。

（2）腰痛者，加续断9g，杜仲9g，以补肾止痛。

（3）癌变者，可选加半枝莲30g，白花蛇舌草30g，炒贯仲15g，土茯苓30g，金银花15g等，以清热解毒。

（4）大便下血者，可选加槐花炭9g，荆芥炭9g，地榆炭9g，柏叶炭9g等。

方解：本方是傅青主治赤带的方剂，他认为妇女忧思伤脾，又加郁怒伤肝，于是肝经郁火内炽，下克脾土，脾失健运，湿热之邪随气下陷，影响血分，同血俱下。治疗原则应清肝火而扶脾气，方用清肝止淋汤。方中当归、白芍、阿胶、生地、丹皮、牛膝养血活血，白芍平肝，香附理气疏肝，黑豆、黄柏清热解毒，红枣扶脾补正，全方补血以清火，平肝以扶脾，是扶正祛邪法。

附：外用药

1. 黄柏粉（验方）

[组成] 黄柏9g，冰片15g，枯矾3g，五倍子6g。

[功效] 清热解毒，去腐生新。

[主治] 宫颈糜烂，带下。

[用法] 上药4味共研成细末，用栓塞棉球上入宫颈糜烂处，6～8小时后取出，3天一次。

2. 妇科外洗药（验方）

[组成] 蛇床子30g，地肤子30g，赤皮葱10支。

[功效] 燥湿止痒。

[主治] 白带，外阴瘙痒，或外阴溃烂。

[用法] 上方用纱布包好，放在砂锅内煎煮，趁热先熏后洗。此方可选加苦参30g，金银花30g，百部30g，芒硝30g等，以清热燥湿，解毒杀虫。

3. 外阴白斑外擦药（即密陀僧散，《外科正宗》方）

[组成] 雄黄6g，硫黄6g，雄黄3g，轻粉2g，蛇床子6g，密陀僧3g。

[功效] 解毒杀虫。

[主治] 外阴白斑（原治"白癜风"）。

[用法] 上药共研细末，醋调擦敷。本院用凡士林调之擦敷，一日数次，越擦薄越好。

4. 霉菌胶囊（验方）

[组成] 磺胺粉1g，苏打粉2g，冰硼散1.5g。

[功效] 解毒杀虫。

[主治] 霉菌性阴道炎。

[用法] 按以上比例配药若干，研为细末，混合用胶囊装，栓塞阴道内，每天1粒，7天为1疗程。

九、妊娠恶阻

六君子汤
（《妇人良方》方）

［组成］党参12g，白术9g，茯苓9g，甘草3g，半夏9g，陈皮9g。

［功效］健脾和胃降逆。

［主治］妊娠胸闷，呕恶，不思食或食入即吐，倦怠无力，脉软滑无力，或沉弦软，舌色淡红，舌苔薄白。

［加减］

（1）胸阻闷，腹胀纳少者，可选加藿香9g，木香6g，苏梗9g，砂仁6g等，以芳香和胃。

（2）舌淡脉缓，呕吐不止者，可加生姜9g，灶心土30g，以温胃止呕；舌红苔黄，证兼热象者，可加竹茹一团，或加黄连3g，苏叶6g，以清热止呕。

（3）小腹痛者，可加白芍15～30g，以缓解挛急而止痛。

（4）兼腰痛者，可选加续断9g，桑寄生15g，杜仲9g等，以补肾止痛。

方解： 妇女妊娠以后，冲任二脉旺盛；冲气旺而上行，胃失和降，可出现轻度的呕吐反酸症状，此为正常现象。若其人素来脾胃虚弱，妊娠以后冲气上逆，呕吐频繁，治当健脾和胃，降逆止呕；然身怀有孕，不可投大剂降逆之药，只能健脾和胃，使脾气得升，胃气得降，脾胃功能恢复正常，呕吐自止。方中党参、白术、茯苓、甘草健脾益气，半夏、陈皮和胃止呕，全方健脾和胃，适用于脾胃虚弱的妊娠恶阻证。

温胆汤
（《备急千金要方》方）

［组成］半夏9g，陈皮9g，茯苓9g，甘草3g，枳实9g，竹茹9g。（原方无茯苓。）

［主治］妊娠呕吐苦水或酸水，头晕眩或心烦不寐，舌色红，舌苔黄，脉滑或滑数。

［加减］

（1）舌色红，苔黄厚者，可加黄芩9g以清热。

（2）久呕不止，胸闷不疏者，可加黄连6g，苏叶6g，以清热和胃止呕，或加灶心土1块（煎水煮药），以增强降逆止呕之力。

（3）心中烦热，口干喜饮，可选加黄连6g，麦冬9g，石斛12g，玉竹9g等，以清热养阴。

（4）腰痛者，加续断9g，桑寄生15g，以补肾止痛安胎。

（5）中气虚弱，心慌气短者，可加党参15g，以益气载胎。

（6）小腹疼痛者，加白芍15～30g，以和营缓急止痛。

方解： 本方名为温胆，实是清胆和胃，降逆止呕之剂。适用于妊娠痰热的呕恶证。方中半夏、陈皮、茯苓、甘草和胃降逆止呕，枳实苦寒下气，竹茹清热化痰止呕，全方和胃涤痰止呕，以治疗妊娠呕吐属痰热者。

【比较】

温胆汤清热降逆，化痰止呕，主治脉多弦滑或滑数，舌红苔黄之实证。六君子汤健脾益气，和胃止呕，主治脉多沉软或沉弱，舌淡、苔薄之虚证。

十、先兆流产

胶艾汤

（即芎归胶艾汤，《金匮要略》方）

［组成］［功效］见"崩漏"。

［主治］妊娠初期腹痛下血，脉沉弱，舌色淡红，舌苔薄。

［加减］

（1）舌红、苔黄、脉数，口干者可加黄芩9g，以清热安胎。

（2）心慌气短，四肢无力，脉弱，舌胖边有齿痕者，可加党参15g，白术9g，以健脾益气安胎。小腹坠可加升麻9g，柴胡9g，以升阳载胎。坠甚者，可径用补中益气汤加止涩药。

（3）腹痛甚者，重用白芍、甘草。

（4）腰痛者，可加续断9g，桑寄生15g，菟丝子9g，杜仲12g，以补肾固冲安胎。

（5）出血多者，可选加棕榈炭9g，姜炭6g，血余炭9g等，以止血固冲。

方解： 妇人妊娠，全赖冲任二脉养胎，若冲任脉虚，气血虚弱，则往往胎漏下血。本方养血固冲任以安胎，方中四物汤养血，白芍又可解痉止痛，阿胶、甘草养血补脾，艾叶炭固冲任，止血止痛安胎，全方养血止痛安胎，适用于气血虚弱，冲任不固的妊娠下血证。

补中益气汤
（《脾胃论》方）

［组成］［功效］［方解］见月经先期。

［主治］妊娠小腹坠胀或下血，脉虚大无力或沉弱，舌色淡，舌边有齿痕，舌苔薄，属中气虚弱者。

［加减］

（1）小腹痛，可加白芍 30g，甘草加至 15g，以和营止痛。

（2）腰痛，可选加续断 9g，杜仲 12g，枸杞 9g，桑寄生 15g 等，以补肾安胎。

（3）胎动下血者，可选加阿胶（兑）12g，地黄炭 9g，地榆炭 9g，棕榈炭 9g，艾叶炭 9g，姜炭 6g 等，以止血安胎；血久不止，可加赤石脂 30 ~ 60g，以固冲安胎。

【比较】

胶艾汤和补中益气汤都可以治疗先兆流产，前方治证以腹痛下血为特征，本方治证以小腹坠胀为主要特征，或下血或不下血。

十一、习惯性流产

加味安奠二天汤
（验方）

［组成］党参 30g，炒白术 30g，炒扁豆 9g，山药 15g，炙甘草 3g，熟地 30g，山茱萸 9g，炒杜仲 9g，枸杞 9g，续断 9g，桑寄生 15g，炒白芍 18g。

［功效］脾肾双补，安胎止痛。

［主治］习惯性流产，腰痛，小腹略坠略痛，脉沉弱无力，舌色淡，舌苔薄者。

［加减］

（1）小腹坠者，加升麻 9g，柴胡 9g，坠甚可径用"补中益气汤"，以升阳举陷安胎。

（2）小腹胀痛，加枳实3g，以理气止痛。小腹掣痛重用白芍、甘草，以和营止痛。

（3）胎动下血者，可加阿胶（兑）12g，棕榈炭9g，赤石脂30g，以固涩冲任。下血量多，可用加减黄土汤（见崩漏）止血固冲安胎。

（4）口干便结，舌红苔黄，有热象者，可加黄芩9g，以清热安胎。

方解： 凡习惯性流产患者，大都因脾肾双亏而致病。本方是一首健脾补肾、安胎止痛的方剂，适用于先后二天俱虚的习惯性流产患者。方中党参、白术、扁豆、山药、甘草健脾益气补后天，熟地、山茱萸、杜仲、枸杞养血益精补先天，续断、桑寄生补肾安胎，治腰痛，白芍敛阴养血，缓解痉挛治腹痛。二天双补，脾肾旺盛，则胎自无恙。

本方用药主次分明，主药剂量重用是其特点，如方中重用参术以补脾益气，重用熟地滋肾补血，我们于临床每用本方时，虽有加减，但主药剂量不变，重点突出，颇有效验。

保产神效方
（又名"保产无忧散"，《傅青主女科》方）

[组成] 当归9g，川芎9g，白芍9g，黄芪5g，荆芥5g，厚朴5g，枳壳4g，贝母6g，艾叶5g，菟丝子9g，羌活3g，甘草3g，生姜9g。

[功效] 未产安胎，临产催胎。

[主治] 胎气偶伤或胎音微弱，或腰痛腹痛。产前胎位不正，临床横生逆下。临产交骨不开，或子死腹中。脉虚，舌色淡红。我们认为，此方应在妊娠五六个月以后选用，对于外伤引起的腰痛、腹痛、胎动不安者，尤为有效。应严格注意遵照原方剂量。

[加减] 心慌气短者，可加党参12g以扶正。

方解： 本方川芎、当归、白芍养血活血，厚朴、枳壳疏理结气，荆芥、羌活祛风以解表，川贝母化痰而散结，艾叶温暖子宫，止血止痛，菟丝子补肾固精，专治肾虚腰痛，生姜散寒止呕，甘草协和诸药，加黄芪者所以补益正气，助诸药发挥功效。

本方表里兼治，气血并调，有补有通，不寒不热，能使孕妇气顺血调，经脉流畅，适用于妊娠后期疾病，临产常保母子平安。

十二、妊娠水肿

五皮散

（即"五皮饮"，《古今图书集成医部全录》引《澹寮方》方）

［组成］［功效］［方解］见"月经前后诸证"。

［主治］妊娠水肿，小便短少，四肢无力，纳呆，脉软滑，舌色淡红，舌苔薄。

［加减］

（1）小便不利者，加车前子9g，以利尿消肿。

（2）纳差便溏者，加白术9g，以健脾利水消肿。

（3）心慌气短者，加党参12g，以健脾益气。

（4）小腹坠胀者，加升麻9g，柴胡9g，以升阳举陷。若小腹坠胀甚者，可用补中益气汤合五皮饮，补中益气，利水消肿。

（5）腰痛者，可选用续断9g，杜仲12g，补骨脂9g，巴戟天9g等，以补肾安胎；手足肢冷者，属肾阳不足，可加肉桂6g，附子6g，以温阳化水。

全生白术散

（《妇人良方》方）

［组成］白术12g，茯苓皮15g，大腹皮9g，陈皮9g，生姜皮9g。

［功效］健脾理气，行水安胎。

［主治］妊娠下肢浮肿，按之凹陷，甚则四肢及面目皆肿，小便不利，大便溏薄，脉软无力，舌色淡红，舌苔白润。

［加减］

（1）心慌气短者，加党参15g，以健脾益气。

（2）便泄者，可加扁豆15g，山药15g，以健脾止泻。

（3）腰痛者，加杜仲9g，桑寄生15g，以补肾止痛。

（4）偏于肾阳虚者，可加桂枝6g，补骨脂9g，以温阳化气，补肾利水。

方解：本方补脾理气，利湿消肿，适用于脾虚的妊娠水肿证。方中白术、茯苓皮健脾渗湿，大腹皮下气利水，陈皮行气和胃，生姜皮辛散行水，全方补脾利尿消肿，是治疗子肿的良方。

【比较】

五皮饮与全生白术散基本相似。前方有桑白皮化气利水，以消为主。后方有白术健脾消水，消中有补。

十三、产后恶露不尽

生化汤
（《景岳全书》引钱氏方）

［组成］川芎 9g，当归 24g，桃仁 9g，姜炭 6g，甘草 3g，黄酒、童便各半煎服。

［功效］活血行瘀，通经止痛。

［主治］产后恶露不尽，挟有血块，小腹疼痛或腰痛等。

［加减］

（1）恶露不净，量少，可选加红花 9g，赤芍 9g，益母草 15g 等，以活血祛瘀。

（2）若腹痛甚者，可加蒲黄 9g，五灵脂 9g，以活血化瘀止痛。

（3）若小腹胀痛者，可加香附 12g，枳壳 9g，胀甚者再加槟榔 12g，木香 9g，以行气消胀。

（4）腰痛，血量少者，加牛膝 9g；血量多者，加续断 9g；腰胀者加乌药 9g，以理气活血止痛。

（5）有热者，本方去姜炭，加丹皮 9g；血分热甚者，选加黄芩 9g，炒栀子 9g，以清血热。寒痛者，可选加桂枝 6g，艾叶 9g 等，以散寒止痛。

（6）气虚者，加党参 15g，以益气扶正。

方解：本方是一首活血止痛、祛瘀生新的方剂。方中重用当归养血活血，镇痛，川芎行气活血，为血中气药，气行则血行，桃仁活血化瘀，姜炭温经通络，甘草补中，调和诸药，黄酒助血液之流通，童便引败血以下行。全方养血活血，祛瘀生新，是"产后恶露不尽"和"经行腹痛"的常用方剂。

十四、产后热

小柴胡汤
（《伤寒论》方）

[组成] 柴胡 9g，黄芩 9g，党参 9g，甘草 3g，半夏 9g，生姜 9g，大枣 9g。

[功效] 和解少阳。

[主治] 产后发热，寒热往来，或胸胁疼痛，心烦喜呕，或口苦咽干，脉弦，舌色红，舌苔黄。

[加减]

（1）高热伤津，口干喜饮者，可加栝楼根 15g，以清热生津止渴。

（2）腹痛者加白芍 15g，以和营止痛。

（3）胁下疼痛者，可选加当归 9g，白芍 9g，郁金 9g，香附 12g 等，以疏肝解郁，行气止痛。

（4）恶露不尽，少腹疼痛者，可加蒲黄炭 9g，五灵脂 9g，以活血止痛，或加益母草 12g，以祛瘀生新。

（5）外阴溃烂，可加鱼腥草 15g，蒲公英 15g，以清热解毒。

方解：本方是一首和解少阳的方剂，方中柴胡苦平，轻清升散，疏肝解郁，黄芩苦寒，清热除烦，柴胡、黄芩合用，又能解半表半里之邪，生姜、半夏降逆止呕，人参、大枣、甘草扶正达邪，全方表里两解，清补兼施，是为和剂。也是治疗妇女产后或经期感受外邪，热入血室的常用方，退热效果良好。

黄芩滑石汤
（《温病条辨》方）

[组成] [功效] [方解] 见"带下病"。

[主治] 产后由于湿热阻滞三焦而发热，胸闷恶心，肢软身痛，汗出热解，继而复热，脉软滑，舌色红，舌苔淡黄腻。（本市地处卑湿，湿温病较多，产后若感受时令热邪，仍宜按温病治法处理。）

[加减]

（1）本方治产后热，每加竹叶 9g，鲜芦根 30～60g。

（2）恶寒发热，偏于表实者，可加炒荆芥9g，薄荷9g，以祛风散热。

（3）兼腰痛者，加川牛膝9g，以祛瘀止痛。

（4）胸闷腹胀者，可选加藿香9g，厚朴9g，郁金9g等，以除湿消胀散满。

（5）兼腹痛、恶露不行或量少者，可选加桃仁9g，红花9g，泽兰9g，益母草15g等，以活血利水，祛瘀生新。

加减半夏泻心汤
（验方）

［组成］半夏9g，黄连6g，黄芩9g，枳实9g，杏仁9g，陈皮9g，郁金9g，川厚朴9g。

［功效］清热除湿，和胃降逆，理气开痞。

［主治］产后因湿热痰浊互结中焦而发热，胸脘痞闷，恶心呕吐，脉滑数，舌色红，舌苔黄厚或浊腻。

［加减］

（1）发热恶寒，头痛鼻塞兼外感者，可选加柴胡9g，苏叶9g，荆芥9g等，以轻宣解表。

（2）血瘀经络，舌色紫暗，小腹疼痛者，可选加当归15g，赤芍9g，蒲黄9g，五灵脂9g；腰痛者加川牛膝9g，以活血止痛。

（3）小腹胀者，可加香附12g，以行气消胀。

（4）恶露不尽者，可加桃仁9g，红花9g，益母草15g，以活血祛瘀生新。

（5）呕吐痰多属热甚者，可加竹茹9g，芦根30g，以清热涤痰止呕。

（6）津液受伤，舌干口渴者，可选加石斛15g，玉竹9g，栝楼根9g等，以清热生津止渴。

（7）心慌气短，舌淡脉虚者，可加党参15g，甘草6g，以益气扶正。

（8）纳呆食少者，可加山楂炭12g，以消食化滞。

（9）小便不利者，可加滑石18g，通草6g，以利膀胱，通小便。

（10）大便秘结者，可加大黄9g，以泻热通便。

方解： 本方是一首清热除湿，和胃降逆，理气开痞的方剂。方中半夏辛开散结，和胃降逆止呕，黄芩、黄连苦降，开气分之热结，郁金调理气机，枳实、杏仁、陈皮、厚朴苦辛化气，开气分之湿结，全方苦辛通降，治有形之实邪成痞，适用于产后因湿热痰浊互结中焦的急性发热证。

【比较】

黄芩滑石汤所治产后发热，以身重肢软，胸闷腹胀，脉软滑，舌淡红，舌苔淡黄腻为其特征。病为湿中挟热，湿热延及经络。加减半夏泻心汤所治以胸脘痞闷，恶心呕吐，脉滑数，舌色红，舌苔黄厚或浊腻为主要症状，病为湿热痰浊互结中焦。

十五、子宫肌瘤

非经期方
（验方）

［组成］当归 9g，川芎 9g，地黄 9g，白芍 9g，桃仁 9g，红花 9g，昆布 15g，海藻 15g，三棱 9g，莪术 9g，土鳖虫 9g，丹参 15g，刘寄奴 15g，鳖甲 15g，青皮 9g，荔枝核 9g，橘核 9g。

［功效］活血化瘀，消癥痕。

［主治］主要用于子宫肌瘤的非经期治疗，常见症状为少腹痛，脉沉弦，舌色暗有瘀点，舌苔薄。

［加减］

（1）少腹胀可选加木香 9g，香附 12g。

（2）腰胀痛者，可加乌药 9g，牛膝 9g，以理气活血止痛。

（3）脉弦硬，头昏眩者，可加夏枯草 15g，石决明 18g，以清热平肝。

（4）失血过多，心慌，气短者，可加党参 15g，黄芪 18g，以益气生血。

方解： 子宫肌瘤属于"癥"的范畴，多由瘀血形成，治疗以活血化瘀，消"癥"为法。本方祛瘀生新消包块，方中桃红四物汤养血活血，三棱、莪术破血消积，昆布、海藻软坚散结，土鳖虫、刘寄奴破血逐瘀，鳖甲散结消瘀，丹参养血活血，青皮、荔枝核、橘核理气散结，气行则瘀血消散，全方祛瘀之中寓养血之意，持续服用或为丸缓图，常能收效。

经期方
（验方）

［组成］当归 9g，地黄 9g，白芍 9g，茜草 9g，丹参 15g，阿胶（兑）

12g，刘寄奴 9g，益母草 12g，蒲黄炭 9g，紫草根 15g，川芎 9g。

［功效］活血养血，调经消癥。

［主治］用于子宫肌瘤的经期治疗，常见症状为经来量多，或兼少腹疼痛，脉沉弦，舌色暗，舌苔薄，或有瘀点。

［加减］

（1）经来量多如注者，可选加赤石脂 30g，棕榈炭 9g，乌贼骨 9g，煅牡蛎 30g 等，以止血固冲。若偏热者，可加炒贯仲 9g，地榆炭 9g，以清热止血。偏寒者，可加炮姜炭 6g，艾叶炭 9g，以固涩冲任，引血归经。

（2）心慌、气短者，可加党参 12g，黄芪 15g，以益气摄血；气虚下陷，小腹坠胀者，可服补中益气汤加味，以益气升阳摄血。

（3）腰痛者，可加续断 9g，杜仲 9g，以补肾止痛。

（4）小腹胀，可加香附 12g，枳壳 9g，或加橘核 9g，荔枝核 9g 等，以理气消胀。

方解：子宫肌瘤在经期往往出血量多，其治疗应以养血活血止血为法。本方当归、川芎、地黄、白芍养血活血，阿胶养血止血，丹参、茜草、刘寄奴、益母草、蒲黄炭活血止血。全方养血之中兼有活血之味，调经之时顾及消癥散结，适用于子宫肌瘤的经期治疗。

子宫肌瘤多由瘀血形成，治疗上应以活血祛瘀消癥块为法，但有经期和非经期之分，非经期用药以活血祛瘀，消癥散结为法；而经期则应以养血活血止血为治。

十六、附件包块

桂枝茯苓丸合己椒苈黄丸（简称"桂己合方"）
（验方）

［组成］桂枝 9g，茯苓 9g，桃仁 9g，丹皮 9g，赤芍 9g，防己 12g，椒目 9g，葶苈子 9g，大黄（兑）9g。

［功效］活血祛瘀，逐水化癥。

［主治］附件包块按之有囊性感，常伴有少腹胀痛或少腹冷。脉沉软或软滑，舌色淡暗或舌边有瘀点，舌苔灰薄白。

[加减]

（1）包块按之柔软者，可加昆布15g，海藻15g，以行水消痰。

（2）包块按之坚硬者，可加三棱9g，莪术9g，以破血消积。

（3）腰胀、腰痛者，可加乌药9g，牛膝9g，以行气活血。

（4）若大便溏者，可去大黄。本方用大黄不在于通便，而在于破血下瘀，也可减量同煎，使下泻力缓，而奏化瘀之效。

（5）少腹寒痛者，可加高良姜6g，香附12g，以温散寒邪。

方解：桂枝茯苓丸为活血化瘀，缓消癥块之剂，主治寒湿凝滞，瘀血与水阻滞经脉而形成的癥块；己椒苈黄丸为攻坚决壅，分消水饮之剂，主治水走肠间的腹满。桂枝茯苓丸长于活血化瘀，己椒苈黄丸长于攻坚逐水，两方合用，共奏活血祛瘀，逐水化癥之效，适用于血与水结成的附件炎性包块。

加减苇茎汤
（验方）

[组成] 芦根30g，桃仁9g，冬瓜仁15g，薏苡仁15g，鱼腥草30g，败酱草30g，玄参9g，木香6g，郁李仁9g。

[功效] 清热解毒，利水逐瘀。

[主治] 附件包块湿热型，胸脘痞闷，肢软，脉软滑或大滑，舌色红，舌苔黄厚腻。

[加减]

（1）包块按之软，有囊性感者，是痰湿阻滞经脉，可加昆布15g，海藻15g，以化痰软坚。

（2）包块质坚者，是有瘀血，可加三棱9g，莪术9g，以活血化瘀，消结通络；或加泽兰9g，以活血利水散结。

（3）小便短黄为湿热结于膀胱，可选加牛膝9g，木通6g，车前子9g，滑石18g，萹蓄9g等，以通利水湿。

方解：本方清热解毒，利水逐瘀。方中桃仁活血祛瘀，冬瓜仁、薏苡仁利水消肿，合芦根清热排脓，木香理气，鱼腥草、败酱草清热解毒，玄参、郁李仁清热养阴，全方祛瘀清热，适用于湿热所致的附件包块。

【比较】

桂己合方与加减苇茎汤均治附件囊性包块。前方主治湿滞血瘀；后方专医湿热血瘀。前方所治征象为脉沉软，舌淡暗，苔灰薄白；后方所治征象为脉软滑或大滑，舌色红，舌苔黄厚腻。

四逆散

（《伤寒论》方）

[组成] 柴胡9g，枳实9g，白芍15g，甘草3g。

[功效] 疏肝理脾，解郁止痛。

[主治] 少腹胀痛，附件炎性增厚或有包块，脉弦或沉弦，舌色红，舌苔薄黄。

[加减]

（1）少腹包块质硬是瘀血成块，可选加三棱9g，莪术9g，桃仁9g，红花9g等，以活血祛瘀。

（2）腹痛甚属血瘀者，可加蒲黄9g，五灵脂9g，以祛瘀止痛。热痛可加延胡索9g，川楝子15g，以清热疏肝，祛瘀止痛；寒痛可加高良姜6g，香附12g，以温经散寒，理气止痛。

（3）少腹胀甚，可选加槟榔15g，木香9g，香附12g等；腰胀痛可加乌药9g，牛膝9g，以行气消胀止痛。

（4）带下多色黄，可加苍术9g，黄柏9g，以燥湿清热止带。

（5）外阴肿痛，可加鱼腥草15g，蒲公英15g等，以清热解毒，活血祛瘀。

方解：本方原治少阴病四逆证。四逆有寒有热，本方是治阳气内郁不得外达的热厥证。本方能达热出表，解郁止痛，常用于附件炎或附件炎性包块。方中柴胡疏肝解郁，枳实破气导滞，白芍、甘草缓急舒挛，枳实配芍药散结止痛，柴胡合枳实又有升清降浊之用，全方共奏疏肝开郁，理气止痛之功，是治妇女少腹痛和附件包块的常用方剂。

十七、附件炎

当归四逆汤

（《伤寒论》方）

本方所治"附件炎"之症状，常表现为少腹一侧或两侧疼痛，畏寒肢冷，舌淡，脉细弱，其病理机转与"月经后期""痛经"之寒凝血瘀型相同，用法可参照"月经后期"的"当归四逆汤"。

四逆散
（《伤寒论》方）

本方也是治疗"附件炎"的方剂，治证常表现为少腹一侧或两侧胀痛，或畏寒，或不畏寒，舌红，苔黄，脉弦，是为阳气内郁，不得外达之热厥证，与上方寒凝血瘀证的病机迥然不同，其用法可参照"附件包块"的"四逆散"。

十八、不孕（育）症

益母胜金丹
（《医学心悟》方）

［组成］［功效］［方解］见"月经后期"。

［主治］婚久不孕，由血虚所致者，经来后期或周期正常，经量少，色淡，脉弱、舌色淡红，舌苔薄。

［加减］

（1）肾阳不足，畏寒肢冷者，可选加淫羊藿9g，仙茅9g，巴戟天9g，补骨脂9g，肉桂6g等，以温暖胞宫。

（2）肾精不足，腰痛者，可选加鹿角胶（兑）9g，菟丝子9g，覆盆子9g，枸杞子9g，车前子9g，五味子9g等，以补肾种子。

（3）挟热者，可加生地9g，丹皮9g，以清热凉血。挟瘀者，可加红花9g，以活血祛瘀。

（4）肝郁气滞，胸乳胀痛者，可加柴胡疏肝解郁。

逍遥散
（《太平惠民和剂局方》方）

本方所治为肝郁脾虚而致的不孕症。此类患者，多是月经后期而潮，或伴有月经前后诸证。其治法可参照"月经后期"中的"逍遥散"和"月经前后诸证"的"调经一号方。"

妇科内用药
（验方）

[组成] 沉香3g，白蔻仁3g，北细辛3g，制川乌3g，甘草3g。

[功效] 温经通络，理气种子。

[主治] 妇女生殖系统无器质性病变，婚久不孕者，均可选用。

[用法] 月经干净的当天服1剂，1个月服1次，连服3个月（共3剂）。

六味地黄丸合五子衍宗丸
（《医学心悟》方）

[组成] 地黄24g，山药15g，山茱萸9g，丹皮9g，泽泻9g，茯苓9g，枸杞12g，菟丝子12g，车前子9g，覆盆子9g，五味子9g。

[功效] 补肾养阴，益精种子。

[主治] 男子肾虚所引起的不育，常见头昏肢软，精液检查常为精子数量过少，或精子发育不良，其脉沉弱或虚数，舌色红，舌苔薄黄。

[加减]

（1）腰痛下肢酸软，可加怀牛膝，以补肾利关节。

（2）若肢冷畏寒或腰腹冰冷，可加肉桂6g，附子9g，以温补肾阳。

（3）阳痿、遗精或早泄者，可选加淫羊藿9g，锁阳9g，巴戟天9g，沙苑子9g等，以补肾涩精。

方解： 本方由六味地黄丸合五子衍宗丸组成。方中六味地黄丸治肝肾不足，补先天以养精，配伍有补有泻。有熟地之腻补肾水，即有泽泻之宣泄肾浊以济之；有山茱萸之温涩肝经，即有丹皮之清泻肝火以佐之；有山药之收摄脾经，即有茯苓之渗脾湿以和之。药只六味，而有开有合，是三阴并治，而以治疗肝肾不足为主的方剂。配合五子衍宗丸补益肾气，其中菟丝子补肾益精髓，令人多子，覆盆子固肾涩精，枸杞子补肾阴，五味子大补五脏之气，车前子有下降利窍之功，能泄肾浊补肾阴而生精液，全方补肾益精种子，适用于先天不足，肾虚精亏的不育症。男子以葆精为主，本方良效。

温胞饮
（《傅青主女科》方）

[组成] 党参12g，炒白术50g，炒杜仲9g，炒山药9g，炒芡实9g，肉桂

6g，附子 6g，炒补骨脂 9g，炒菟丝子 9g，盐炒巴戟天 30g。

［功效］温脾肾，暖胞宫。

［主治］下部冰冷不孕，脉沉弱，舌淡者。

方解：本方温脾肾，暖胞宫，适用于脾肾阳虚的不孕患者。方中党参、白术、山药、芡实健脾，杜仲、补骨脂、菟丝子、巴戟天补肾，肉桂、附子温暖脾肾两阳，全方以温补为主，专治小腹下肢冰冷的不孕症。不孕妇女感小腹下肢冰冷，患者喜热恶凉，虽在盛夏，小腹亦需被覆，此属脾肾阳虚，用温胞饮治之。

十九、乳腺病

仙方活命饮
（《外科发挥》）

［组成］穿山甲 9g，栝楼根 15g，甘草 9g，制乳香 12g，制没药 12g，白芷 9g，赤芍 9g，贝母 9g，皂角刺 9g，当归 9g，陈皮 9g，金银花 12g，防风 9g。白酒（兑服）。

［功效］清热解毒，消肿定痛。

［主治］乳腺肿块初起，恶寒发热，红肿焮痛，舌色红，舌苔黄，脉弦数或洪数。

［加减］

（1）脉洪数，舌红，苔黄腻，大便结者，可加大黄（兑）12g，以泻热通便。

（2）热毒甚，可加蒲公英 30g，鱼腥草 30g，野菊花 15g，以清热解毒。

（3）舌红，少津，口干者，可加生地 12g，玄参 15g，以清热凉血，养阴生津。

方解：本方为痈疡初起的常用要方，凡痈肿属于阳证体实者均可使用。方中金银花、甘草、栝楼根、贝母清热解毒散结，当归、赤芍活血通络，乳香、没药散瘀止痛，防风、白芷消风散肿，穿山甲、皂角刺消肿溃坚，陈皮理气化滞，合而用之，共奏清热解毒，消肿溃坚，活血止痛之功。

慢性乳腺炎方

（验方）

[组成] 柴胡9g，当归9g，白芍9g，青皮9g，陈皮15g，全瓜蒌15g，穿山甲9g，金银花15g，连翘15g，甘草6g，香附12g，郁金9g。

[功效] 疏肝通络，理气散结。

[主治] 慢性乳腺炎、乳腺肿块或双乳胸背胀痛，舌色红，舌苔薄黄，脉沉弦。

[加减]

（1）乳房有块，按之硬，活动，属痰热内结，可加牡蛎18g，玄参15g，大贝母9g，以软坚散结。亦可加入昆布15g，海藻15g，以软坚化痰。或配合"小金丹"服用。

（2）有热者，可加炒栀子9g，丹皮9g，夏枯草15g，以清热凉血。

（3）肿块胀痛者，可加橘核9g，荔枝核9g，以理气止痛。瘀血刺痛者，可加五灵脂9g，制乳香12g，制没药12g，以活血止痛。

（4）大便结是热结胃肠，可加大黄（兑）12g，以泻热通便，大黄不仅攻滞导下，亦有活血化瘀之功。

方解：慢性乳腺炎在临床上多表现为一侧或双侧一个或多个乳房肿块，或胀痛，或按之略痛，活动，此多由肝郁气滞所致，气滞则血行不畅，往往挟湿挟痰，瘀而成块，治疗上当以疏肝理气导滞，化痰消结为法，肝气疏，气血和，痰湿化，包块自消。

本方疏肝开郁，理气散结。方中柴胡、当归、白芍疏肝气之郁结，郁金、香附调肝气以散结，穿山甲、当归活血以通络，全瓜蒌开胸以散结，陈皮理气导滞，甘草和中调气，金银花、连翘清热解毒。全方解郁散结，清热通络，是治疗慢性乳腺疾病的一首有效方剂。

二十、缺乳

发乳方

（验方）

[组成] 党参30g，黄芪30g，当归15g，穿山甲9g，通草6g，王不留行

9g，七孔猪蹄 1 只。

［功效］补气，活血，通乳。

［主治］产后气血虚弱乳少，质稀，色淡，脉虚无力，舌色淡红，舌苔薄。

方解：本方是一首益气养血通络下乳的方剂。方中党参、黄芪补气，气旺则乳汁亦旺，当归养血活血，血旺则乳汁自生，此 3 味药益气活血，以使乳汁充盈，佐以穿山甲、通草、王不留行以通脉络，利乳管。全方补益气血，通络下乳，适用于产后气血虚弱的缺乳证。

逍遥散
（《太平惠民和剂局方》方）

［组成］［功效］［方解］见"月经后期"。

［主治］产后肝气郁结，胸乳胀痛，少乳，脉沉弦软，舌色淡红，舌苔薄。

［加减］

（1）乳房胀痛加郁金 9g，香附 12g，川芎 9g 等，以疏肝理气活血消胀痛。

（2）通乳可加穿山甲 9g，通草 9g，王不留行 9g 等，以通脉络，利乳管。

（3）心慌气短，脉虚舌淡者，加党参 12g，以扶脾益气。

（4）厌油纳差者，可加山楂炭 12g，以消食和胃，兼以活血。

麦芽煎回乳方
（验方）

炒麦芽 30g，水煎作茶饮。产后不欲哺乳者，可用此方回乳。

二十一、跨骑伤

血府逐瘀汤
（《医林改错》方）

［组成］当归 9g，生地 9g，赤芍 9g，川芎 9g，柴胡 9g，牛膝 9g，桔梗 9g，枳壳 9g，甘草 3g，桃仁 9g，红花 9g。

［功效］活血祛瘀，消肿定痛。

［主治］外伤所致的外阴血肿。

［加减］

（1）外阴疼痛甚者，可加蒲黄9g，五灵脂9g，以活血止痛。

（2）有热者，可加炒栀子9g，丹皮9g，以清热活血凉血。

（3）外阴胀甚者，可加小茴香9g，香附12g，橘核9g，荔枝核9g，以理气消胀。

方解：血府逐瘀汤临床主治瘀血内阻的头痛胸痛，内热瞀闷，失眠多梦，心悸怔忡，呃逆干呕，急躁喜怒等症。临床中所见跨骑伤证的病机与此相符，用之常收良效。